U0144233

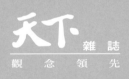

孫效智 著

最美的姿態說再見

病人自主權利法的內涵與實踐

目錄

推薦序

補足從救治到死亡的尊嚴之路

中華民國前總統

馬英九

　　媽媽生前作例行健康檢查時，發現了罹患肺部淋巴癌，那時她已高齡九十二歲，我們知道了她的病況後，一致認為要讓媽媽最後的日子生活有品質、有尊嚴，能夠過得快樂，因此跟她談妥，不採取積極治療。確診後兩年半的日子裡，姐姐們都盡量陪在媽媽身旁，帶她四處遊玩，欣賞台灣的風景人文，並參與公益活動；我即使公務再忙，也會每周回家陪媽媽晚餐，共享天倫。

　　媽媽進醫院的兩個星期前，大姊還帶她去台南看國際蘭花展，只有過世前的三星期她是躺在醫院的病床上，但她仍然非常幽默，和我們談以前的趣事，還跟我比賽背誦她五十六年前教我讀的古文〈桃花源記〉，背得比我還熟。雖然媽媽走了，我們很難過，但也很驕傲，她在生命最後的階段，沒有受苦。我們當時的選擇，也正是基於尊重病人自主權利的理念。

　　台灣醫療法律關心的通常只是「如何救治」的問題，而非「如何死亡」。從「救治」到「死亡」，也似乎沒有任何

一種法律完整保障病人的主體權利與尊嚴。《安寧緩和醫療條例》自民國89年立法以來，雖然已有突破，試圖從法律制度面賦予病人臨終拒絕急救的權利，不過，家屬隱瞞病情、病人尊嚴受損的憾事仍時有所聞。

楊玉欣前立委與夫婿孫效智教授長年關懷弱勢群體，深知重症病人尊嚴受損、難以善終的處境。有鑒於此，他們殫精竭慮、四處奔走，邀集眾多專家先進一起推動《病人自主權利法》的立法。該法於民國104年12月18日經立法院三讀通過，105年1月6日在我總統任內正式公告，是我國第一部以病人為主體，保障病人自主權的法律，也使我國成為亞洲第一個將病人自主權法典化的國家。

《病人自主權利法》補足既有法律的空缺，不只賦予病人優先知情、選擇與決定的權利，相較於《安寧緩和醫療條例》僅保障「末期病人」的醫療決定權，《病人自主權利法》更新增「不可逆轉昏迷」、「永久植物人」、「極重度失智」及「其他政府公告的重症病人」等四大類為保障對象。只要符合上述五種情形，所有國民都可事先透過諮商、簽署預立醫療決定，以行使「拒絕醫療權」，讓個人的善終意願得到法律的保障。

這部法律不僅是我國人權進步的重要指標，更在生命文化層面影響整個社會。傳統華人社會避談死亡，《病人自主權利法》讓民眾有機會及早思考生命意義，喚醒自主意識，察覺生命尊嚴受保護的重要性；同時，也鼓勵家屬成員之間的開放對話，有助於生死議題觀念的翻轉。我們期盼，醫療

文化在未來能從「一路救到掛」的原則中解放出來。

　　孫效智教授學養豐厚，本書從病人自主權的基本概念開始介紹，循序漸進地說明《病人自主權利法》的理念與架構，還探討了《病人自主權利法》與其他醫療法規的關係，並介紹了病人自主權的國際發展趨勢。除法律問題外，書中也探討病人自主與生命保護之間的平衡之道，是一部兼具倫理、法理與國際面向的病人自主權專書，實屬難能可貴。

　　欣見本書即將付梓問世，期盼每位國民都能認識這部法律，熟知切身攸關的善終權利，亦期勉政府政策持續精進，做好配套措施，讓全民「老有所終」的善終願景更臻完備。

祈盼減少更多的人生悲歌

立法院榮譽顧問、病人自主研究中心執行長

楊玉欣

　　要我來為外子寫序，一開始總覺得怪怪的，怕人家以為「老楊賣瓜，自賣自誇」，但大家說我是《病人自主權利法》的立法者，怎麼能不為最重要的推手說幾句話？說真的，要我公開說些什麼，撇除羞赧，想起過往時光，滿滿的充實與感恩不禁湧上心頭。

　　回顧在立法院的日子，我最常對外子說的一句話是：「請貢獻你的研究專長與金頭腦，為身處於水深火熱中的弱勢族群，改革制度、改善他們的生存處境！讓我們一起加油！衝衝衝！」在複雜的政治環境中，每天都充斥著俗務與雜訊，要專注於理想十分困難。我們每日給彼此精神喊話，祈求天主垂憐，盼望我們在這有限的生命時光中堅持信念，做真正有意義之事，常保勇敢與喜樂，莫忘初衷。

　　在民國 105 年政府公布《病人自主權利法》前，沒有一部法律是以「病人為主體」的，病人的聲音及主張往往被忽略，我所關注的正是這群弱勢者，他們能不能有尊嚴的發言與生活？能不能不僅是「生存」，而是「活」出人之所以為

人的尊嚴？社會是由人群所構成的，我希望每一個弱勢的人都能公平參與、學習，發展人生，貢獻生命的價值。而我的這份理想，外子透過在哲學、倫理學與生命教育上的專長，讓我提出的每一部修法、立法與政策建議，都建基在紮實的研究與縝密的方法論上，他豐富的智識與專業內涵，讓我深深景仰。直至今日，我為本書寫序，心中充滿的，是溫馨、感恩與驕傲。

我自己身兼多種角色，我是病人，是家屬，更是一位法制工作者。透過身分的切換，我更理解到病中不足為外人道的艱辛，種種人生悲歌，每每令我輾轉難眠。

有一位朋友的父親是軍人，他不願意像個俘虜，被綁住插管治療，因此總是桀驁不馴的拚命掙脫，他們只好將虛弱的老爸捆在床上，最後父親選擇咬舌自盡以求解脫。而在我的辦公室也有許多懊悔的家屬，出於對病人的愛，選擇隱瞞病情，結果病人來不及完成最後的心願，僅留下一個人生的刪節號，那種不甘願深深烙印在家屬的心版上，成為不會消失的疤。又如許多病人其實早就想到「那一天」，他們知道未來只會更壞，因此親自計畫如何結束自己，而家屬對於想要自殺的病人，除了焦急，更多的是無助與心痛。

有一次我探訪一位病友，門一打開，撲鼻而來的是屎尿發酵、食物腐敗、身體污垢混和的氣味，雖然我長期接觸病人，但那氣味仍然讓人畏懼。當病友的老媽媽泡茶請我們喝，我的同伴不願意喝，我的腦海閃過了「杯子是否乾淨？」的一秒鐘猶豫，但同時我也意識到：如果我拒絕了這

杯茶，也就是拒絕了他們的心意，傷了他們的尊嚴……。

什麼是生命的尊嚴？什麼是生命的本質？就在此刻，每年約有 18 萬人在經歷步向死亡的過程，你能想像嗎？每一個人遲早都必須面對，在這個最為脆弱的階段，如果是你，你希望怎麼走？甚至，假如有一天病重到必須透過醫療加工來維持生命徵象、「不活也不死」，你願意那樣生活嗎？

我誠摯地邀請你來閱讀本書，從中你將感受到，《病人自主權利法》的立法理念蘊含了對生命的關懷與尊重；你也將看見，病人自主的理念如何從倫理與法理的思辨過程，以及法律機制的設計，一步一步發展成為你我今日實質擁有的自主權利。我深信，這部法律是保護你我生命的共同語言，而這本書將幫助你學習這個語言，省思生命尊嚴，進而描繪出生命的答案。當更多人能夠將醫療自主與生命善終的關懷傳遞出去，才能創造出集體社會文化改變的契機，促進善終的法律機制更臻完善。

最後致上深切的祝福與盼望，透過閱讀本書，你將更深地探究自己對生命與尊嚴的願景與理想。

推薦序

從法理落實以病人為本位

台北大學法律學院名譽教授

甘添貴

　　我國醫療法規歷年來大多以醫療機構或醫護人員為主體作為規範的對象，鮮少從病人的角度出發，思考病人權益的保障。《病人自主權利法》是繼《安寧緩和醫療條例》之後，以病人為主體，攸關病人權益的根本大法。當代醫學倫理的思維，自醫師本位轉變為以病人為本位，已蔚為時代的風潮，沛然莫之能禦。然而，尊重病人自主原則，在醫療實務上亦不斷迭生爭議與衝突，例如醫療專業性與病人自主性的衝突，醫師與病人或其家屬無理要求的衝突等，不一而足。因此，如何使醫療專業性與病人自主性獲得適當的均衡，已成為目前醫學倫理的重要課題。

　　民國 89 年我國開始施行《安寧緩和醫療條例》，以末期病人為對象，允許其得立意願書選擇安寧緩和醫療或做維生醫療的抉擇；《病人自主權利法》則不分其為末期或非末期病人，只需具有行為能力，均有知情、選擇與拒絕醫療的權利。此法特色在彰顯對病人意志與權利的尊重，並減少家屬關鍵時刻的良心交戰；同時使醫師在尊重病人善終的意願

下，得以本其醫療專業、倫理與良知，協助病人善終，安詳往生。

《病人自主權利法》為亞洲第一部病人自主權利的法律，之所以能夠立法成功，應完全歸功於台大哲學系孫效智教授及楊玉欣前立委的積極努力及奔走，從法案的研擬，研討會與公聽會的召開，以及面對各界的種種質疑，均鍥而不捨地與醫界不同團體以及法界、社會各界人士討論與溝通，嘔心瀝血，備極艱辛，始能獲致這樣亮眼的成果。孫教授及楊立委推動法案的熱誠、毅力與行動力，委實令人感佩。

孫教授及楊玉欣前立委畢生投入生命教育的探討與研究，經常思索人生最核心的哲學議題，即人生三問：人為何而活、人應如何而活，以及人如何活出應活的生命。《病人自主權利法》的推動與立法，實為其人生哲學的具體體現，亦為其悲天憫人胸懷的充分展露。尤其孫教授學養豐厚，治學嚴謹，且思慮深邃，見識獨具，近日更將其數年來焚膏繼晷，宵衣旰食所展現的成果著為《最美的姿態說再見：病人自主權利法的內涵與實踐》。在本書即將付梓之際，特略綴數語以為之序。

107 年 10 月 22 日於挹翠山莊半半齋

推薦序

我的生命我作主，
但求今生無悔！

成功大學醫學院名譽教授

趙可式

我的父親七十三歲罹患失智症，八十六歲離世，這十三年對父親而言彷如人間煉獄，對家人則如同日以繼夜的惡夢！他曾經將馬桶中的糞便撈起，丟進正在攪洗衣物的洗衣機內；他曾經趁家人到門口倒垃圾之際，十秒鐘內就溜出門不知去向，使家人報警全台協尋；他曾經夜夜偷偷脫掉紙尿褲，使冬天的厚棉被因尿濕而需要日日更換……。他曾經是叱吒風雲的大將軍啊！他自己願意這樣活著嗎？到底生命的尊嚴是什麼呢？他若自己意識清醒，他會如何做抉擇呢？

可惜他已經不能為自己發聲，失去爭取尊嚴的權利了。那麼我呢？做為很可能身上有失智遺傳因子的女兒，我要怎樣未雨綢繆呢？當生命只剩下呼吸，失去了思想、感情，以及與天人物我連結的靈性時，我還有「人」的存在尊嚴嗎？

我不怕癌症，不怕心臟病，不怕死亡！「死亡」是生物的自然律，所有的生物在一定時間之後就必須回歸自然。但是今天的科學武器，卻能夠拖延這種自然過程。做為萬物之

靈的人，可以為自己做出自然死亡的抉擇嗎？

醫學科學是為生命服務，卻不能阻擋生死的自然律。父親因一次次的併發症：肺炎、敗血症、胃出血、泌尿道感染、心衰竭……，一次次送急診：插管、開洞、綁手綁腳地約束、因受苦而無聲地流淚……，最後仍在滿身的管子及機器中離世！

如果他能自己作主，他一定不會希望自己遭受這樣的待遇！因此，我事先交代了所有的家人及親朋好友，如果我到了那一天，不能再為自己爭取善終權及尊嚴時，必定要照我清醒時的交代處理，因為：我的生命我作主，但求今生無悔！

現在我放心了，因為台灣有了亞洲第一部的病人自主權利專法，受苦的病人終於善終有望！雖然這在歐美先進國家已經行之多年，但在楊玉欣前立委於民國 105 年立法的過程中，仍有許多爭議及疑惑。例如：這是安樂死法嗎？是符合生命醫學倫理嗎？種種不解都在孫效智教授的這本專書中得到了解。孫教授身為倫理哲學的著名學者及病主法的撰寫人，具有最權威的信服力，為在 108 年 1 月正式生效的這部好法律做透澈解釋及解惑。任何人對這部法若有疑問不解之處，請先仔細閱讀本書，必能得到滿意的答案！

推薦序

提升死亡識能，
善終是自己的責任

台北市立聯合醫院總院長

黃勝堅

　　一段情誼的開始，是生命中注定的緣分。我跟孫效智教授初識於民國 98 年，在一場生命教育的論壇上。孫教授是台大生命教育研發育成中心主任，當時邀請了還是台大醫院主治醫師的我們三人──分別是現任立委邱泰源、柯文哲市長和我──共同參與論壇。這個論壇所碰觸的是醫界過去很少正視的問題──面對醫療極限，醫師如何面對生命末期的天人交戰？當高科技延長了死亡過程，病人的苦、家屬的怨和醫病關係的惡化該怎麼辦？十年前的因緣際會，我跟孫教授結下了不解之緣，開始成為戰友，為了讓大眾更認識生命，讓死亡能為家庭、社會帶來更深刻的意義而共同努力！

　　在這十年間我們一起合作經歷了《安寧緩和醫療條例》的第三次修法，讓更多人民的善終權益得以保障，這是實務界與立法者攜手合作的美好歷程。後來當孫教授與時任立法委員的楊玉欣前立委在 104 年 5 月起草《病人自主權利法》時，我也很肯定此法對民眾自主權的保障。

這個法不僅僅強調病人知情與選擇的權利，也擴大了《安寧緩和醫療條例》的保障範圍，讓民眾可以簽署預立醫療決定書去表達自己接受或拒絕「維持生命治療」或「人工營養及流體餵養」的意願，讓醫生在法令的明確保障下，可以更放心地去執行民眾拒絕醫療的權利，這會是醫療實務界推動尊重病人自主的重要關鍵。

在《病人自主權利法》中，預立醫療照護諮商所強調的預先討論並邀請二親等內之親屬參與，與我長期推動預防受苦與家庭共融和解的理念不謀而合。醫療團隊應理解醫療有其極限，因此有責任提供正確、清楚及對等的資訊，更要時時提升自我和民眾的死亡識能，學習從傳統醫療思維的「積極有所為」，轉變到「有所不為」。《病人自主權利法》的落實，將能翻轉大眾與醫界避談死亡的文化，促進醫病關係和諧，尊重病人自主，讓人民獲得尊嚴善終。

「以終為始」，就如同行走於幽暗深處裡，才能看見光明的所在。願意誠實勇敢的面對死亡，才能為自己的生命做更好的安排。孫教授的這本著作，不只涉及法理或條文的闡述，也透露許多對於生命的關懷，我相信它會是開創病人自主時代里程碑的一本巨作，讓每個人認知到善終是自己的責任，對生命有更深刻的認識。

自序
老弱病殘是每個人的生命課題

人生是在各種機緣中不斷選擇與行動的過程。機緣不是人所能完全掌控的，它就像發到你手上的一副牌，好壞你無法決定，但你可以決定是否盡力把牌打好或是兩手一攤，棄牌走人。你做怎樣的決定是你可以選擇的。選擇帶來行動，行動則帶來各種結果。《病人自主權利法》的立法是一連串選擇與行動的結果。其實，選擇正是自主的核心，更是每個人活出尊嚴與意義的關鍵。

因緣際會地，民國 100 年的下半年，國民黨邀請內人楊玉欣擔任第八屆不分區立法委員。幾經考慮，玉欣選擇接受這個邀請，至於我，作為她的另一半，則決定全力支持。我們一起卯足了勁，吸取各方資訊，學習相關知識，將我們在民間所了解的弱勢困境，透過修法、立法與行政監督方式，提出各種具體改善的方案，那是一個艱辛但豐碩的過程。我們一方面要專注於我們所關心的議題，另一方面，各種波濤洶湧的政治對立也不斷干擾著我們的工作。

立法院與社會雖瀰漫了各種政治動員的煙硝動盪，但我們悶著頭專注於研究弱勢與生命教育等公共政策，舉凡身心

障礙者權益保障法、身心障礙者權利公約施行法、罕見疾病防治及藥物法、社會救助法、就業服務法、學生輔導法與安寧緩和醫療條例及各障礙類別的無障礙政策等,都有我們耕耘的痕跡。當然,在各種立修法工作中,以《病人自主權利法》的立法工程最為浩大。

《病人自主權利法》從無到有,從法案提出到三讀通過,其過程之複雜與曲折,實非三言兩語所能道盡。立法過程必須面對各種聲音,突破各種挑戰,與醫界各學會、各病友團體、不同宗教以及民法、刑法學者進行對話,還必須取得主管機關衛福部的認同,並與相關政府機關如司法院或法務部密切合作,更得在如叢林般的立法院內與各黨派、次級團體及個別委員進行協商。立法院內的不同意見常常摻雜了專業以外的其他因素,要消除歧見,建立共識,殊屬不易。然而,玉欣始終無悔的堅持,各方好友與盟友的協同作戰,終於讓法案突破各種關卡而成功立法。

《病人自主權利法》草案的醞釀大概可以回溯到民國102年《安寧緩和醫療條例》第三次修法。是次修法也是相當龐大的工程,無數的討論、座談與公聽會,促成了《安寧緩和醫療條例》二十多處的調整。經過修法過程的焠煉,我自己對於醫療現場經驗以及病人自主議題有了更多的了解與省思,深感病人自主在兩方面仍有所不足:其一,傳統醫療法規把病人與病方其他人一視同仁地看待,似乎沒有賦予病人優先知情、選擇與決定的權利;其二,《安寧緩和醫療條例》就算修得再完整,所能嘉惠的病人仍然十分有限,僅末

期病人在病危與瀕死時才能享有拒絕心肺復甦術與維生醫療的權利，更多賴活不如好死的病人的善終願望缺乏法律保障。

由於玉欣長期關懷弱勢群體與重症病友，知道現行醫療法規在病人自主權保障上的不足以及病人難以善終的困境，於是特別請我在專業上協助制定《病人自主權利法》。《安寧緩和醫療條例》修法後我便著手研發《病人自主權利法》草案。非常感謝當時最核心的伙伴如黃勝堅醫師、邱泰源醫師、柯文哲醫師、楊秀儀教授等的鼎力相助，在他們的支持下，104 年初我開始撰寫草案，玉欣國會辦公室的伙伴如陳俊宇、林秉嶔也給了不少寶貴意見，經多次內部與外部會議，5 月 28 日玉欣正式在立法院提出立法的關係文書。其後在立法過程中，司法院院長許宗力、甘添貴教授、趙可式教授、蔡甫昌教授、雷文玫教授、陳聰富教授等，都提供很多意見與協助，草案於 12 月 18 日完成三讀，105 年 1 月 6 日總統明令公布，108 年 1 月 6 日正式生效施行。

基本上，《病人自主權利法》的現行條文確立了以病人為優先的自主權，並拓展了病人行使特殊拒絕權的範圍，不過，立法過程中有不少非理性的干預與妥協，導致現行條文中的瑕疵與問題，這個部分是民主政治的必要之惡，也只能待本法施行後有了更多經驗，再尋求修法來調整與改善。

《病人自主權利法》允許非末期病人行使特殊拒絕權，宗教團體多半都很認同，唯一的例外可能是天主教醫療機構或部分天主教醫師。由於《病人自主權利法》接受醫療機構

或個別醫師的良心抗辯權，因此，天主教醫療機構或個別醫師不願意執行病人之預立醫療決定是法所允許的。當然，我個人誠摯希望，天主教應以更開闊的態度重新思考病人之特殊拒絕權議題，特別是當病人賴活不如好死的時候，不應以勉強或甚至違反他們意願的強迫方式來讓他們苟延殘喘。

本書以系統的方式說明病人自主權的理念、《病人自主權利法》的內涵、國際的視野以及倫理與法理的反思，鋪陳的過程也將立法時的相關經驗加以整理記錄，希望能幫助讀者打開認識《病人自主權利法》的一扇窗戶。

做為生命教育的推動者、倫理學工作者以及曾經多次失去至親的家屬，我感到非常感恩，能有機會與玉欣一起為病人的苦難與善終貢獻棉薄之力。「人生無常，唯愛永恆」是我的信念，也是推動我堅定向前的座右銘。期盼所有讀者都能更關心重症病人及他們的家人，成為他們生命中的貴人。若然，則國家幸甚，社會幸福指數也必將提升。事實上，講到底，老弱病殘不是別人的事，而是我們每一個人都將面對的人生課題。

前言
亞洲第一部病人自主權利專法

　　試想，無論你是因為身體不適或例行檢查進了醫院，如果醫師診斷結果發現，你得的是癌症或其他重大疾病，他會怎麼做？從法律觀點來看，他當然應該趕緊向你告知病情並提供醫療選項，情況緊急的話他還得先進行適當之急救措施，不得無故拖延（醫療法第 60 條）。然而，談到告知，誰該是被告知的對象？照理說，你是病人，也就是當事人，你應該就是那主要被告知的對象。但從我國法律的角度來看，法律允許醫師告知病人或病人家屬（醫師法第 12 條之 1、醫療法第 81 條），而沒有要求醫師一定要告訴你。你也許覺得很納悶，法律為什麼沒有以病人為優先或主要的告知對象呢？這個問題的答案在於，法律所反映的往往是醫療現場的需要或習慣。

　　很多時候，病人因為身體不適才會進醫院，此時沒有力氣了解自己的病情是很自然的事；至於已經意識模糊或昏迷的病人，那就更無法自理而必須仰賴家人的協助了。總之，病人的情況很可能自顧不暇且需要緊急救治，醫師與病人家屬討論病情並與他們一起決定病人的醫療照護方式，常

是合情合理的做法，也符合病人的需要。

　　不過，醫療現場的這個習慣卻也有可能產生弊端。有些時候，即使病人意識清楚，醫師或家屬仍習慣性地跳過病人，直接相互討論病情，特別是當病人得的是癌症或其他重大疾病的時候。醫師方面的顧慮是，他們擔心貿然跟病人說明病情會引發無法預料的結果；至於家屬也同樣擔心病人受不了打擊，因此不希望醫師把病情直接告訴病人。於是，醫師跟家人就很有默契地私下溝通並討論後續治療方針，而這一切當然都是瞞著病人進行……。

　　你可能會問，我們不是已經處在一個民主而且重視個資的時代嗎？民主不就是以民為主，而民主國家不就是應該尊重每一個國民的自主嗎？很遺憾，在醫療現場，法律並不充分保障病人的自主。在生活的許多層面，你都是自己生命或生涯的主人，你可以決定要念什麼科系、選什麼職業、跟什麼人結婚或過什麼樣的生活，這一切都悉聽尊便，家人即使有不同意見，其干涉或反對終究有其極限，特別是當你成年之後，家人即使反對也很可能鞭長莫及，畢竟要過生活的人是你自己。然而，一旦進了醫院，情形就不大相同了。你現在需要別人幫助，特別是家人的照顧，而不再是要怎麼樣就怎麼樣的獨立個體。更何況，你還很可能處在意識不那麼清楚或身體極其虛弱的情形，你需要身旁的人照顧你，協助你做好的決定，這些情形導致醫院與民主社會是完全不同的兩個情境。

　　在醫院裡，病人當然仍應有其自主尊嚴，不過，由於病

人很可能處在一種雙重弱勢的處境，既無力自理生活，也可能沒有力氣爭取自己的權益，基於對你的擔心或為了保護你，醫師或家人就有可能會先瞞著你做一些決定。法律所反映的就是這些情況中的社會需求，因此，現行法許可醫師或家人對你隱瞞病情，也許可他們在你不了解狀況或需要照顧的弱勢情形下，替你的醫療作主。病人自主權關心的第一個問題就是在病人需要身旁人幫助的情形下，如何保護病人仍有自己作主的權利。

　　另一個重要的問題是，病人或家屬到底在什麼程度或範圍內能作主？這個問題又可以分為兩個問題來看，其一是，病人想要的治療或照護措施，是不是就該給他？其二是，病人不想要的治療或照護措施，是不是就不該給他？從直覺的角度來看，第一個問題的答案大概是否定的。病人想要的不表示他就有權利要，例如健保不給付的項目，病方如果不願意付錢，那就沒有得到的權利。此外，從醫療專業的角度來看，醫師認為對病人沒有幫助或甚至有害的醫療選項，病人大概也沒有要求醫師一定得給他的權利。進一步言，如果病人想要的「治療」是希望醫師早點結束他的生命呢？這個問題無論在倫理或法律上都有很大的爭議，放諸全球，目前只有少數國家或地區許可醫護人員以醫療方式幫助病人結束生命，而且，即使在這些國家或地區，醫護人員也沒有非這麼做不可的義務。病人可以請求，但醫師大可以拒絕。綜合上述，病人想要的醫療措施，醫護人員並不是非給他不可。

　　第二個問題是拒絕醫療的問題，亦即病人不想要的治

療，是否醫師就不可以強迫給他？一般而言，在不涉及生死的時候，病人不要的治療，醫師就不應該給他，至少不應強迫病人接受。我國法律明文規定，針對重大醫療措施，例如手術或侵入性檢查與治療等，醫師必須徵得同意後方可施行，不應未經同意即予強制治療，換言之，病人方面有同意或拒絕治療的權利（醫療法第 63、64 條）。當然，在某些情況下，強制治療也並非完全不可能，例如妨害性自主或風化時，刑法規定的強制治療（刑法第 91-1 條）；再如針對某些有認知障礙、意識不清或因治療需要維持某種姿勢或躁動不安而無法遵從醫療指示的病人，醫療人員也有可能為了防止他扯掉呼吸管或從病床上跌下來，而違背其意願地對他進行身體約束（physical restraint）。不過，這些情形幾乎都是當事人無法控制自己的行為或心智能力有所缺陷不足的時候。撇開這些情形不談，心智健全的病人如果想要拒絕醫療，或者，將他在特定情形下拒絕醫療的意思事先書寫下來，別人基本上就應該尊重他的想法而不應強迫他接受治療。

問題是，當拒絕醫療將導致病人死亡的時候，醫師或家人可以聽任病人死去嗎？這個問題大概就沒有那麼簡單了。生死事大，一旦拒絕醫療涉及生死，無論病人自己、家人或醫護人員都沒有辦法那麼簡單地讓病人這樣死去。事實上，人總是貪生怕死的，在正常情形下，好死不如賴活，病人不會有尋死的念頭。至於關係愈親的家人也總是希望病人活愈久愈好。就算處在非常痛苦的情形，人們恐怕也不會那麼簡

單地一心求死，而是處在極大的矛盾與猶豫中。清楚知道拒絕醫療將導致死亡而堅決拒絕不是容易的事，如果不是試過了一切的方法，走到了掙扎求生的盡頭，無論當事人或其周遭的家人，大概都很難「視死如歸」。至於醫護人員，常規更是以救命為原則，若處在能救但病人卻不想被救的情形，大概也很難不陷入極大的矛盾與天人交戰之中。

就以脊椎損傷導致全癱的情形來說，目前醫學面對這類情況是束手無策的，這意味著無論你現在幾歲，未來還有多少日子要過，你很可能就注定一輩子要這樣無法動彈地困在床上或輪椅上了。你有清楚的意識，也有各式各樣的感覺，包含會癢、會麻、會痛、會冷、會熱、也會希望跟人有親密的互動，然而，你什麼也不能做，可能也很難期待別人了解你的痛苦與需要，但你卻必須仰仗別人來照顧你的一切生活起居，你被囚禁在自己的軀殼裡，所承受的內外壓力，是語言難以形容的。這樣的病人想自殺或不想再以人工方式維持生命，大概是可以理解的，問題是：法律許可他們拒絕維持生命治療，拒絕人工餵食餵水嗎？

植物人是另一種情形。與前者相較，植物人或許較為幸運，他們雖然全癱，但完全沒有意識或知覺，因此也很可能沒什麼痛苦。然而，哪一個心智正常的人會願意像植物人那樣沒有知覺的活下去呢？等待奇蹟也許是一個理由，問題是，有幾個植物人能甦醒過來？從統計的角度講，植物人甦醒的案例恐怕比中樂透還少。以王曉民為例，她在成為植物人之後就從來就沒有醒來過，之後過了四十七年才與世長

辭。她大半輩子都活在植物人的狀態下，沒有奇蹟，也沒有任何人格生命或精神生命可言。任何有思考能力與同理心的人大概都能合理的發問，這樣活著究竟有什麼意義？

此外，王曉民本身沒有感覺，但照顧他的父母卻有感覺，他們每一分每一秒都能感受得到那種對女兒的不捨以及照顧的沈重負擔。無怪乎他們後來會向政府陳情，希望能讓植物人安樂死。由於安樂死是他殺，爭議太大，社會也缺乏公共理性的論述平台來好好討論相關議題，因此，他們的陳情當然沒有成功。然而，退而求其次，植物人可否拒絕以人工方式維持其生物性存在呢？這裡所謂的拒絕是指在成為植物人之前，透過某種形式的聲明書表明，若有一天成為植物人，希望拒絕維持生命治療或人工營養與流體餵養。法律承認這種事先聲明的拒絕權嗎？

無論是意識清楚的全癱病患或沒有知覺的植物人，現行法律大概都不允許醫護人員終止或撤除維持他們生命的治療或人工營養及流體餵養，即使這樣的做法符合他們的意願。法律上的「生命絕對保護原則」鞏固了「好死不如賴活」的觀點，不允許人們做出相反的選擇。依此，必須面對的問題是，當病人自主意願與生命保護相互衝突時，該如何維持平衡？換言之，在不否定生命保護原則的前提下，到底病人擁有怎樣的拒絕醫療權？

自己的健康與疾病，誰最該有了解與知情的權利？醫療選項又是誰最該有選擇與決定的權利？當「賴活不如好死」時，人能選擇拒絕醫療而不再賴活嗎？

　　本書以深入淺出的方式，帶領讀者思考與回應這些問題，寫作安排如下：前 3 章介紹病人自主權利法的基本理念與立法宗旨，並說明病主法保障病人自主權與特殊拒絕權的相關機制。第 4 章提供讀者具體的病人自主行動指南，第 5 章則對安寧條例與病主法的異同進行比較，第 6 章探討病人自主權的國際現況與發展趨勢。最後 3 章可以被看成是倫理與法理探討的一個整體，一方面是為了說明病主法立法的必要性，另一方面則透過倫理與憲法的角度來檢視，國家保護病人生命與保障病人自主之間，在法律上應維持怎樣的平衡關係。

第1章

病人自主權利法的
基本理念與立法宗旨

　　想像一個情景：你正值中壯之年，卻突然發現自己容易跌倒，而且四肢漸漸無力。你本來還可以拄著枴杖走路，但在一年不到的時間裡，已經需要依靠輪椅才能行動。吃東西的時候你開始感到吞嚥困難，呼吸也逐漸力不從心。晚上無法躺平睡覺，更無法自己翻身。不能翻身是極不舒服的經驗，忍耐兩小時已是極限，但又不能一直吵醒枕邊人起來幫忙。各種酸麻疼痛以及難以向別人解釋的感覺如影隨形，讓你徹夜難眠，你成為一個二十四小時都需要別人照顧的人。你的內心充滿恐慌與害怕，因此急著遍尋名醫，甚至四處求神問卜。然而，剛發病的那段時間，就連醫生也不見得知道你是怎麼一回事，而你每上一家醫院，所有檢查就必須重來一次（抽血、Ｘ光、心電圖、肌電圖、核磁共振，甚至肌肉切片……），這無論對你或家人都是苦不堪言的經驗。此外，由於醫師摸不著頭緒，所提供的測試性療法也常常適得其反，導致你的病情不但沒有改善，還更加惡化，讓你吃足苦頭，家人當然也都跟著受罪。

後來，終於有一位醫師說你得的「可能」是運動神經元疾病，亦即俗稱漸凍症的病。「可能」的意思就是醫師也沒有完全的把握，而必須隨著疾病的發展才能逐漸確診。這是因為醫學不是邏輯，也不是數學，有時固然能透過基因檢測、切片或其他方式來確定疾病，有時也就只能透過臨床觀察與經驗來做大概的判斷。了解這一點，大家就應該明白，掌握病情與預後在醫療方也是一個探索的過程，這個過程不是百分百的，常能犯錯，也不一定都有確切的答案。每一個生命都是獨特的奧秘，而醫學有其極限，病人不應理所當然地神化醫學或醫師，生病時尋求第二意見（second opinion）或甚至更多醫師的意見，有時可能是必要的。

醫師診斷之後要怎麼跟病人或家屬說明，是一門很大的學問，尤其當疾病沒得醫且發展過程讓人惶恐不安的時候。說明病情在醫療方是告知的藝術，在病方則是了解並掌握病情的方法。告知的時機、方式、內容與對象都很需要拿捏，話講得太絕對，醫師會擔心病還沒有要你的命，恐懼已經讓你失去生存的意志及與病魔對抗的鬥志；講得太含糊，又怕你沒能好好因應與準備。無論如何，告知不是一門簡單的功課，什麼時候講？怎麼講？講些什麼？講到什麼程度？都需要慎重思考。

再來，疾病雖然是病人的疾病，但在醫師告知或病人探索病情的過程中，家屬所扮演的角色也不容輕忽，特別是關係密切的家人，例如老公、老婆或父母親等。老公或老婆之所以被稱為另一半，正是因為發生在你身上的事就幾乎等於

1

病人自主權利法的基本理念與立法宗旨

是發生在他身上的事，你們之間互為人生伴侶，健康的時候，你們一起在柴米油鹽醬醋茶中過日子；生病的時候，彼此就是對方最主要的照顧者。你們是生命共同體，原本計畫著要環遊世界，因為孩子都大了，工作與事業也都告一段落，然而，你卻突然病倒了。生這病不只改變了你的人生，對另一半更是打擊重大。

關於病情告知，醫師其實是先跟你的另一半做了詳細的說明，這是因為從簡單的觀察就知道你的感情脆弱，也很依賴另一半，直接跟你說怕你無法承受，所以就先跟你的另一半溝通。當然，你的另一半在了解病情之後也很猶豫要不要跟你說，後來還是覺得該讓你知道，好讓你有機會思考你想做怎樣的安排，於是他也跟醫師商量怎麼跟你說或什麼時候跟你說比較恰當。你知道之後，你們也一起討論要不要瞞著孩子，至少讓他們有一段時間不必跟著瞎擔心，既無濟於事，又讓他們無法放心去為自己的前途打拼。當然，瞞著孩子也是有缺點的，他們不知道你的情況很嚴重，所以還是如常地生活，沒有特別花時間陪伴你，而且，你們之間在這麼重要的部分沒有交流，自然會有某些心理距離，也很難給予彼此支持。

經過一段時間折騰，你跟另一半都清楚知道了你得的是漸凍症，也知道這個病的後來發展。氣切是疾病過程的一個轉折點，因為這代表你已經無法依靠自己的力氣呼吸，而必須仰賴侵入式的呼吸器來活命。氣切之後雖然你能繼續活著，但大概只能躺在床上，初時或許還能坐起身來，但疾病

的惡化並不會因為氣切而打住，接下來你可能會變得完全不能動彈，但心智卻保持清醒而正常。

▋當身體變成靈魂的墳墓

　　這真的是一個可怕的情景，有一部電影用「潛水鐘與蝴蝶」來描述它，可能都還無法表達其中的艱辛於萬一。你的心像蝴蝶一樣到處飛舞，但你的人卻如同被閉鎖在一個潛水鐘裡，沒有太大的活動空間。無怪乎，英國有一個漸凍人說，他的身體已經變成了他的墳墓（entombed）。多半的漸凍人此時大概只剩下眼睛可以轉動，沒辦法說話，也沒辦法透過臉部做表情或發出其他身體語言，你唯一能向外界表達想法的方式就是透過追蹤眼球的溝通輔具來說話。

　　了解病情以及預後是一件事，了解之後要如何因應，要做怎樣的選擇則是另一件事。如同大部分漸凍人一樣，要不要氣切正是你必須面對的抉擇。這個抉擇攸關生死，因為要活命就得氣切，氣切之後也許還能活個十幾二十年，不氣切則馬上就要面對死亡。問題是，你想要一輩子困在潛水鐘裡生活嗎？這樣活著有意義嗎？當然，不同的人對這個問題可能會有不同的看法，有的人覺得這樣活著沒有意義；有的人則覺得即使有意義，但要付出的代價太大，所要面對的身心靈痛苦更是難以承受；還有人覺得好死不如賴活，或許等孩子考上大學、結婚或生孫子之後再做打算；也有人覺得若能透過溝通輔具寫出一篇一篇的文章來抒發心情也就值得了。

無論如何，每一個面臨這個抉擇的人都必須找尋自己的答案，做為病人的你也不例外。

在思考是否要氣切的同時，照顧問題也是你所擔心的。漸凍人的照顧負擔極其沈重，你擔心會拖垮家人，同時也覺得這樣被別人照顧很沒有尊嚴。事實上，即使你跟家人的關係很親，但兒女都大了，他們有自己的生活要過，怎能這樣拖累他們？更何況久病床前無孝子，他們也不見得就願意這樣做或負荷得了這麼沈重的負擔。這些憂慮讓你輾轉反側，忐忑不安。至於請看護呢？臺灣人請不起，有幾個家庭可以負擔得起動輒五六萬的看護月薪？而且，就算你請得起，要找到願意做看護的臺灣人也不是容易的事，更何況現在的勞動法規所允許的工時也無法覆蓋你的照顧需求，週休二日你還得自己想辦法，你的照顧需求沒有假期，人家看護可是需要休息與放假的。

請外勞呢？政府雖然允許漸凍人家庭請兩個外勞來照顧，但政府不但不會幫你出錢，而且還要向你收錢，因為在他的邏輯裡面你請外勞就是不給臺灣人工作機會，就是不愛臺灣，所以要抽你就業安定費。事實上，外勞薪資雖低於本國人，但吃住都要你負責，大部分臺灣家庭是請不起兩位外勞。食宿不算，光薪資部分加上健保以及政府抽成，你一個月的支出至少也要五萬塊錢，而且這還不是一天兩天、一個月兩個月的事，而是五年、十年或甚至更久的事。大部分小康家庭頂多就只能請一位外勞看護，再多是無法負擔的。然而，請外勞作看護要付出的其他代價也很高。外勞語言不

通，文化隔閡，要教會一個外勞完全上手，誠非易事，而好不容易上手了，但外勞也很可能因為吃不消而想換雇主了。

一旦外勞離開，複雜的聘僱程序、長達好幾個月的空窗期，加上重新適應、教育新外勞的訓練過程又得重新來過，肯定會把家人的生活與工作搞得天下大亂。至於政府能指望嗎？以我國現況來說，政府的長照根本就是殘補式的福利，其杯水車薪完全無法滿足有長照需求者的需要，再加上政府的長照福利也不對聘僱外勞的家庭開放，時間長了，這些家庭很難不被拖垮。

活著沒有尊嚴、未來沒有指望、生活痛苦難耐、照顧問題棘手，這林林總總的一切困擾著你，讓你回過頭來問自己，究竟要不要氣切？不過，還有一個問題必須考慮，那就是不氣切是否會有什麼法律問題？不氣切就代表在發生危急狀況時不急救，這會不會使得家人要負什麼法律責任？《刑法》第 294 條禁止有義務者遺棄無自救力之人。然而，無自救力之人若拒絕受扶助呢？刑法似乎沒有為這種情形解套，那麼，倘若家人在爭遺產的過程中反目成仇而互告遺棄，病人拒絕扶助豈不是會傷害到家人？事實上，一般人是不了解這類法律問題的，處在這種情形下的病人更是沒有心力顧及。

以上敘事的情節雖然是假想的，但內容卻具體反映重症病人所需面對的各方面課題，每一個課題都需要他與家人一起做選擇，這些選擇必須考慮疾病發展的未來可能性、與家人的關係、與醫療團隊的互動、法律的框架，乃至如何從人

生退場的善終問題。以這樣的理解為基礎，本書要介紹《病人自主權利法》（以下簡稱病主法）這部攸關病人權益的法律，探討它的宗旨、架構與落實病人自主權的各種機制設計。此外，本書也將說明病主法與其他法律的關係、國際發展的趨勢，以及背後的倫理與法理。第 1 章是病主法的導論，介紹其基本理念。文分三部分，第一部分談什麼是病人自主權，第二部分說明病主法的架構，第三部分闡述病主法的立法宗旨。

什麼是病人自主權？

「病人自主權」這個概念裡面有兩個關鍵詞，一個是「自主」，一個是「權」。先談後者，亦即「權」這個字的意義。「權」指的是權利，亦即享有特定利益或價值的正當性。正當性可以指倫理或道德上的，也可以指法律上的。前者稱為「道德權利」或「自然權利」（natural rights），亦即從道德或人性層面上所肯定的權利；後者則稱為「法律權利」或「實證權利」（positive rights），亦即法律所界定並賦予人民的權利。

一般人思考權利問題大多只注意法律權利，而忽略道德權利。著名的英國哲學者邊沁（Jeremy Bentham）[1] 甚至認為道德權利根本就不存在，只有法律界定的實證權利才算是真正的權利。[2] 這樣的想法當然非常狹隘，完全忽略了日常

生活中的道德經驗。道德經驗是每一個人都有的經驗，無論他是否在乎道德或是否常能按道德的原則行動。在每一個人的內心裡都有道德的呼聲：你不應該佔人家便宜；不應該自私自利；不應該拿回扣；更不應該跟別人同流合汙；對人該有憐憫心等等。這些「應該」的經驗雖然不像法律那樣具成文性，也沒有來自司法體系的制裁性，但卻是每個人心中的一把尺、一種道德義務的經驗。而每一種道德義務的對面，即為道德權利。「我不該佔對方便宜」意味著對方持有某個利益是合理而正當的，我不應任意掠奪它，換言之，對方對於該利益擁有道德權利。依此，人類社會的正常運作並非只有法律權利而已。事實上，認為只有實證權利才是權利的看法，忽略了法理學在其核心的部分正是倫理學或道德哲學的事實。

以二十世紀來的民主法治憲政國家為例，「憲法」中所條列出來的基本權利之所以具有約束國家機器運作及權力行使的最高地位，正是因為它們在人性與道德層面上具重大意義且具高度正當性，所以才會被憲法制定者高舉為國家法律的最高位階價值（法益），以及行政、立法、司法機構存在的最高目標。道德上的合理性與正當性，無論被稱之為「正義」也好，「基本人權」也罷，應作為合法性的基礎，而不是反過來主張，凡是合法的就是合乎道德的。歷史上，完全漠視人性尊嚴與基本人權的法律所在多有，例如與奴隸制度或種族隔離政策相關的法律，又如納粹政權的法實證主義（Rechtspositivismus）。合法不等於合理或合乎道德，相反

地，合理或合乎道德才該作為合法性的法理基礎。不思不考就以合法性作為行不義之事的藉口，正是漢娜顎蘭（Hannah Arendt）所批判的「邪惡的平庸」，[3] 而二次大戰的種族大屠殺即為其血淋淋的慘痛教訓。

談到合理性或合道德性應作為合法性的基礎，就碰到了當代民主法治國家立修法的一個重要問題，亦即在現實層面上，立修法過程往往並不真的關注事情是否合理或合乎道德，而是各種利益的爭奪以及黨派之間的鬥爭或妥協。當然，從樂觀的角度來看，民主制度下的立修法過程畢竟比威權時代的一言堂要更進步些，各種主張有機會透過一定的說理與對話過程被表達出來。當這個過程愈透明、愈成熟，特定主張要得到大家的認同就愈必須在道理上站得住腳。換言之，在理想的民主社會，當一項主張愈被肯定為合理的道德權利時，才愈有機會透過民主共識決的過程被確立為成文的法律權利。

此外，民主社會允許人民在一定條件下實現「公民不服從」的理念。當人民進行公民不服從的抗爭時，他們所訴求的當然不會是體制內的法律或機制，因為公民不服從的對象正是現行體制或法律，換言之，公民不服從是從道德權利的角度批判現行體制的不合理或不正義。總之，道德權利雖不具成文性，但其存在是不容否認的，甚至可以說，法律權利的確立與調整均應以道德權利為前提。

除了道德權利與法律權利外，權利還可分為「積極權利」（positive right）[4] 與「消極權利」（negative right）。「積

極權利」加諸在他人身上一種積極義務，要求他人採取行動以促進我的權利；「消極權利」則是一種防禦權，能加在他人與國家身上一種消極義務，要求他人或國家不得採取阻礙我行使權利的行動。一般而言，消極義務是所有人面對擁有特定消極權利者的義務，以「不受到任意傷害」這個消極權利來說，任何人都不應任意傷害別人，所以，任何人面對別人都有「不應任意傷害」的消極義務。

至於積極義務則是在特定權利義務關係中的特定人才有的義務，法學上稱在特定關係中具積極義務的人為「保證人」，例如《民法》第1084條規定父母對於未成年子女有保護或教養之義務，刑法第294條也規定對於無自救力之人，依法令或契約應扶助、養育或保護者，有不得遺棄之義務。任何一個個別的人不太可能對於所有的人都有積極義務，人的時間精力有限，只能在特定關係中扮演保證人角色，履行特定之積極義務。

當某人對某事物具有消極的道德權利或自然權利時，他人在道德上就不應該阻止他享有該事物，也不該奪取該事物；當某人的道德權利是積極權利時，負相對義務者甚至應該採取行動來維護或促成有權利者的權利行使，否則就是違反道德或在道德上有所虧欠。法律權利亦然，我國《憲法》第11條所保障的言論自由權主要是一項法律上的消極權利，他人或國家均不得限制人民在合法範圍內的自由言論。至於憲法第21條所保障的受教育權則是一項積極權利，憲法第160條並進一步要求國家有免費提供國民基本教育的作

為義務，憲法第 164 條並規定教科文的預算下限。

▌負責任的自主權

談完「權利」這個概念，接下來談「自主」（Selbstbestimmung, self-determination）。自主，簡而言之就是自己作主，因此「自主」與不受外力干預或限制的「自由」（freedom）意義相近，甚至可以交互使用。人在選擇自己的價值觀、行為實踐與生活方式時，能不受內外在的限制、脅迫或阻礙而自己做決定即為自主，亦為自由。

當然，眾所皆知，人的自由該有合理的界線。例如自由以不妨礙他人自由為限；又如人沒有恣意妄為的自由，彷彿「只要我喜歡，就沒有什麼不可以」。此外，人雖然有選擇是非善惡的自由，但卻沒有為非作歹的權利。換言之，人的「自主權」是有界線的。消極而言，人的自主不能違反道德。積極而言，自主不但不該任意妄為，還該克服人性的軟弱，奉行道德的要求。正是在這個意義上，康德（Immanuel Kant）[5] 認為真正的自由不是服從人的慾望，而是服從理性良心所自定的道德法則，換言之，真正的自主或自由必須是「自律」的（autonomous），亦即超越人性軟弱，要求自己依道德法則而行的自我紀律（self-discipline）。

依此，從道德權利的角度講，「自主權」是一種「自律權」，必須以人在道德上能對自己與他人「負責任的自主」為範圍，[6] 在這個範圍內，人的自主權是別人不應擅加侵犯

或限制的。從法律權利的角度講，自主權作為法律保障的權利源於人的尊嚴（menschliche Würde, human dignity），在各國都是屬於憲法位階的基本人權。然而，法律上的自主權也是有所限制的，以德國《基本法》（*Grundgesetz*）為例，自主權或自由發展人格權是基本法第一個列舉的基本人權，不過，列舉該權利的第 2 條也規定，自主權不應侵犯他人權利，也不應違反憲法秩序或道德法則。

總之，正如道德所能接受的自主權並非是沒有限制的，憲法層次所肯定的自主權儘管重要，也有其限制。以我國憲法來說，憲法很重視自主權，第 2 章論人民權利義務時，有多條與人民之自主或自由相關。不過，憲法第 22 條指出，憲法保障之自由，以不妨害社會秩序、公共利益者為限。憲法第 23 條更進一步規定，為了「防止妨礙他人自由、避免緊急危難、維持社會秩序，或增進公共利益所必要者」，法律得限制人民的自由權。

「病人自主權」延伸自道德及憲法上的自主權。一般意義的自主權有所限制，病人自主權自然也應有所限制。在探討病人自主權的範圍與限制之前，首先要說明一下，什麼是病人自主？

▍病人自主兩層面三要素

病人自主有三個要素，分別是知情、選擇與決定。知情就是對於自己病情的診斷（diagnosis）、預後（prognosis）

以及可能的醫療選項有所了解與掌握。選擇與決定是一體的兩面，選擇是做決定的過程，決定則是選擇的結果。因此，病人自主三要素也可以分為兩個層面，一個是「知情」，另一個是「選擇與決定」。依此，病人自主權包含「知情權」以及「選擇與決定權」。先談知情權，病人要行使其自主權，就必須了解病情，知道疾病的診斷與預後，也明白他有哪些醫療選項可以選擇，這些選項各有怎樣的療效、副作用、風險以及費用等。充分掌握這些資訊，病人才能按自己的心意做出自己想要的選擇與決定。

相對於病人的「知情權」，醫師或醫院有「告知義務」。醫師或醫院有怎樣的告知義務，要看知情權是一種怎樣的權利。如果它是一種消極權利，那麼，病人尋求與其病情相關之醫療資訊時，任何人不應攔阻；如果它是一種積極權利，那麼，與病人有醫病關係的醫院或醫師就有提供充分資訊的告知義務。一般而言，病人知情權既是一種消極權利，也是一種積極權利。

要怎樣決定「知情權」的知情範圍呢？學者曾提出「理性病人說」以及「理性醫師說」等看法。最高法院 94 年台上字第 2676 號刑事判決主張「在一般情形下，如曾說明，病人即有拒絕醫療之可能時，即有說明之義務。」依此，法院實務見解傾向「理性病人說」，只要醫師之說明有可能影響病人之選擇，即應提出說明。[7] 理性病人說也意味著病人關於知情不能提出非理性的要求，例如要醫師把醫學院裡所學到的所有專業知識都說給病人聽。事實上，病人也不一定

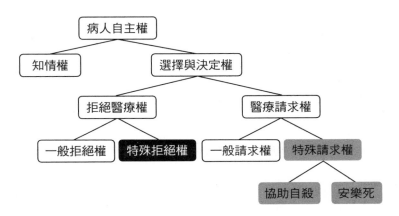

圖1-1 **病人自主權的樣態與分類**

有那個背景去了解所有這些專業知識。相關討論幾乎都主張，病人只能要求醫師以一般人所能了解的「科普」方式及語言來告知病情、分析醫療選項的利弊得失，以幫助病人做醫療決策。

病人自主權的另一個層面是「選擇與決定權」。當病人了解病情及可能的醫療選項之後，自主就是按照自己的意願與價值觀去選擇並決定自己希望的做法。問題是，病人有怎樣的選擇與決定權？這個問題相當複雜，涉及病人的意願與價值觀是否合理而能期待他人認同的課題，也涉及醫護人員的醫療專業自主權。由於在醫病關係脈絡中的選擇與決定有多元的樣態，而這些多元的樣態又各自有不同的道德涵義，因此，在討論病人有怎樣的選擇與決定權之前，必須先介紹一下選擇與決定的各種樣態與可能性。（見圖1-1）

首先，從選擇與決定的結果來看，可以區別為拒絕醫療

與請求醫療。拒絕醫療的時機可以區別為事前的不施行
（withhold）以及事後的終止（cease）或撤除（withdraw）。
不施行與終止屬於不作為的行為樣態，撤除則是一種作為。
「拒絕醫療權」如果存在，至少會是一種消極權利，治療施
行前醫師有不得強加治療之不作為義務；治療施行後也有終
止治療的不作為義務；至於尊重病人拒絕意願而撤除治療的
積極作為，則不應受到法律的究責。若拒絕醫療權是積極權
利，醫師不但有消極不作為之義務，也有撤除續行治療之積
極作為義務。

　　「醫療請求權」也可以從積極或消極權利的角度來討
論。病人如果有消極醫療請求權，那麼，他人不能阻止病人
請求醫療；病人若有積極醫療請求權，醫師就有提供病人醫
療的義務。在一般情形下，醫病關係是雙方自由合意的契約
關係，醫療請求權是消極而非積極權利；在緊急情況下，近
年來有不少學者如楊秀儀、許澤天與王志嘉等主張「強制締
約論」，亦即病人求診，醫師不得拒絕，從這個角度而論，
緊急情況下的醫療請求權是一種積極權利。

　　選擇與決定的樣態還可以從是否涉及生死，而區別為一
般情形與特殊情形。在一般情形下的「拒絕醫療權」稱為
「一般拒絕權」，「醫療請求權」則稱為「一般請求權」。所
謂「一般拒絕權」係指在未涉及生死的情形下，病人對於醫
師所提供的醫療選項予以拒絕的權利。病人之所以行使一般
拒絕權不是因為他不想活了，也不一定是因為他想要終止醫
病關係，而可能是因為醫療費用太高、副作用太大或有更好

的選項等而拒絕特定醫療措施。「一般請求權」則是病人在不涉及生死的情形下請求醫療的權利，目的是為了恢復健康，延續生命。

特殊情形指的是攸關生死的情形。此時拒絕醫療會危及生命，而請求醫療則是希望透過醫療協助達到死亡以解脫痛苦的目的。特殊情形下的拒絕醫療權稱為「特殊拒絕權」。

特殊情形的醫療請求權稱為「特殊請求權」或「醫療協助死亡權」（right to medical assistance in dying）。特殊請求權分為兩種類型，其一為「協助自殺」（assisted suicide），指的是醫護人員或其他人幫忙準備並提供致死藥劑，再由病人自行喝下或注射；另一種形式是「安樂死」（euthanasia），醫護人員不僅準備致死藥劑，還為病人施打或注射，導致病人死亡。[8] 由於協助死亡具爭議性，有些國家例如德國在法律上雖然允許自殺協助，但不允許醫護人員在執業時從事自殺協助。這類的自殺協助必須在醫病關係外尋求，所以，嚴格而言，德國的自殺協助不能算是醫療請求權範疇內的醫療協助死亡。

總結前述討論，權利可以指道德權利，也可以指法律權利。理論上，法律權利應以道德權利為基礎，且無論道德權利或法律權利均應受到一定的限制，而不能無限上綱。我國憲法第 23 條的法律保留原則便指出法律在維護道德價值、社會秩序與公共利益的前提下，可以限制人民的自由與自主。此外，權利可以區分為積極要求他人進行一定行為的「積極權利」以及消極對抗他人妨礙的「消極權利」。

　　病人自主權包含知情、選擇與決定三大要素或兩大層面（選擇與決定彼此密切相關，因此可以把它們看成是一體的兩面）。要貫徹病人自主權，就必須有「病人知情權」，只當病人知情，他才能做出符合自己意願的選擇與決定。「選擇與決定」有兩種樣態，即拒絕醫療或請求醫療。「拒絕醫療權」是病人拒絕醫療的權利，當病人有拒絕醫療權時，醫師不能將病人不要的治療強加在他身上，病人也能要求醫師撤除已經施行的醫療。「醫療請求權」則是請求醫師為自己施行一定醫療措施的權利。此外，選擇與決定還能以病人生死為標準，區分為一般情形與特殊情形的「選擇與決定權」。一般情形的選擇與決定權包含「一般請求權」與「一般拒絕權」；特殊情形的選擇與決定權包含「特殊拒絕權」與「特殊請求權」。「特殊拒絕權」是指病人拒絕醫療將導致死亡而仍有的拒絕權。「特殊請求權」則是希望透過醫療協助以尋求死亡的權利。「特殊請求權」可以區分為「協助自殺」與「安樂死」兩種樣態。

病主法的架構

　　病主法是一部怎樣的法律？很多人提到病主法就想到安樂死或特殊拒絕權，但事實上，病主法的現行條文並不接受安樂死，只接受特殊拒絕權。而且，特殊拒絕權也只是病主法的一個部分，而非它的全部。事實上，病主法關心的是病

圖 1-2 病主法的架構

特殊拒絕權的相關機制　　　樞紐　　　病人自主權的基本原則

第十九條	第十八條	第十七條	第十六條	第十五條至	第十三條	第七條	第六條	第五條	第四條	第三條	第二條	第一條
自公布三年後施行	施行細則由中央主管機關定之	登載與保存義務	緩和醫療義務	接受或拒絕維持生命治療與人工營養及流體餵養	預立醫療決定	急救義務及其但書	病方同意權	病人知情權	基本理念 知情選擇與決定權	名詞定義	主管機關	立法目的

人自主權的完整規範，一如其名稱所示，而非只關心特殊拒絕權的課題。

　　從病主法的整體架構來看（見圖 1-2），第 7 條是樞紐與分水嶺，將病主法分成兩大部分，前半部談的是病人自主權的基本原則，亦即有關病人及其關係人之知情、選擇與決定權的規範，詳見第 2 章；後半部則規範攸關生死的特殊拒絕權及相關的配套措施，詳見第 3 章。第 7 條不僅在病主法扮演關鍵的樞紐地位，就我國法律的生命絕對保護原則而言，第 7 條也扮演了突破性的角色。《醫療法》與《醫師法》的法定急救義務是沒有任何例外的，病主法第 7 條的法定急救義務則針對病人合法行使特殊拒絕權的情形有了但書的規定，換言之，當病人符合病主法及《安寧緩和醫療條例》

（以下簡稱安寧條例）有關特殊拒絕權行使的規定時，醫療機構或醫師就豁免了原本沒有例外的法定急救義務，詳見第3章、第7章及第9章的討論。

病主法的立法宗旨

　　病主法第1條揭示了三大立法宗旨，分別是「尊重病人醫療自主」、「保障病人善終權益」與「促進醫病關係和諧」。過去眾多醫事法規中，沒有任何一部法律以病人為中心而設計，遑論以病人自主權利之保障為首要目的。病主法既以病人為規範主體，又以保障病人自主權為核心價值，可以說是醫事法規立法上的一種新典範。[9] 其次，在我們這樣一個仍然相當忌諱死亡的社會中，「善終」不是容易談論的話題。即令安寧條例也沒有將「善終」概念入法，病主法明文規定要保障病人善終權益，誠屬難能可貴。最後，在醫病對立且疏離的當前社會氛圍裡，以醫病關係和諧之促進為立法目標，非常切合時代的需要。三大立法宗旨皆非空洞口號，病主法透過各種機制落實它們。

▎尊重病人醫療自主

　　病主法首要目的是尊重病人醫療自主。為達到這個目的，病主法前半部高舉病人自主權的原則，宣示擁有「知

情、選擇與決定權」的是病人，而非病方整體。病方其他人只在病人需要協助或不反對的情形下才擁有知情權。至於選擇與決定的權利，雖然是病方其他人與病人共同擁有，但其他人所做的選擇與決定不得違背病人的意願。總之，病主法對病人自主權的規定突破了傳統醫療法規將病人與病方其他人一視同仁的現況。

病主法後半部則賦予病人特殊拒絕權，並提出相關的配套措施如預立醫療決定（advance decision, AD）、預立醫療照護諮商（advance care planning, ACP）以及醫療委任代理人（health care agent, HCA）等。特殊拒絕權為病人所獨享，病人之關係人沒有這項權利，關係人之一的醫療委任代理人僅在被病人授權的情形下才能替病人行使特殊拒絕權。

從語言表述的方式來看，病主法所使用的語詞一方面承繼醫療法與醫師法，另一方面則因病主法之規範主體為病人，故亦在承繼中有所突破，以凸顯病人之主體性。有別於醫療法與醫師法所使用的「說明」、「告知」、「同意」等文字，病主法在高舉病人自主權的基本原則時，則有意識地使用「知情、選擇與決定」（informed choice & decision）的概念，目的在於強調病人才是主體，肯定病人有了解病情、按醫師提供之醫療選項進行選擇與決定的權利。[10] 語言的範式轉移（paradigm shift）彰顯出病主法是以病人為主體並尊重病人自主的法律。

▎保障病人善終權益

　　要了解病主法如何保障病人善終權益，就要先了解什麼是善終。善終的第一層意義是，當「賴活不如好死」時，能選擇好死而不勉強賴活，生不如死時的死亡就是一種善終。另一層意義是，在死亡的過程裡，人的身、心、靈與關係等各種痛苦能得到緩解與安頓，並平安地邁向死亡。

　　先談第一層意義的善終。很多人認為好死一定不如賴活，只要人活著，不論狀況多糟糕或多痛苦，都總比死了的好。在這些人的想法裡，是不可能發生「賴活不如好死」的狀況。不過，真實人生或真實的醫療情境裡，答案恐怕沒有那麼簡單。

　　知名前主播傅達仁就是很明顯的例子。他是基督徒，依照基督教的信仰，人只是生命的管理者，而非所有者，人不應該放棄自己的生命。不過，他最後決定前往瑞士尋求自殺協助，這個行徑有違傳統基督教教義，也不同於世界醫學會的倫理信念。他的家人本來都反對，但隨著病情的發展以及彼此的對話，後來轉為支持。由此可見，在真實人生裡可能有一些不足外人道的痛苦經驗，讓相關當事人覺得賴活不如好死。當然，傅達仁先生想要選擇的好死不只是放棄賴活，而還包含了透過協助自殺來縮短生命，這就引發了較複雜的爭議，因為需要第三者的介入。不過，如果他選擇的是行使特殊拒絕權，就不會有第三者介入的問題。別人要做的只是尊重他的意願，不強迫治療他，不讓他被一路救到掛，這樣

的尊重是比較沒有爭議的「賴活不如好死」。

另一個著名的例子是王曉民，她在成為植物人之後又活了四十七年才過世。如果你知道自己會成為另外一個王曉民，你會願意像她那樣過一輩子嗎？筆者在很多演講場合詢問聽眾，假如你出車禍之後被送到醫院，醫師說救活會成為植物人，不救會死，願意被救的人請舉手！結果幾乎沒有什麼例外，很少人會舉手。少數舉手者如果問他們理由，他們會說他們不想那麼快就放棄，想要試試看自己是否有醒過來的機會，因為就算是植物人也不排除有可能會甦醒過來。不過，如果進一步跟他們說，植物人甦醒過來的機會十分渺茫，特別是被醫師診斷為永久植物人之後。經過這樣的澄清，原先舉手的人也都開始猶豫了。此外，如果聽眾都是醫護人員，那結果就更一致了，幾乎沒有什麼人會舉手，因為他們比一般人更了解，什麼叫做甦醒的機會很渺茫。

現代醫學的進步，能讓許多人在醫療措施的支持下維持生命。問題是他們的生命品質可能非常低落，而所承受的身心靈痛苦則非常巨大。這些情況的「賴活不如好死」是如人飲水，冷暖自知，也是好手好腳的一般人所難以體會的。允許這些人拒絕僅能維持生命，但卻不能改善品質，更無法減緩痛苦的醫療措施，也就是允許這些人選擇不再賴活，而能得到好死或第一層意義的善終。

善終的另一層意義是，無論一個人是因為疾病導致死亡不可避免，或是因為在第一層善終意義下選擇好死，死亡過程如果能減緩身、心、靈與關係等各方面的痛苦，讓生命圓

滿走向終點，達到生死兩無憾的境地，就是善終。死亡過程中的痛苦首先是身心方面的，身體要承受生命衰敗與疾病過程的各種症狀，心理則要經驗身體不適與疼痛的各種感覺，並承受恐懼、孤獨、惶恐的各種感受。靈性方面的痛苦涉及到生死意義能否得到安頓以及人在宗教層面所感受到的焦慮、害怕或黑暗。

關係方面的痛苦最讓病人揪心。從生病到死亡的過程，病人與親近者之間的互動會產生很多微妙的變化，他們的關係可能變得更緊密，也可能更加疏離。病人原本可能是家庭經濟的支柱或家事的主要負責者，其他人則習慣被照顧，但現在卻反過來，病人即使不習慣，也成為了受照顧者，其他人則必須扮演他們不熟悉的照顧者角色。此外，病人跟家人原本的關係可能是親近的，也可能是疏離的，而這些都會影響到他們現在的相互對待。

總之，病人與家人之間的關係牽動著他們之間的喜怒哀樂，也決定病人會得到怎樣的照顧，是否覺得有尊嚴，以及是否能在平安中善終。因此，臺灣的安寧緩和醫療界提出了「四道人生」的概念，主張病人與身旁的人應進行雙向的「道謝、道歉、道愛與道別」，才能讓病人在彼此都沒有遺憾的情形下結束人生的旅程。當然，「四道人生」不該只在生命末期時才進行，最好在健康時就是彼此互動的模式，然而，當死亡已經接近了，是否能夠實現四道人生，將深切關係到生者與死者的人生是否圓滿無憾。

安寧緩和醫療的目標正是希望透過醫護、心理、社工與

宗教師的團隊合作，全程陪伴病人與家屬，以減輕或免除病人及其家人在生理、心理、關係以及靈性等各個層面的痛苦。

　　病主法基於上述兩層意義保障病人之善終權益。首先，病主法允許病人在賴活不如好死的條件下拒絕維持生命治療與人工營養及流體餵養，這是第一層意義的善終。其次，在病人邁向死亡的過程中，病主法要求醫療方應提供緩和醫療及其他適當處置，這個規定的目的就是要確保病人在拒絕維持生命治療之後能得到第二層意義的善終。[11]

▍促進醫病關係和諧

　　當前醫病關係面對多重挑戰，促進醫病關係和諧顯得格外重要。從傳統角度來看，醫病雙方在專業知識上的不對等以及助人與被助的關係不平衡，本來就容易導致醫療父權的高張以及病人主體性的壓抑。另一方面，隨著人權與民主意識的抬頭，病方動輒興訟的情況有增無減，亦導致醫糾頻仍、醫病關係緊張。病主法雖強調病人主體性，但整部法律的設計並非獨厚病人，而是希望在互為主體的平衡基礎上，促進醫病關係和諧。

　　所謂互為主體的意思就是，病人是主體，醫護人員也是主體，應將彼此當成有著平等尊嚴的主體來對待。此外，平等不應被理解為漠視差異的齊頭式一致，因為在醫病關係中，醫病雙方各要扮演不同的角色。病主法促進醫病關係和

諧的意思，就是既要保障病人的主體尊嚴，同時也不忽略醫護人員的專業助人角色，只有當兩者建立起互為主體的平衡關係時，才能真正促進醫病關係的和諧。

病主法許多條文都是在保障病人自主權利的同時也尊重醫師之專業，例如病主法雖強調病人自主的優先性，但病人對於醫療選項的選擇與決定應以醫師之專業建議為範圍，病人的自主選擇不能漫天開價，必須依醫師提供之醫療選項進行自主抉擇。再者，病主法在保障病人知情權的同時，也強調病人之知情應以醫師判斷之適當時機及方式為之。

此外，病人是否處在賴活不如好死的臨床條件，病主法尊重醫療專業的診斷。當病人符合拒絕維持生命治療之條件時，醫療機構或醫師亦得行使良心抗辯權，不執行病人之預立醫療決定。再者，病主法的急救義務但書以及免責條款的設計，目的都是要讓尊重病人合法意願的醫事人員無後顧之憂。

最後，病主法規定的預立醫療照護諮商是醫療機構與民眾對話的機制與平台，這樣的對話如果發揮諮商與交流的實質功能，必定能促進醫病之間的相互理解。總之，病主法致力於尊重病人自主和醫師專業，並在兩者互為主體的基礎上尋求平衡，其目的正在於促進醫病關係和諧。

第2章

在病人與病方之間的病人自主權

　　從軍中退伍的老榮民平日沈默寡言，只有在講起年輕時對日抗戰的英勇事蹟，才彷彿打開話匣子般，滔滔不絕地說著。他常跟太太說，想回東北老家找親友，太太問他去哪找，老先生也答不上來，這件事就一直擱在他心裡。

　　老先生有陣子腹痛得厲害，太太從鄰居那裡問到偏方讓老先生服用，但疼痛並未好轉。做醫師的兒子趕緊幫父親檢查，才發現父親罹患的是胃癌，而且已經出現癌細胞轉移到肺部的「肺轉移」情況。母親一聽是絕症，認為父親受不了打擊，再三叮囑兒子別讓父親知道。兒子不解地說：「老爸這個病會愈來愈嚴重，還會併發其他症狀，是瞞不住的。」但母親堅持不能說，幾度情緒崩潰。兒子拗不過母親，只好跟父親說胃部有個小毛病，先治療觀察再說。

　　老先生就在兒子陪伴下按時吃藥治療，疼痛減輕後，他嚷著不想再去醫院，但兒子堅持療程不能中斷，父子常常為此爭吵。後來疾病非但沒有好轉，老先生還聽兒子說要換其他治療方法，就跟太太抱怨兒子醫術不精，他要去找別的醫

師。太太怪他只會怨天尤人，怎不好好顧身體？「都說要多吃綠色蔬菜，你就不吃。」老先生聽了就生氣地說：「那你就別管，這是我的事！」

然而，老先生的身體愈來愈衰弱，漸漸難以行動自如，生活起居也需要太太照顧，他為此感到沮喪：「不是說一個小病，怎變成這樣了？」後來老先生住院了，沒多久就因呼吸困難被轉進加護病房。他被亮晃晃的日光燈照得刺眼，聽到四周儀器規律地發出「嘟、嘟」的聲音，還有一面百頁窗遮住了戶外的光線，讓他分不清楚是白天還是晚上。生命一點一滴地流逝，他感到非常恐懼，用虛弱的氣音直說：「找我兒子來！」

見不到兒子和太太的身影，有好幾次他都氣得猛拍床，護理人員雖然耐心安撫他，但老先生異常激動，他們只得將他的雙手約束起來。兒子趕來，看到這幕情景嚇了一跳，斥責護理人員為什麼這麼做。這時，老先生不再激動了，他抓著兒子的手央求：「我的身體到底有什麼毛病？我不要待在這裡！」

兒子紅著眼框，深深吸一口氣，決定告訴父親：「這個病從一開始檢查就是癌症，而且已經轉移到肺還有其他地方，大概是好不了了。」老先生聽完愣住了：「癌症？我怎麼都不知道？」他從沒想過太太跟兒子竟然一直瞞著他：「怎麼現在才告訴我！」老先生氣到無話可說，呼吸變得急促，兒子和醫護人員趕緊安撫他。母親也走了進來，只見老先生一雙怒目，她靜默地坐在一旁，再也止不住淚水滑落。

在兒子的安排下，老先生最終住進安寧病房，整天鬱鬱寡歡，想起自己戎馬一生，多麼輝煌，如今卻只能躺在這裡等死，什麼都不能做。「那些老戰友還沒見上一面哪，東北的老家也回不去了⋯⋯」每當思念至此，都不禁讓他老淚縱橫，儘管安寧病房的環境舒適許多，也沒能讓老先生感到放鬆。

兒子與母親為病房做了點布置，把老先生喜歡的山水畫、相本和慣用的鐵製餐具都帶來，他們想做點什麼，讓老先生開心起來。然而，老先生終究無法諒解太太跟兒子，直到臨走前，一家人都沒能好好說出內心的話⋯⋯

▌關係脈絡下的病主權

故事結尾，讀來讓人遺憾與難過，根源則在於家人隱瞞病情，先是母親堅持這麼做，拗不過母親要求的兒子也跟著這麼做。這類故事絕非個案，它所反映的是集體社會對於病人的不信任以及醫療父權的慣性思維。傳統法規似乎也都默許這樣的戲碼不斷上演。以醫療法來說，第 63 條與第 64 條所保障的就不是病人自主權，而是將病人與病方其他人一視同仁的病方自主權。換言之，無論知情、選擇或決定，病人均無特屬或優先的權利，病人的家屬或其他關係人有著同樣的知情、選擇與決定權。

正是在這一點上，病主法強調病人自主權應具優先性。當然，一個人生病的時候，要面對的絕不是他一個人，而是

整個家庭。在病情不斷發展，照護需求愈來愈複雜的過程中，病人與家人都必須不斷了解狀況並做出適當的抉擇，因此，病人自主權固然十分重要，但家人的角色也不容忽視。家人參與疾病過程不應該過度干預而不尊重病人，病人自主也不應是任意妄為或個人主義式的自主。病人該有怎樣的自主，病方其他人又該扮演怎樣的角色，都應該在關係脈絡中去思考與建構。

病主法所規範的病人自主權基本原則，亦即病人有怎樣的知情、選擇與決定權，正是在這樣的關係脈絡中的思維成果。立法過程中，支持傳統病方自主權的聲音與希望突破現況的病人自主權主張有許多對話，交流討論的結果是正面的。從一方面來說，病主法本身在病人知情權上面獲有重大突破，在病人選擇與決定權方面也有很大的進展。如果連同「病人自主權利法施行細則」（以下簡稱施行細則）[1]一起來看，以病人為優先主體的病人自主權在病主法及其子法的整體法規架構中得到明確的保障。另一方面，病方其他人在輔助原則（Principle of subsidiarity）的意義下仍有協助病人知情、選擇與決定的空間。總的來說，病主法的病人自主權是以病人為主、病方其他人為輔的規範，在病人與病方之間建立了有別於傳統醫療法規的新的關係次序。從病主法的大架構來看，以第 7 條為樞紐，前半部的第 4 條到第 6 條規範病人自主權的基本原則以及關係人的輔助性權利。

本章分三部分，第一部分先進行「病方」這個概念的釐清，這是因為傳統的醫療法與病主法之間在思考「病方」這

個概念時，無論其所指涉的範圍或使用的語彙都有一些不同，因此需先加以釐清，以幫助讀者跳脫醫療法的框架，而能以病主法的概念去探索相關課題。第二部分則說明在病主法的架構下病人自主權的基本原則。第三部分進一步探討病方其他人在輔助原則的意義下，所擁有的知情及協助病人做選擇與決定的權利。

病人與病方之間

「病方」一詞泛指病人及其家屬、重要關係人之整體，不過，在本文的行文脈絡，也可以用來指病人以外的家屬或其他關係人。在後者的意義上，醫療法所理解的病方與病主法有些微差異。此外，關係人這個法律名詞，在醫療法與病主法的意義也有所不同，以下說明。

▋醫療法的病方概念

醫療法提及病方的相關用語主要是在第 63 條與 64 條，條文內容如下：醫療機構實施手術或中央主管機關規定之侵入性檢查或治療，「應向病人或其法定代理人、配偶、親屬或關係人說明，並經其同意，簽具同意書後，始得為之。」這樣看來，醫療法所理解的病方指的是病人的法定代理人、配偶、親屬及關係人。值得注意的是「關係人」一詞，看起

來它並不包含前面三類人，但醫療法本身並沒有定義哪些人是關係人。要了解醫療法所謂的關係人，可參考衛生署於民國 93 年發布的「醫療機構施行手術及麻醉告知暨取得病人同意指導原則」（以下簡稱指導原則）。指導原則指出，病人的關係人包含兩種人，一種是與病人有特別密切關係之人，另一種則是依法令或契約，對病人負有保護義務之人。前者如同居人與摯友，後者如監護人、少年保護官、學校教職員、肇事駕駛人、軍警消防人員等。依此，關係人有清楚的範圍，的確不包含病人的法定代理人、配偶或親屬在內。

一般人看到關係人一詞，很容易望文生義，一方面不很清楚知道它包含的範圍，另一方面則很可能以為家人應該是關係人。然而，從醫療法的語彙來看，關係人並不包含一般人所理解的親屬或家人，但關係人與家人、親屬一起構成醫療法所謂的病方整體。按醫療法規定，病方整體的任何一人都是醫療機構有義務告知病情並徵得醫療干預同意的對象。

▍病主法的關係人即病方

病主法第 4 條第 2 項統稱病人之法定代理人、配偶、親屬、醫療委任代理人或與病人有特別密切關係之人為關係人，易言之，病主法的關係人即為病方。這樣看來，無論病方的範圍或關係人的定義，在病主法與醫療法之間，均有細微的差異。首先，病主法的關係人排除了醫療法在前述指導原則中的第二種關係人，亦即依法令或契約對病人負有保護

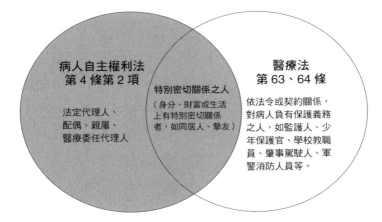

圖 2-1 病主法與醫療法病方範圍之異同

**病人自主權利法
第 4 條第 2 項**

醫療委任代理人

· 法定代理人
· 配偶
· 親屬
· 特別密切關係
　之人

**醫療法
第 63、64 條**

依法令或契約關係，對病人負有保護義務之人，如監護人、少年保護官、學校教職員、肇事駕駛人、軍警消防人員等。

圖 2-2 病主法與醫療法關係人定義之異同

**病人自主權利法
第 4 條第 2 項**

法定代理人、配偶、親屬、醫療委任代理人

特別密切關係之人
（身分、財富或生活上有特別密切關係者，如同居人、摯友）

**醫療法
第 63、64 條**

依法令或契約關係，對病人負有保護義務之人，如監護人、少年保護官、學校教職員、肇事駕駛人、軍警消防人員等。

義務之人，而只將與病人有特別密切關係之人納入。其次，病主法的病方多了醫療委任代理人。至於醫療法則反過來，少了醫療委任代理人，多了依法令或契約對病人負有保護義務之人。圖 2-1 顯示病主法與醫療法病方範圍的異同，圖 2-2

則顯示兩法關係人的異同及相互關係。

病人自主權

　　病主法第 4 條可以說是病人自主權的根本大法。該條第 1 項清楚規定，知情、選擇與決定是病人的權利。第 2 項則規定，關係人不得妨礙醫療機構或醫師依病人就醫療選項決定之作為。換言之，當病人做了醫療上的決定且其決定是醫療方所尊重者，其他人就不得有不同意見或橫加阻礙。病主法第 4 條清楚定調了「病人優先，關係人不得違反病人意願」的病人自主權架構，在這個架構上，病主法第 5 條與第 6 條進一步規範病人自主權的基本原則以及關係人輔助性的知情、選擇與決定權。在此先論病人知情、選擇與決定的自主權。

▍病人知情權

　　依病主法第 4 條第 1 項前段與第 5 條規定，病人在任何情形下都擁有知情權，不容隱瞞，沒有例外。第 4 條概括揭示病人享有的知情權，涵蓋病情、醫療選項及各選項之可能成效與風險預後等。第 5 條則參酌醫療法第 81 條及醫師法第 12 條之 1 的文字，針對第 4 條內容做進一步的詳細規範。第 5 條的立法說明指出，醫療法與醫師法雖然規範醫療機構

與醫師的告知義務，但告知對象並未以病人為優先，[2] 病主法則明定知情為病人權利，醫療機構或醫師應以告知病人為原則。至於醫師是否可以越過病人先告知家人？從第 5 條第 1 項的內容來看，醫師雖然有權利判斷告知的適當時機與方式，但無論如何都應該先告知病人，只當病人不反對時才可以告知關係人。

從第 5 條第 2 項的規定可知，病人無論處在怎樣的心智狀態，醫療機構或醫師仍「應以適當方式告知本人」，依此，病人的知情權是沒有例外的。當然，病人如果不省人事或完全無法了解醫師的話，醫師就沒有非跟病人說明病情不可的義務，此時的不告知非不為也，乃不能也。不過，話再說回來，第 5 條第 2 項明文要求醫療機構或醫師即使面對的是「無行為能力人」或「不能為意思表示或受意思表示」之人時都有告知義務，其所揭示的精神是：只要病人能夠理解病情與相關醫療資訊，醫療機構或醫師就應設法在適當時機以適當方式告知病人。

除了病情與一般醫療資訊外，由於病主法還賦予病人特殊拒絕權，亦即在特定條件下拒絕攸關生死之醫療措施的權利，依此，病人也有權利知道特殊拒絕權的條件、內容，以及他可以透過怎樣的機制與做法來行使此一權利（詳見第 3 章）。

▎病人選擇與決定權

　　病主法第 4 條賦予病人選擇與決定權，清楚揭示選擇與決定是病人的權利，但在第 6 條進一步規範病人的這項權利時，卻依循醫療法第 63 條與第 64 條的精神，賦予病人及其關係人一視同仁的權利，這件事本身有一點奇怪。選擇與決定權是病人自主權最核心的價值，傳統醫療法規之所以令人詬病、病主法之所以有立法的必要，原因之一就在於傳統法規將病人與病方一視同仁，那麼，病主法為何不加以突破，卻反而還承繼了傳統法規的做法呢？

　　箇中原因與立法過程中的妥協有關。病主法原始草案是以病人之選擇與決定為優先，再根據病人之行為能力與意思能力樣態，賦予關係人不同權限的輔助性選擇與決定權，[3] 不過，這個草案在立法過程中受到很大的反對而沒有通過。反對者主要著眼點為，病主法已賦予病人優先之知情權，也規定關係人不得違背病人之意願，如果同意權的部分也讓病人優先行使，他們擔心這會與醫療臨床經驗脫節而帶來太大衝擊。

　　雖然病主法第 6 條有了這樣的妥協，但從體系解釋的角度來看，這仍是一部以病人選擇與決定為優先的法律。首先，病主法第 4 條第 1 項清楚規定，對於醫師所提供之醫療選項有選擇與決定權的是病人，而不是關係人。其次，病主法第 5 條既然已經強化了病人知情權，病人在知情之後自然就有機會表達自己的想法，而一旦病人的想法得到醫師的認

（側邊標題）最美的姿態說再見 —— 病人自主權利法的內涵與實踐

同與尊重，按病主法第 4 條第 2 項，關係人便不得妨礙之。換言之，病人知情後所希望採行且醫院也認同的醫療作為，其他人是不得否決或加以阻礙的。

最後，立法時之草案雖然受到反對而沒有通過，但時隔數年之後，衛福部在訂定施行細則時卻補正了這個問題。施行細則第 5 條第 1 項明文規定，病主法第 6 條所定同意，應以病人同意為優先，病人未明示反對時，才得以關係人同意為之。由此可知，病主法及其施行細則之整體架構仍確保了病人選擇與決定權的優先性。

病主法後半段所涉及的特殊拒絕權更是只有病人才有的權利，這個規定使得病主法有別於安寧條例。安寧條例第 5 條允許醫療委任代理人在其委任人無法表達意願時，代為簽署「安寧緩和醫療暨維生醫療抉擇意願書」。安寧條例第 7 條也允許病人最近親屬在病人沒有簽署意願書又意識昏迷的情形下，簽署同意書來代替病人親簽之意願書。易言之，安寧條例的病人之最近親屬或醫療委任代理人，是可以代替病人拒絕心肺復甦術或維生醫療。病主法則不然，病主法的關係人在非緊急狀況下固然有一般拒絕權，但在涉及生死或緊急狀況下則只有病人能透過預立醫療決定來行使特殊拒絕權，拒絕維持生命治療或人工營養及流體餵養。

當然，在衛福部公告的預立醫療決定格式裡，病主法的意願人可以在預立醫療決定中，授權醫療委任代理人幫他決定是否要接受或拒絕維持生命治療和人工營養及流體餵養，這種空白授權醫療委任代理人的做法（詳見 98 頁「預立醫

療決定之執行」），可以算是間接由他人幫當事人行使特殊拒絕權的做法。

　　國外早在二十世紀九〇年代前後就逐漸有了特殊拒絕權的經驗，非末期病人之特殊拒絕權由旁人代理的腳步，也走得比我們快一些。以英國《2005 年心智能力法》（*Mental Capacity Act 2005*）為例，其施行細則原本要求，病人若無預立醫療決定，則家人與醫師必須先建立共識之後請法院判決是否可以拔管，[4] 但英國最高法院 2018 年的最新判決免除了這個法院裁定的程序，讓他人代理拔管決定的程序更簡便。[5]

病方自主權

　　由於病主法的病方就是關係人之整體，因此，病方自主權主要就是討論關係人有怎樣的知情、選擇與決定權。病主法的關係人包含了病人之法定代理人、配偶、親屬、醫療委任代理人，以及與病人有特別密切關係之人（請參考 59 頁圖 2-2）。

▎關係人知情權

　　關係人知情權主要是由病主法第 5 條所規範。第 5 條第 1 項先揭示知情權是以病人知情為原則，只當病人未明示反

對意見時，關係人才享有知情權；第 5 條第 2 項則處理病人知情原則的例外。事實上，任何原則恐怕都不能不考慮例外。以病人知情原則來說，病人要能了解病情與相關資訊，必須具備一定的成熟度、生活經驗與心智能力，當這些條件不足的時候，病人就會有知情上的困難而需要關係人的協助。這正是第 5 條第 2 項的目的，針對病人在知情上有困難的情形提出補救做法，讓關係人在輔助病人的意義上擁有掌握病情及相關醫療資訊的知情權利。

具體而言，關係人在以下兩種情形有知情權：其一，當病人具完全行為能力及心智上之充分意思能力時，[6] 只當他不反對關係人知情，關係人才有知情權；其二，當病人處於病主法第 5 條第 2 項所提到的四種行為能力或意思能力狀態時，無論病人贊成或反對，關係人都自動擁有知情權，這四種樣態如下：

1. 病人為無行為能力人
2. 病人為限制行為能力人
3. 病人為受輔助宣告之人
4. 病人不能為意思表示或受意思表示

第一種是無行為能力人，指的是民法第 13 條第 1 項所稱的「未滿七歲之未成年人」或民法第 15 條所稱的「受監護宣告之人」。前者是因為年齡太幼小而在民法上被認定為無行為能力，後者則是成年監護制度所要保護的心智缺陷情

形。什麼樣的人會被法院做出監護宣告呢？簡單地說，當一個人缺乏表達想法的「為意思表示」能力或了解他人想法之「受意思表示」能力，或不能辨識意思表示之效果時，若他本人或相關人士向法院聲請監護宣告獲准，他就成為受監護宣告之人，受監護宣告之人在民法上無行為能力。無行為能力人無論是因為年幼無知或受監護宣告，其意思表示都無法律效力（民法第75條），必須由法定代理人代為意思表示並代受意思表示（民法第76條）。由於無行為能力人缺乏意思能力，關係人此時自動具知情權，其理自明。

限制行為能力人指七歲以上未成年且未婚者（民法第13條第2項）。這個族群囊括了大部分二十歲以下的青少年。顧名思義，限制行為能力人之行為能力受到某些限制，這主要表現在他單獨所為之行為沒有法律效力（民法第78條），其意思表示或接受他人之意思表示均應得到法定代理人之允許方為有效。當然，純獲法律上的利益，或依其年齡及身份、日常生活所必需者，不在此限（民法第77條），例如他肚子餓的時候去超商買三明治，不需經爸媽同意。但如果是看醫生，那就要看情形。若情況緊急，醫師依醫師法第60條先予以緊急救治是沒有問題的，這也是醫師的法定急救義務，但情況穩定之後若要進行較複雜的侵入性檢查或治療，則仍應讓法定代理人知情並徵得其同意。病主法延續民法此一精神，當病人是限制行為能力人時，自動賦予關係人知情權。

受輔助宣告之人是源自民法第15條之1的概念。當一

個人為意思表示或受意思表示或辨識意思表示效果之能力顯有不足時，經本人或相關人士向法院聲請輔助宣告獲准，即為受輔助宣告之人。受輔助宣告之人在法律上仍為具行為能力之人，民法沒有宣告其為限制行為能力人，但實質上其行為能力是受到某些限制的。不過，相較於限制行為能力人，受輔助宣告之人單獨所為之行為有效的範圍比較廣。民法第15條之2第1項明列只有七種行為須經輔助人同意，其他行為則不在此限。受輔助宣告之人的意思表示能力既然「顯有不足」，利弊得失較為複雜之事務最好能有輔助人或其他關係人之輔助，依此精神，病主法規定當病人為受輔助宣告之人時，其關係人亦自動具知情權。

　　第四種心智能力有所不足的情形是「不能為意思表示或受意思表示」。在醫療現場，這是大部分意識昏迷或無法清楚表達意願的情形。這種情形的心智能力缺損相當於受監護宣告的程度，只是沒有經過相關程序而成為法定無行為能力之人。不過，由於他們實質上是缺乏意思能力的，因此，病主法也將之視為關係人自動具知情權的條件之一。事實上，民法第75條後半段也特別指出，「雖非無行為能力人，而其意思表示，係在無意識或精神錯亂中所為者（無效）」。依此，當病人實質上處於無意思能力時，其關係人亦應有知情權。

　　病主法現行條文沒有將「意思表示能力顯有不足」納入關係人自動具知情權的條件之一，應屬立法時的疏漏，因為這種情形的心智缺損相當於受輔助宣告的程度。受輔助宣告

者之關係人既自動擁有知情權,「意思表示能力顯有不足」但卻未經輔助宣告者也應符合關係人自動具知情權之條件。從醫療現場來看,如果一個病人意思表示能力顯有不足,當然也適合由其關係人代為知情並協助處理後續醫療決策事宜。

總之,在上述四種樣態下,關係人自動具知情權。在這四種樣態之外,亦即病人具完全行為能力且具充足意思能力之情形,依病主法第 5 條第 1 項之規定,病人未明示反對意見時,關係人才具知情權。

以上是一般情形之關係人知情權。針對病人之特殊拒絕權,關係人又有怎樣的知情權呢?

首先,病主法規定,病人要履行特殊拒絕權必須先簽署預立醫療決定,而病主法第 9 條第 1 項又規定在簽署預立醫療決定前,必須先參與醫療機構所提供之預立醫療照護諮商。由於特殊拒絕權涉及病人生死,事關重大,病主法第 9 條第 2 項要求,除當事人外,關係人如二親等內之親屬至少一人、醫療委任代理人等也有參與預立醫療照護諮商的義務。此外,經當事人同意之其他親屬亦均得參與,以共襄盛舉。從這個角度講,當事人的關係人有了解病主法賦予病人怎樣的自主權與特殊拒絕醫療權的知情權利。

至於當事人所簽署的預立醫療決定有怎樣的內容,關係人是否在法律上有權利知道?這首先要看是哪種關係人。醫療委任代理人有權利知道病人之預立醫療決定,這是因為病主法第 10 條第 3 項第 3 款規定的醫療委任代理人職權之一,

就是依病人預立醫療決定，代理病人表達其醫療意願。從這個規定來看，他如果不知道預立醫療決定之內容，又如何能代理病人表達其醫療意願？至於其他關係人，病主法無明文規定他們對於病人之預立醫療決定有怎樣的知情權，不過，從病主法第4條第2項之規定可知，當醫療機構或醫師依病人意願採取特定醫療措施時，病人之關係人不得妨礙之。由此可知，關係人也有權利知道病人立下了怎樣的預立醫療決定，特別是當醫院願意尊重病人之預立醫療決定而採取不施行、終止或撤除維持生命治療或人工營養及流體餵養時，醫療機構或醫師應讓不了解或不認同之關係人知道，這是病人表達在預立醫療決定裡的想法，此時所採取的措施既為尊重病人之所為，關係人就不應該再加阻攔。

當然，法律規定是一回事，要達到生死兩無憾的境界，醫療團隊仍應設法與家人溝通，讓家人明白並尊重病人的意願。此外，關係人在與當事人一起參與預立醫療照護諮商的過程，不僅能抽象地了解病主法賦予病人怎樣的自主權及特殊拒絕權，也有機會在共融諮商交流的過程中，以法不禁止的自然互動方式了解病人的具體想法。

▌關係人選擇與決定權

前文已指出，病主法第6條雖然在字面上賦予關係人與病人同樣的選擇與決定權，不過，從病主法本身的體系解釋及施行細則的角度來看，病主法賦予關係人的選擇與決定權

是輔助性（subsidiary）的，是附屬於病人的。病人對於醫師提供的所有醫療選項均有選擇與決定的權利，關係人必須尊重病人的意願。

　　當然，病人如果心智能力有所缺陷或未成年，應允許關係人介入以發揮輔助性的權利。事實上，病主法第 5 條在規範病人知情權時，就考慮了病人心智或行為能力的不同樣態，而賦予關係人不同的知情權限。同理，病人心智能力不足或未成年時，亦應允許關係人參與醫療措施之選擇與決定，以達保護病人之目的，施行細則第 5 條正是為了這個目的而有的規定。保護病人應尋求平衡，無論保護不足或過度都不理想，也都應該避免。施行細則第 5 條第 2 項與第 3 項內容如下：

　　病人為限制行為能力人、受輔助宣告，或意思表示能力，顯有不足者，除病人同意外，應經關係人同意。
　　病人為無行為能力、意識昏迷或無法清楚表達意願者，應經關係人同意。

　　依照施行細則第 5 條第 2 項規定，當病人為未滿二十歲且未婚之限制行為能力人、受輔助宣告或意思表示能力顯有不足時，病人之選擇與決定應經關係人同意。至於病人如果無行為能力、意識昏迷或無法清楚表達意願時，按施行細則第 5 條第 3 項則規定，應由關係人行使選擇與決定權。無行為能力指七歲以下及成年而受監護宣告者，其目的就在於保

護年幼兒童或缺乏意思表示能力之成年人的醫療權益。[7]

　　另外一個值得注意的議題是，病主法第4條第2項的立意，是希望在原則上避免關係人干預醫療機構依病人意願所採行之醫療作為，而不是要在不明究理的情形下，就取消其他法律針對特定關係人之同意權所做的不同規定，例如《優生保健法》對於人工流產手術的規定。由於人工流產影響到未出世的胎兒，也影響到配偶的權益，因此，優生保健法第9條第2項特別規定，依同條第1項第6款施行人工流產者，亦即因懷孕或生產，將影響其心理健康或家庭生活而墮胎者，應經配偶同意。從法的競合角度而言，由於優生保健法之於病主法有著「特別法」與「普通法」的關係，當特別法對於醫療選項之同意有特別規定時，應優先適用其規定。此時，病主法第4條第2項作為保護病人自主的原則性規範，與優生保健法之規定衝突時，應優先適用優生保健法之特別規定。

　　總之，關係人之選擇與決定權是為了輔助病人之不足。當病人有完全行為能力與清楚的心智能力時，關係人只在病人不反對的情形下有選擇與決定權；或者，當其他法律對關係人同意權有特別規定時，始得依其他法律之規定而接受關係人之同意權，病主法之原則性規定不宜輕率改變其他現行法律所賦予關係人之同意權。至若病人之行為能力或心智能力有所缺損、不足或甚至完全缺乏時，關係人則應被賦予輔助性之選擇與決定權，以維護病人之醫療權益。

　　最後，病人之前若已簽署了預立醫療決定，表達在特定

臨床條件下願意行使特殊拒絕權之意願，那麼，即使後來因為疾病狀況而意識昏迷、無法清楚表達意願或受監護、輔助宣告等，皆不影響其預立醫療決定之效力。關係人應依病主法第 4 條第 2 項之精神，不得妨礙醫療機構依病人預立醫療決定所採行的作為或不作為。

第3章

落實病人特殊拒絕權
之制度設計

　　病主法以第 7 條為分水嶺，前半部的條文主要在規範病人醫療自主的基本原則，宣示病人享有完整與優先的知情、選擇與決定權；後半部則在建構一套病人行使特殊拒絕權的機制。所謂「特殊拒絕權」是指：即使拒絕醫療會導致死亡，仍享有的拒絕醫療的權利。本章將聚焦說明病主法賦予病人行使特殊拒絕權的相關機制與做法。

　　為貫徹特殊拒絕權，病主法引進「預立醫療照護諮商」（advance care planning, ACP）、「預立醫療決定」（advance decision, AD）與「醫療委任代理人」（health care agent, HCA）三項機制。依據病主法第 9 條及第 14 條，行使特殊拒絕權必須簽署預立醫療決定，而要簽署預立醫療決定則必須先經過預立醫療照護諮商。此外，當事人有權指定醫療委任代理人，授權他在當事人意識昏迷或無法清楚表達意願時，代理當事人行使一般醫療之知情、選擇與決定權，並代理當事人執行其預立醫療決定。依此，醫療委任代理人既是當事人的關係人，同時又有著有別於其他關係人的獨特權

限，亦即執行當事人預立醫療決定的權限。

此外，特殊拒絕權並非在任何情形下均得行使，病人僅在特定臨床條件下才可以拒絕維持生命治療或人工營養及流體餵養。病主法第 14 條第 1 項規定，病人透過預立醫療決定得行使特殊拒絕權的臨床條件有五，它們分別是：

1. 末期病人
2. 處於不可逆轉之昏迷狀況
3. 永久植物人狀態
4. 極重度失智
5. 其他經中央主管機關公告之病人疾病狀況或痛苦難以忍受、疾病無法治癒且依當時醫療水準無其他合適解決方法之情形

至於這五款臨床條件的判斷程序與標準則見施行細則第 10 條至第 14 條之相關規定。

本章分五部分，前四部分分別說明上述行使特殊拒絕權的機制，亦即預立醫療照護諮商、預立醫療決定、五款臨床條件與醫療委任代理人，第五部分則說明病主法有關免除醫師刑責的特殊拒絕權立法技術。

預立醫療照護諮商

預立醫療照護諮商（advance care planning，以下簡稱
ACP）是幫助當事人及其他參與者了解病主法賦予病人怎樣
的自主權、特殊拒絕權及相關做法的諮商過程。病主法第 3
條第 6 款將 ACP 定義如下：

預立醫療照護諮商「指病人與醫療服務提供者、親屬或
其他相關人士所進行之溝通過程，商討當病人處於特定臨床
條件、意識昏迷或無法清楚表達意願時，對病人應提供之適
當照護方式以及病人得接受或拒絕之維持生命治療與人工營
養及流體餵養」。

從定義可知，ACP 係由了解病主法之醫療服務專業人
員提供醫療與法律資訊，對當事人、當事人家屬或其他重要
關係人進行諮商、對話與溝通，俾當事人及其他參與者充分
了解病主法所保障之特殊拒絕權內涵與範圍，以幫助當事人
在共融關係中自主訂定其預立醫療決定。[1]

首先，必須澄清 ACP 定義裡面的「病人」一詞，從病
主法整體架構來看，能參與 ACP 的人並不限於病人。按病
主法第 8 條規定，簽署預立醫療決定的資格是「具完全行為
能力之人」，依此，無論是否為病人，只要具完全行為能力
且打算簽署預立醫療決定，就都有資格且必須參與 ACP。

此外，病主法第 3 條稱簽署預立醫療決定之人為「意願人」；病主法第 9 條第 2 項規範 ACP 參與者時，也使用「意願人」來指 ACP 的主要參與者或當事人。這樣看來，病主法 ACP 定義當中所謂的「病人」指的其實是「意願人」，亦即有資格簽署預立醫療決定（advance decision, AD），也打算簽署的人。[2]

▍預立醫療照護諮商的兩種類型

ACP 的主要參與者既然不限定為病人，便可概分為「未雨綢繆型」與「重大傷病型」。前者係健康時針對未來之突發性意外或疾病狀況預作準備的諮商，例如任何人都可能因為突如其來的車禍或中風，造成不可逆轉的昏迷或永久植物人狀態；又或者任何人也都可能在不可知的未來罹癌、失智或罹患其他重大疾病。考慮此等狀況而希望簽署預立醫療決定者，應先參與未雨綢繆型 ACP。至於重大傷病型 ACP 是指經診斷罹患重大傷病，未來有可能發展至特定臨床條件而符合行使特殊拒絕權資格時所做的 ACP。

參與未雨綢繆型 ACP 的意願人還不是病人，意願人可選擇任何符合 ACP 機構資格的醫療院所來進行 ACP，至於 ACP 諮商人員則可針對病主法所保障之病人自主權及特殊拒絕權進行完整的一般性說明。至於重大傷病型 ACP，由於意願人已進入醫療機構並建立醫病關係，其 ACP 除了應針對病主法的病人自主權與特殊拒絕權進行一般性說明外，

最好再由 ACP 人員與主責照護醫療團隊成員一起，針對病人之病程發展及未來之臨床情況，進行個別化的照護諮商與說明。

ACP 首要該關注的雖然是特殊拒絕權的內涵及其範圍，但諮商過程中也應針對病人自主權的基本原則進行說明，這是因為特殊拒絕權是病人自主權的一部分，而病主法有關病人自主權的規定不同於傳統醫療法規，特別強調病人的優先性。諮商團隊應讓當事人及其他參與者都了解這一點，以建立正確的病人自主權觀念。依此，「提供預立醫療照護諮商之醫療機構管理辦法」（以下簡稱 ACP 管理辦法）[3] 第 6 條第 1 項第 1 款便規定，ACP 諮商團隊應向意願人及其他參與者說明病主法賦予病人的知情、選擇與決定權。此外，也應讓關係人知道，關係人有輔助性的相關權利。

另一個重要的問題是，ACP 的原文是「advance care planning」，直譯應該是「預立醫療照護計畫」，原始法案所使用的正是這個翻譯。然而，在立法過程中這個翻譯被否決了，「planning」的直譯固然應該是「計畫」或「規劃」，但病主法後來卻改用「諮商」一詞。兩者在文字上的差異不小，是什麼原因呢？

簡單地說，病主法的 ACP 是指 ACP 諮商人員、意願人與關係人齊聚一堂，共同商討與溝通的「過程」，重點在於彼此交流，進行「共融諮商」或「共融知情」，而非「共融決策」（shared decision making, SDM），因此，不適合將「planning」譯為「計畫」，否則很容易會讓人們誤會，以為

病主法的 ACP 是專業人員、關係人與意願人一起規劃並決定意願人未來之醫療照護選項。實則，ACP 只是一個讓意願人及其關係人對特殊拒絕權知情的過程；知情之後，意願人應獨立於其他人的影響，自主地決定是否要立下預立醫療決定以及要立下怎樣的預立醫療決定。

▌同樣 ACP，定義大不同

說到這裡，就不得不提醒讀者留意，不同國家或地區雖然都有 advance care planning 這個概念，但不同地方對它的理解或定義，無論醫療現場或法律上都有一些差距，因此，在學習不同國家或地區的 ACP 時，必須留意其間的不同，以避免張冠李戴。就以國內安寧醫學界過去致力推廣的「預立醫療自主計畫」來說，它與病主法的「預立醫療照護諮商」就有很多差異，雖然兩者從英文來看都是 ACP。

參考陽明大學附設醫院對「預立醫療自主計畫」的說明，[4] 以及台灣安寧照顧基金會的「預立醫療自主計畫手冊」，[5] 「預立醫療自主計畫」的定義如下：

「預立醫療自主計畫是一個過程，包括充分思考自己對生命盡頭的價值觀和信念；我們可以先了解目前各種治療重病的方式，根據自己的價值觀和信念，選擇您想要的和不想要的醫療照護方式。把自己的希望和選擇告訴身邊最親近的人，讓他們知道您在不同情況下的選擇。您也可以指定一位

醫療委任代理人，在您一旦無法為自己做決定時代表您，把您的意願說出來。當您充分了解與思考後，可將您的意願寫下，以確保您的親人和醫護人員在生命末期的照顧上，能尊重您個人願望。而當您有不同的想法時，亦可對預立醫療自主計畫作修改。」[6]

　　從這個定義可知，預立醫療自主計畫不只是一種探索自我價值觀、了解醫療選項的過程，它也包含了探索與了解的成果，亦即形成自己的意願並將之做成書面的表達。因此，「預立醫療自主計畫」這個詞既指病人探索了解的過程，也指病人表達其意願的書面文件，類似於安寧條例的意願書。當然，它的內容比意願書廣，正如陽明大學附設醫院的網站所指出的，預立醫療自主計畫「是比預立安寧緩和醫療意願書更全面的臨終自主意願表達」，因為它還包含了「是否需要經由靜脈點滴或口、鼻或腸道插管灌食人工營養」、「照護的場所或死亡地點的選擇」、「選擇醫療指定代理人」、「是否同意器官（組織）捐贈」等意願。依此，「預立醫療自主計畫」作為書面文件的意義更類似於病主法的「預立醫療決定」（詳見 81 頁），能更廣泛地對各種醫療照護及善終選項進行表達，而不是像安寧意願書那樣，僅能選擇接受或拒絕末期病危時之心肺復甦術或維生醫療。不過，在病主法生效施行前，「預立醫療自主計畫」超越了安寧條例所允許之特殊拒絕權的行使範圍，是不能得到法律認可的。

　　總之，「預立醫療自主計畫」與病主法的「預立醫療照

圖 3-1 預立醫療照護諮商與預立醫療自主計畫之異同

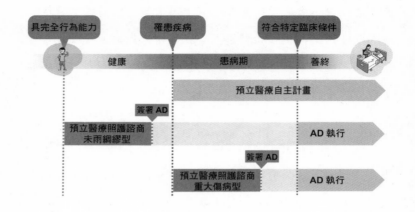

護諮商」雖然有相近的精神與目的，但實質範圍與意義卻有很大的差別。前者是共融諮商與決策，後者則只提供共融諮商，至於決策則保留給當事人自己做決定。共融決策的問題在於，如果家人有不同意見或比較強勢，病人之自主想法將容易受到壓抑與影響。預立醫療照護諮商則讓意願人在諮商後自己決定是否簽署預立醫療決定以及其預立醫療決定的內容。其次，預立醫療自主計畫並無法律之保障，經預立醫療照護諮商之預立醫療決定則具法律效力。最後，預立醫療自主計畫一般是發生在病人罹患重病時，預立醫療照護諮商則無論疾病或健康都適合進行。預立醫療自主計畫與預立醫療照護諮商的異同請參考圖 3-1。

現在回到病主法的預立醫療照護諮商（ACP）。參與ACP是意願人簽署預立醫療決定前必須先完成之法定程序。病主法第 9 條第 2 項規定 ACP 的參與者，除意願人本人外，

應有二親等內之親屬[7]至少一人參加。病人若有指定醫療委任代理人，也應一同參加。此外，意願人同意之其他親屬也都可以參加。事實上，ACP的目的就是希望意願人及其相關人士都能獲得有關病人自主權及特殊拒絕權的資訊，因此，病主法第9條第2項雖然沒有使用第4條第2項的關係人一詞，但其精神是鼓勵意願人及所有關係人都參加，以達共同知情與共融交流的目的。

病主法限定預立醫療照護諮商只能由醫療機構提供，且第9條第5項授權中央主管機關訂定辦法，規範提供預立醫療照護諮商機構之資格、諮商團隊成員之組成與條件、預立醫療照護諮商的程序以及其他應遵循事項。

預立醫療決定

預立醫療決定（AD）是一種正式的書面文件，主要功能是讓病人行使特殊拒絕權，在國外已行之有年。不過，由於社會文化背景與立法脈絡的差異，不同國家使用的這個語詞有著不完全一樣的意義。

我國的預立醫療決定之定義規定在病主法第3條第3款，指意願人「事先立下之書面意思表示，指明處於特定臨床條件時，希望接受或拒絕之維持生命治療、人工營養及流體餵養或其他與醫療照護、善終等相關意願之決定。」預立醫療決定是病主法法定行使特殊拒絕權之實體要件，必須書

面為之且有一定之法定格式。之所以如此是因為其內容與當事人的生死或善終有關，意義重大，故必須以書面及嚴謹的方式進行。

此外，行使特殊拒絕權時，當事人可能是神智清楚的，也可能已經意識模糊，但無論如何都必須先立下預立醫療決定，才能行使特殊拒絕權。這一點使得我國的預立醫療決定與國外的預立醫療決定，在一個細節上有所不同。

▍以預先簽署的書面為準

國外的預立醫療決定通常都只在病人失去自主能力之後才生效，[8] 若病人當下還能進行自主決定，則依其當下意願來行使特殊拒絕權。我國則不然，無論意願人是否失去意識，要行使特殊拒絕權都必須先簽署預立醫療決定，而且預立醫療決定的執行時機是看病人是否符合病主法第 14 條第 1 項之五款臨床條件，而不是看病人是否失去自主能力。

事實上，病主法第 15 條特別要求醫療機構或醫師在開始執行預立醫療決定前，「應向有意思能力之意願人確認該決定之內容與範圍」，由此可知，病主法預立醫療決定之執行時機並不限意識昏迷時，病人即使具清楚的自主能力，只要符合行使特殊拒絕權的五款條件，就能執行其預立醫療決定，從而拒絕維持生命治療或人工營養及流體餵養。

病主法預立醫療決定的定義裡面雖然出現「接受」或「拒絕」兩個概念，但其設計目的主要是為了讓意願人拒

絕，而非為了讓他表達接受維持生命治療的意願。一個人如果希望接受維持生命治療，不需要透過任何程序或書面方式來要求。常規醫療奉行的正是「生命絕對保護原則」，只要病人希望得到治療，醫療機構自然就會盡力救治他，病人並不需要特別透過預立醫療決定來要求「一路救到掛」。不過，病主法的定義裡面既然包含了「接受」與「拒絕」，預立醫療決定的法定格式裡似乎就該把這兩種選項都包含在內，而且，允許病人在這兩種選項間做選擇也有好處，因為無論病人在預立醫療決定裡表達了怎樣的想法，他的親人至少在他意識昏迷之後能有所依循，而免卻了親人替他做決定的負擔與掙扎。

「預立醫療決定」的用語沿革

「預立醫療決定」若直接翻譯成英文，應為 advance decision，而非大家熟悉的 advance directive，至於縮寫則沒有什麼差別，均為 AD。英國自 2005 年心智能力法之後，使用「advance decision」一詞；美國多數州則使用 advance directive 一詞，且各州均有各自的 AD 範本。[9]

從英美的差異就可以知道，英語系國家的 AD 並無統一的說法，美國部分州及澳洲使用的是 advance care directive 或 advance health directive，但無論如何，

AD 的 D 可 以 是 decision， 也 可 以 是 directive。Decision 就是「決定」，而 directive 則是「指示」或「命令」。臺灣學界常以美國為師，故一般均稱 AD 為「預立醫療指示」，病主法原始草案也是這樣使用 AD 一詞，後來在立法過程中才改成現行版本的「預立醫療決定」。

改變的理由如下：首先，「指示」這個用語有命令的味道，病人對醫師下達「指示」似乎有一點強硬，不夠尊重醫師施行醫療措施與否的專業自主。其次，「醫療指示」跟醫師開立的「醫囑」（medical order）也有混為一談的疑慮。最後，「決定」一詞代表的就是病人的意願與想法，沒有要強制醫師尊重或給他們下達指示的意味，而能達到醫病相互尊重的目的。

▌簽署預立醫療決定的資格

病主法稱簽署預立醫療決定（AD）者為意願人。什麼人能成為意願人呢？這要從病主法第 8 條及第 9 條的相關規定去理解。首先，第 8 條第 1 項開宗明義指出，「具完全行為能力之人」始得簽署預立醫療決定。而什麼是「具完全行為能力之人」呢？「完全行為能力」是民法學理討論上常見的概念，但本身並非民法用語。民法第 13 條及第 15 條提到

三種行為能力樣態：

1. 七歲以下或受監護宣告之成年人為「無行為能力」
2. 七歲以上未成年且未婚者為「限制行為能力」
3. 未成年但已婚者有「行為能力」

至於滿二十歲者，民法第 12 條沒有說他們有行為能力，只說他們是成年。這個規定是合理的，因為成年並不保證就一定具行為能力，心智缺陷者即使成年也未必具行為能力，受監護宣告者無行為能力即為明顯的例子。然而，從這個思考邏輯來看，民法第 13 條第 3 項稱未成年已婚為有行為能力似乎就有些問題，因為未成年已婚在邏輯上也並不保證當事人具行為能力。

當然，就一般正常心智者而言，滿二十歲之成年人及未成年但已婚者具行為能力是講得通的，因此，民法實務通說的確主張，所謂「完全行為能力人」指滿二十歲之成年人及未成年但已婚者。至於未成年人幾歲可以結婚？依民法第 980 條，男性年滿十八歲，女性年滿十六歲即可以結婚。[10]

「完全行為能力」一詞雖非民法用語，不過，安寧條例在第 5 條第 1 項已使用這個概念，因此，從安寧條例的角度來看，它已是正式的法律用語。病主法繼承安寧條例的精神，也在第 8 條使用此一概念。因此，它指一個人年滿二十歲，或未滿二十歲但已婚。

然而，具完全行為能力者有可能因為心智缺陷而無行使

特殊拒絕權之自主能力，因此，應排除這類人行使自主權。病主法第9條第3項規定，提供ACP之諮商人員若發現「有事實足認意願人具心智缺陷」時，不應核章證明。意思是說，意願人之心智缺陷若導致他無法有效參與ACP時，病主法排除他們簽署AD的資格。然而，什麼樣的心智缺陷能被看成無法參與ACP呢？

這個問題大概沒有絕對的答案，從當前病人自主權的發展趨勢來看，相關門檻宜從寬規定，而非從嚴。首先，國家刑法體系之所以在醫療脈絡中鬆動「生命絕對保護原則」，正是因為現代醫學的發達使得賴活不如好死的可能性大增。如果法律要求醫師一律救治到底，那麼，病人不希望賴活、希望好死的願望就無法獲得尊重，而只能漫無天日地忍受難以承擔卻又無法治癒的痛苦。依此，在特定條件下鬆動生命之絕對保護，允許病人行使特殊拒絕權，在客觀上是合情合理的，也是符合病人最大利益的選擇。

其次，之所以限制心智缺陷者之自主選擇，主要目的還是為了要保護他的最佳利益。如果在某些情形下，好死不再賴活是明智且符合病人最佳利益的事，那麼，即使他的自主選擇能力有些缺陷，仍應設法幫助他了解情況，盡量讓他能做出自主的選擇，而不要只因為他心智有缺陷，就剝奪他善終的權利。

當然，有人會說即使好死在某些情形下符合病人利益，但生死事大，說不定病人仍願意忍受疾苦而繼續賴活呢？心智缺陷者最大的問題正在於如果他沒辦法清楚判斷並表達自

己的想法，旁人無從了解他究竟願意接受賴活還是不願意。而基於生命絕對保護原則，國家不應允許旁人從第三人觀點替當事人做決定，彷彿只要在他人眼中當事人賴活不如好死時，就可以不予救治。總之，心智缺陷者若完全無法做出選擇，就應保護其生命，不應輕易任由他人決定當事人的生死。然而，若當事人的心智缺陷不到完全無法表達想法、了解問題的程度，或者，在他人的耐心幫助下能了解自己所必須面對的情況並做出選擇，那麼，似乎不宜輕率剝奪他們自主選擇、行使特殊拒絕權的可能性。

依此，ACP 管理辦法第 6 條第 3 項規定，意願人心智缺陷應達無意思能力之程度，亦即「不能為意思表示或受意思表示，或不能辨識其意思表示之效果者」[11]之程度，才不得參與預立醫療照護諮商，連帶地也不得簽署預立醫療決定。這個程度的心智缺陷相當於受監護宣告而無行為能力之狀態。

最後，病主法第 9 條第 1 項第 3 款規定，預立醫療決定應註記於全民健康保險憑證（即健保卡）才生效力。這個規定的效果是，一方面排除了少數沒有健保卡的國民簽署 AD 的可能，另一方面則允許持有健保卡的外國人在我國簽署 AD。

綜合上述討論，具病主法意願人資格者，應同時滿足以下三個條件：

1.二十歲以上或未成年已婚

2.具有意思能力，或者意思能力雖不足，但非完全缺乏。

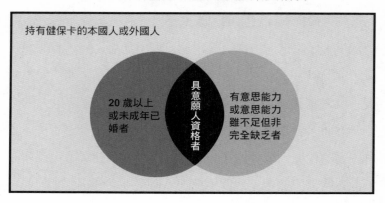

圖 3-2 預立醫療決定具意願人資格者

持有健保卡的本國人或外國人

20 歲以上或未成年已婚者

具意願人資格者

有意思能力或意思能力雖不足但非完全缺乏者

3. 有健保卡

（請參考圖 3-2）

▌預立醫療決定的內容

　　AD 的主要目的是為了讓病人以書面方式表達其行使特殊拒絕權的意願，因此，病主法第 8 條第 2 項規定 AD 之應記載事項為「意願人於第十四條特定臨床條件時，接受或拒絕維持生命治療或人工營養及流體餵養之全部或一部」的意願。依此，AD 之應記載事項是針對維持生命治療（life-sustaining treatment, LST）或人工營養及流體餵養（artificial nutrition and hydration, ANH）之接受或拒絕所表達的意願。依據衛福部公告之 AD 法定格式，[12] 意願人可針對五款臨床條件，個別勾選是否接受 LST 或 ANH。

　　從 LST 之定義可知，它指的是各種「有可能延長病人

生命之必要醫療措施」（病主法第 3 條第 1 款）。拒絕這樣的醫療措施，病人當然無法繼續延長生命，而會邁向自然死亡（natural death）的過程。至於 ANH 則指「透過導管或其他侵入性措施餵養食物與水分」以維持生命的管灌做法（病主法第 3 條第 2 款）。病人如果無法自然進食，拒絕 ANH 也會使他進入自然死亡的過程。以 ANH 方式提供病人養分的醫療措施有鼻胃管、靜脈注射與胃造口等。「鼻胃管」是從病人鼻子放入直達胃部的軟管，以管灌食；「靜脈注射」指的是透過注射營養針供給病人養分；「胃造口」則是在病人腹部上開口，透過軟管直接灌食到胃部。拒絕 LST 或 ANH 會導致死亡，因此與特殊拒絕權的行使相關。

很多人對於 ANH 有所誤解，以為病人之所以需要 ANH 一定是因為無法自然進食的緣故，實則很多時候病人使用 ANH 並不是因為他們不再能自然進食或接受自然餵食，而是因為安養機構的成本考量或甚至便宜行事。事實上，愈來愈多臨床研究顯示，長期放置鼻胃管，並不會減少吸入性肺炎的機率，而管灌餵食也不一定能增加病人的存活率，再加上管灌餵食並不舒適，病人如果能選擇，大概並不會希望被管灌餵食。

反過來看，只要按照細心手工餵食（careful hand-feeding or comfort feeding）標準來進行自然餵食，不但可以增加病患的口腔健康，減少在口乾舌燥的情況下進食所帶來的疼痛與不適，還可以避免管灌餵食所帶來的風險及副作用。從心理與關係層次言，細心手工餵食給予病人近距離的

接觸與關懷，更能增加病人的幸福與尊嚴。當然，細心手工餵食要求的照顧品質比較高，照顧者若無充足的訓練與社會支持，很容易適得其反。如果餵食時態度毛躁並缺乏耐心，反而會讓病人感到沒有尊嚴並受到心理創傷。

▎當病人拒絕自然進食

如果病人能接受自然進食或自然餵食，但卻主動拒絕，醫院該怎麼辦？這個問題很具爭議性，英文稱之為「蓄意停止進食與飲水」（voluntary stop eating and drinking, VSED）。病人如果心智有問題，大概問題會小一點，因為醫院可能可以採取強制餵食或 ANH 的做法來保護病人的生命。但如果病人心智健全，那就十分棘手了，因為醫療機構或醫師很可能會動輒得咎。

首先，病主法雖允許病人在特定臨床條件下拒絕 ANH，但並未對病人 VSED 進行規範，或者也可以說，病主法並未允許 VSED。事實上，由於醫療法或病主法均有法定急救義務的規定，因此，病人若因為 VSED 而有生命危險，醫療機構或醫師就有採取必要手段以保護病人生命之義務。病主法第 7 條的法定急救義務雖然有了但書，然而，但書是為了讓病人在符合臨床條件時拒絕 LST 或 ANH 用的，不適用 VSED 的情況。

當病人拒絕自然進食以致發生危急狀況，醫師仍有急救或採取必要措施的義務，而這很可能就得包含違反病人意願

的靜脈營養或強迫餵食等。然而，從實務面來看，心智健全的病人如果堅持拒絕自然進食，醫護人員恐怕很難強迫餵食。[13] 面對這樣的兩難困境，醫護人員只能設法勸說病人進食或打點滴，如果勸說無效，則很可能必須終止醫病關係，以擺脫法律上進退維谷的困境。

另一個問題是：ANH 是否屬於 LST？這個問題在國外受到許多討論，但在我國病主法立法過程中卻沒有受到太多的注意。病主法的原始草案對這個問題持肯定立場，ANH 被當成是 LST 的一個例子而被列舉在 LST 的定義裡，但在立法過程中，一些團體以莫須有的理由將 ANH 從 LST 中脫勾出來，以致現行法中兩者雖然都是病人得拒絕之醫療措施，但兩者在概念上互不繫屬。以當前學界的國際討論來看，主張兩者不繫屬的大概只有天主教。天主教認為 ANH 不屬於醫療干預，而屬於對病人進行的基本照顧（basic care），但這個觀點是多數醫界所不能認同的。ANH 需要插管以及規律性的專業護理，怎會不是一種醫療行為呢？[14] 立法過程中 LST 與 ANH 的脫勾，並非臺灣醫界認同天主教的觀點，實在只是立法程序的粗糙、非理性與缺乏專業對話的結果。

從 AD 保障病人善終意願的精神來看，除了應記載事項外，AD 還可以記載哪些內容呢？參考國外的經驗，AD 通常包含了與醫療照護或善終相關之其他意願，諸如臨終場所或情境、遺體或器官捐贈、後事安排等。此外，美國尊嚴老化組織（Aging with Dignity）發展出五個願望（five wishes）

的 AD，裡面也提到一些柔性的願望，例如對心愛的人想說的話、希望別人對待他的方式等，這些也都很值得納入 AD 成為得記載事項，此外，近年由於網路發達，國外也開始有數位 AD 之倡議。[15]

病主法立法說明針對第 8 條第 3 項特別指出，中央主管機關訂定 AD 之範圍、內容與格式時，除了 AD 應記載事項外，也應將其他適合之醫療或善終相關意願一併納入，讓意願人在 AD 中可以表達其多元之想法。[16]

簽署、變更或撤回 AD 之程序

（一）預立醫療決定的簽署

AD 的簽署與執行，關係到特殊拒絕權之行使，亦即關係到病人的生死。立法過程中，不少聲音希望要有嚴格的程序把關，於是乎，我國 AD 簽署生效之程序，相較歐美各國而言，屬較嚴格繁瑣者。無論 AD 之內容、範圍、格式與程序，病主法均有詳細規定。

前文已指出，AD 的範圍、內容與格式均應由主管機關訂定，這是病主法與安寧條例不同的地方之一。安寧條例的意願書並無格式規定，只要符合安寧條例第 4 條第 2 項的應記載事項（實體要件）以及同條第 3 項的見證規定（程序要件），意願書就發生效力。由於意願書沒有法定格式，個別意願人或醫療機構均得在符合前述實體要件與程序要件的前提下自由書寫其意願書。AD 則不然，AD 有法定格式及法

定實體要件（病主法第 8 條第 2 項及第 3 項），簽署 AD 必須依相關規定而行。此外，病主法第 9 條第 1 項也規範了簽署 AD 的三項法定程序要件：

1. 經醫療機構提供預立醫療照護諮商，並經其於預立醫療決定上核章證明。
2. 經公證人公證或有具完全行為能力之人二人以上在場見證。
3. 經註記於全民健康保險憑證。

第一個程序是前往有資格提供預立醫療照護諮商（ACP）之醫療機構參與 ACP。ACP 醫療機構資格由中央主管機關於 ACP 管理辦法第 2 條訂定與認可。完成 ACP 後，ACP 醫療機構將提供當事人一份經該機構核章的空白 AD，證明其完整參與了 ACP（ACP 管理辦法第 6 條第 3 項）。空白 AD 交在當事人手上也代表他有充分的自由，決定是否要簽署 AD 或要簽署一份怎樣的 AD。

第二個程序是見證或公證。意願人如果要簽署 AD，其簽署需經公證人公證或見證人在場見證。見證人應為兩位以上具完全行為能力之人，且有些人不能擔任見證人。病主法第 9 條第 4 項規定見證人之消極資格，將醫療委任代理人、主責醫療照護團隊成員以及第 10 條第 2 項所規定不能擔任醫療委任代理人的人都排除在見證人資格之外。至於公證則是病主法有別於安寧條例之新增見證選項。

第三個程序是健保卡的註記。註記前意願人應先請醫療機構將其 AD 掃描存記於中央主管機關之資料庫，中央主管機關再憑以註記在意願人的健保卡上。從病主法第 12 條第 2 項的規定來看，任何醫療機構都有資格從事 AD 掃描存記的工作，但實務上可能只有 ACP 機構才會開辦相關業務，因為它們熟悉 ACP 與 AD 的事務。[17] 無論如何，意願人做完 ACP 之後，如果希望完成 AD 法定程序，直接委請原 ACP 機構協助掃描與存記，最順理成章。當然，意願人要找其他醫療機構進行掃描與存記，也是病主法所允許的事。

註記作為 AD 生效的法定程序要件，在世界各國均無前例。各國 AD 均是以當事人簽名並經見證便生效力。安寧條例的做法也是如此，意願書經意願人簽署並經見證即生效力，至於註記則是意願人的權利，他如果願意註記，需透過醫療機構或法人將其意願書掃描存記於中央主管機關之資料庫，而後再註記於其健保卡。安寧條例的註記效力與意願書正本同（安寧條例第 6 條之 1 第 1 項）。病主法原始草案仿安寧條例精神，也沒有將註記當成是 AD 生效的程序要件，但在立法過程中，這個做法受到醫療團體批評，認為家屬如果假冒病人名義簽署了 AD，醫院將無從判斷 AD 真偽，因此希望 AD 要能得到主管機關的背書，才能免除醫療機構辨識 AD 真偽的責任，於是，在安寧條例原為權利選項的註記，在病主法卻變成了 AD 生效的法定要件。

病主法與安寧條例的另一個小差異是，安寧條例允許醫療機構、衛生機關或中央主管機關委託之法人進行掃描與存

記（安寧條例第6條之1第2項），病主法則限由醫療機構從事掃描與存記。這個規定其實並不合理，但卻是立法過程中妥協的結果。不合理的原因在於，這項工作比較偏行政性質，專業層次不高，若能允許更多單位來做，可以減輕醫療機構的行政負擔。

（二）預立醫療決定的撤回與變更

相較於國外經驗，病主法對於 AD 的簽署有較多的程序規定，例如意願人須參與 ACP 與註記 AD。程序較多雖有繁複之嫌，但也有好處，以 ACP 來說，國外雖然沒有將 ACP 入法，但十分鼓勵意願人在簽署 AD 前透過醫護人員協助進行 ACP。AD 註記的好處是，意願人不必隨身攜帶 AD 正本，在任何醫療機構只要刷健保卡就可以下載自身的 AD。

由於 ACP 的目的在於幫助意願人及其關係人了解病主法賦予病人的自主權範圍，促進他們的共融交流，理論上，參與過 ACP 的人已充分知情，故簽署 AD 後若有變更或撤回 AD 之需求，應不須再次參與 ACP，而可以自行決定 AD 之變更或撤回，依此，變更或撤回 AD 之程序宜簡不宜繁。

病主法中與 AD 變更或撤回相關的條文有三條，分別是第 8 條、第 12 條與第 13 條。撤回的情形較單純，意願人得隨時以書面為之（病主法第 8 條第 1 項），並向中央主管機關申請更新註記（病主法第 13 條）。實務上，由於意願人進行 ACP 與初次簽署 AD 後之掃描存記都是在醫療機構，因此施行細則第 6 條也特別規定，意願人應委請醫療機構將

其撤回 AD 之書面意願掃描上傳到中央主管機關資料庫,中央主管機關再據以撤銷其於健康保險憑證上之註記。

變更可以分為兩種情形,其一為意願人符合行使特殊拒絕權條件(病主法第 14 條第 1 項)時,臨床醫療過程中之變更,其二為其他情形之變更。兩種情形的變更程序皆應以書面為之(病主法第 8 條第 1 項),並透過醫療機構向中央主管機關申請更新註記(病主法第 13 條,病主法施行細則第 6 條)。

符合行使特殊拒絕權臨床條件後之 AD 變更有兩種可能性,第一種是 AD 不要 LST 或 ANH,但臨床當下書面明示之意思表示(病主法第 12 條第 3 項)希望接受 LST 或 ANH。此時,醫師首先應該做的就是回歸常規醫療的做法,立即依其當下之書面意願給予病人想要的 LST 或 ANH,而後再依其書面變更 AD 之意思協助其申請更新註記。當然,意願人在醫療臨床過程有可能只是在那個當下要 LST 或 ANH,而非真的有意變更其 AD,此時,醫師該做的仍是立刻依其當下書面意思表示進行救治,至於事後意願人是否要變更其 AD,則是另外一回事。依病主法第 15 條之精神,執行病人 AD 前,醫師本來就應該向有意思能力之當事人確認其 AD 之內容及範圍,當事人如果反悔了,當下不願意行使其特殊拒絕權,醫師便應以其當下書面意願為準(病主法第 12 條第 3 項),立刻提供他所需要的 LST 或 ANH。

另一種可能性是,AD 中表達要 LST 或 ANH,但臨床

圖 3-3 預立醫療決定（AD）變更流程圖

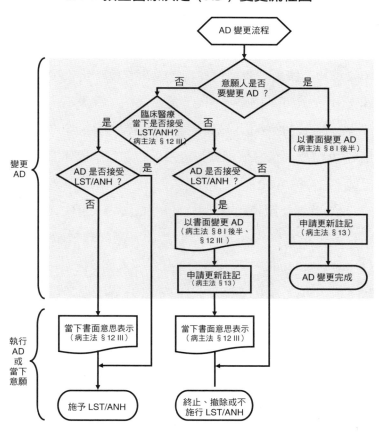

醫療當下表達不要。此時，依病主法第 12 條第 3 項之規定，意願人必須先完成 AD 變更，醫療機構或醫師方可依病主法第 14 條規定，亦即依其變更後之 AD，終止、撤除或不施行其 LST 或 ANH。至於變更之程序則如前所述，意願人應委請醫療機構掃描其變更 AD 之書面意願，存記於中央主管機關之資料庫，再由中央主管機關去更新註記。

假設意願人的 AD 已生效，AD 變更的流程如圖 3-3。

▎預立醫療決定之執行

　　衛福部公布的 AD 格式包含兩個部分。第一部分是醫療照護選項，讓病人表達他在特定臨床條件下是否接受 LST 或 ANH 的意願，這是 AD 的應記載事項，病人必須在這一部分勾選自己的意願才算滿足 AD 的實體要件。第二部分則是 ACP 醫療機構之核章欄位，用以證明意願人簽署 AD 前已做了有效的 ACP。

　　AD 的醫療照護選項，主要目的是讓病人行使其特殊拒絕權，不過意願人如果有其他想法，例如想要限時嘗試（time-limited trial）、授權醫療委任代理人代為決定是否接受 LST 或 ANH、或希望接受 LST 或 ANH 等，也都是法所允許的。從衛福部公告的 AD 格式來看，有關 LST 或 ANH 的選項包含以下四種：

1. 意願人不希望接受 LST 或 ANH
2. 意願人希望在一段時間內接受 LST 或 ANH
3. 空白授權醫療委任代理人代為決定是否接受 LST 或 ANH
4. 意願人希望接受 LST 或 ANH

（一）意願人不希望接受 LST 或 ANH

　　這個選項代表意願人希望在特定臨床條件下行使特殊拒絕權。病主法並未賦予意願人無限上綱的特殊拒絕權，意願

人只能在符合第 14 條第 1 項規定的五款臨床條件下拒絕 LST 或 ANH。在五款臨床條件以外的情形，病人拒絕 LST 或 ANH 將與醫師維護生命的職責相衝突，一旦發生緊急狀況，醫療機構或醫師就必須履行其法定急救義務，除非病人選擇自動出院，終止醫病關係或醫師的保證人義務。特殊拒絕權是否可以無限上綱的問題涉及自主權與生命絕對保護原則之間的平衡，本書第 8 章與第 9 章還會再深入討論。

意願人選擇這個選項時，其 AD 執行的步驟如下。首先，依病主法第 14 條第 2 項，必須先由兩位相關專科醫師確診病人符合五款臨床條件之一，再經緩和醫療團隊兩次照會確認。這個規定的後半部，亦即緩和醫療團隊兩次照會確認是不太合理的規定，立法前後均遭受不少批評。遺憾的是，立法過程中它被強加上來。其不合理的主要原因在於，緩和醫療團隊並無個別疾病臨床條件判斷之專業知識，如何能做確認？又該確認什麼？

仿國外做法，病主法原始草案本來只針對第 5 款臨床條件要求緩和醫療團隊照會確認，其他四款則只要相關專科醫師確診即可。[18] 安寧條例也是如此，病人是否為末期病人，應交由疾病相關之專科醫師確診，而非安寧緩和醫療團隊確認。然而，反對立法的一方在立法過程中不分青紅皂白地質問，為何只有第 5 款要照會確認，而不是所有臨床條件均應照會確認？最後只好妥協為五款均需緩和醫療團隊兩次照會確認。過程中還有人主張兩次照會確認之間要間隔半年，以避免道德風險，幸虧後來不了了之。

現行版本之確認已無時間間隔的規定，痛苦不堪的病人不必漫長等待臨床條件的確認，即能符合行使特殊拒絕權之資格。由於緩和醫療團隊確認臨床條件是一不太尊重專業之規定，在子法訂定過程，筆者及其他伙伴均建議衛福部應儘量做彈性之規劃，結果亦反映在施行細則第 15 條中。該條規定，緩和醫療團隊的兩次照會確認是指，「在相關專科醫師確診後，協助確認本法第 8 條第 2 項病人之預立醫療決定及其內容。」亦即先由專科醫師確診後，緩和醫療團隊僅需針對意願人在 AD 上表達接受或拒絕 LST 或 ANH 的想法來做照會確認。

病人有行使特殊拒絕權的權利，但按病主法現行規定，醫療機構或醫師卻沒有非配合不可的義務，這一點可以從病主法第 14 條第 1 項以及第 3 項的兩個「得」字看出：前者提到當病人符合臨床條件且有 AD 時，醫療機構或醫師「得」依其 AD 不施行、終止或撤除 LST 或 ANH；後者則指出，醫療機構或醫師無論從專業或意願無法執行病人 AD 時，「得」不執行之。由此可知，病主法在提倡病人自主權利的同時，也尊重醫療機構或醫師的想法。由於特殊拒絕權涉及病人生死，個別醫療機構或醫師基於特定宗教信仰或道德考量，有可能不希望執行病人之 AD。考量到這個可能性，病主法在立法過程中尋求在病人自主與醫療自主之間的平衡，不強制個別醫療機構或醫師執行病人之 AD。[19]

另一方面，醫師固然不應被迫執行病人之 AD，但也不應違背病人 AD 強加治療。這一點雖非病主法明文規定，但

最美的姿態說再見
——病人自主權利法的內涵與實踐

第 7 條已指出，醫療機構或醫師在病人符合病主法第 14 條第 1 項及第 2 項情形下已無急救義務，換言之，當病人符合病主法第 14 條第 1 項之五款臨床條件之一，且簽有 AD 並在 AD 中表達拒絕 LST 或 ANH 的意願時，醫療機構或醫師即不再有緊急狀況時之救治義務。既無救治義務，自然就不應該強制治療。總之，醫師可以行使良心抗辯權（conscientious objection）而拒絕執行病人 AD，但也不應違反病人表達於 AD 中之意願強加治療。國外常有的做法是，當醫師不執行病人 AD 時，有轉診或提供轉診資訊之義務。[20] 病主法現行版本無相關規定，在第 14 條第 4 項只有提到，醫療機構或醫師不執行 AD 時，應告知病人或關係人。病主法第 16 條後段規定的轉診義務不是針對不執行 AD 的情況，而是醫療機構無法提供執行 AD 時所需之緩和醫療或其他適當處置之情形。為彌補這個不足，施行細則第 16 條規定，醫療機構或醫師不執行病人 AD 時，應建議病人轉診並協助之。[21]

當病人被確診並確認符合病主法第 14 條第 1 項第 5 款臨床條件且醫師願意尊重其特殊拒絕權時，病主法第 15 條規定，醫師應向仍有意思能力之病人詢問他的當下意願，看他是否真的希望醫師依照他的 AD 而行。若病人反悔了，當然就應該續行醫療，提供他仍需要的 LST 或 ANH；若病人心意已決，才能準備啟動 AD 之執行。值得注意的是，病主法第 15 條只有提到第 5 款臨床條件之病人，這實在是立法時的疏漏，因為第 1 款臨床條件的病人也有可能在符合末期

病人條件時仍有意思能力。不過，從法的體系解釋角度來講，病主法第 4 條既然規定病人對於醫師提供之所有醫療選項均有選擇與決定權，末期病人若仍有意思能力，醫師在執行其 AD 前也應詢問其當下意願。

醫療機構或醫師於執行 AD 時，依病主法第 16 條前段規定，應提供緩和醫療及其他適當處置。這是因為一旦開始執行 AD 就意味著病人將邁入自然死亡的過程，在這個過程中，醫療方固然不該再按照常規醫療的做法，於病人狀況危急時予以救治，但也不該袖手旁觀，而應積極陪伴並提供緩和醫療。這就是為何病主法會規定，在執行 AD 時，提供緩和醫療是醫療方的義務，而非病人要求時才給予措施，這一點也是病主法與安寧條例不同的地方。

有人認為，放棄 LST 或 ANH 就不再需要進醫院或不再需要醫療團隊，[22] 這個主張是很有問題的。誠然，放棄 LST 或 ANH 的病人不再需要積極治療疾病或搶救其生命，但這並不等於他不再需要任何醫療協助。沒有緩和醫療與其他適當處置，病人很難善終。依此，包含道謝、道歉、道愛、道別等「四道人生」以及全人、全程、全家、全隊及全社區等「五全照顧」在內的緩和醫療，仍是病人此時此刻非常迫切需要的醫療照顧。

（二）意願人希望在一段時間內接受 LST 或 ANH

這個選項跟前一選項的區別在於，當意願人符合行使特殊拒絕權之臨床條件後，仍願意在一段時間內接受限時嘗

試，或許是自己還想給自己一個機會，或是滿足家人的期待，讓家人不再有遺憾，也或者是還想要完成什麼事情。無論如何，這個選項就是讓自己再多一段時間接受 LST 或 ANH，時間到了以後再請醫師終止或撤除相關醫療措施。

五款臨床條件都有限時嘗試的選項，不過，由於病主法第 14 條第 1 項第 1 款與第 5 款之病人仍有可能有意思能力，所以衛福部公布的格式中允許這兩款病人在限時嘗試的期間內隨時可以喊停，或者，若病人已經意識昏迷或無法清楚表達意願時，由醫療委任代理人代為喊停。至於第 2 至第 4 款病人，由於符合臨床條件時可能已無意思能力，所以，若 AD 中選擇限時嘗試，則由醫療委任代理人於限時嘗試的期間內隨時喊停。

無論當事人或其醫療委任代理人喊停，或是限時嘗試的期限已過，醫師便得啟動執行 AD，終止或撤除病人的 LST 或 ANH。啟動後應提供緩和醫療及其他陪伴病人自然死亡的適當措施。

（三）空白授權醫療委任代理人代為決定是否接受 LST 或 ANH

第三個選項可以稱為「空白授權」選項。意願人可以在 AD 中表明，當他意識昏迷且符合行使特殊拒絕權之五款臨床條件之一時，授權醫療委任代理人全權決定自己是否繼續接受 LST 或 ANH。此時，若醫療委任代理人希望病人續行治療，醫療機構或醫師「應」執行醫療委任代理人此一決

定。若醫療委任代理人希望停止續行醫療，醫療機構或醫師「得」按自己的專業或意願決定是否尊重（病主法第 14 條第 3 項）。若尊重則可以啟動終止或撤除 LST 或 ANH 之過程。至於不尊重，當然不應該拖到這時候才告知病方，而應該早在事前就讓病人或其醫療委任代理人了解，俾其能早做轉診或轉院的打算。

（四）意願人希望接受 LST 或 ANH

意願人如果希望接受 LST 或 ANH，其實沒有必要簽署 AD，因為救治生命本來就是醫療的常規。不過，病人如果選擇這個選項，也有一個好處，那就是家人在意願人意識昏迷之後，至少知道病人的意願是什麼，而不必有其他的懸念，那就是盡力救治直到無能為力為止。

意願人勾選這個選項，醫師執行其 AD 並不需要去確診或確認他是否符合行使特殊拒絕權的臨床條件，因為這個選項就是「一路救到掛」的選項。做此選擇者，在一路救到掛的過程中，個別之醫療措施的選擇與拒絕，仍必須回到醫療法第 63 條與第 64 條的規定去辦理，意思是說，病人或關係人必須在救治生命的各種醫療選項中行使一般同意（請求）權或一般拒絕權。

不少人有一種疑慮，認為 AD 既然是一份法律上有效的文件，病人表達在 AD 中的意願就都是醫療機構或醫師應該尊重與奉行的意願。這個疑慮其實是對 AD 的誤解。

首先，AD 在病主法的中文用語之所以要從學者們習慣

的「預立醫療指示」改為「預立醫療決定」，就是因為「指示」有命令醫師遵行之意，「決定」則是意願人表達個人想法，並無勉強醫師或其他人奉行之意。其次，AD 的醫療照護選項涉及病人的生死抉擇，也是 AD 最重要的應記載部分，然而，從病主法第 14 條第 1 項及第 3 項的兩個「得」字可知，醫師並無尊重病人 AD 之義務。

五款臨床條件

所謂五款臨床條件指的是病主法第 14 條第 1 項所臚列的，允許意願人行使特殊拒絕權的五個臨床條件，它們分別是：

1. 末期病人
2. 處於不可逆轉之昏迷狀況
3. 永久植物人狀態
4. 極重度失智
5. 其他經中央主管機關公告之病人疾病狀況或痛苦難以忍受、疾病無法治癒且依當時醫療水準無其他合適解決方法之情形。

這五款臨床條件中的第一款「末期病人」，是病主法與安寧條例共同的部分，其餘四款條件則意味著我國特殊拒絕

權的發展已超越了末期的範圍，更多非末期但賴活不如好死的病人都能拒絕維持生命治療或人工營養及流體餵養，以達自然死（natural death）的善終目標。

　　病主法列出的五款臨床條件大抵符合人們可能需要行使特殊拒絕權的情況，第 5 款的重要性更在於，讓特殊拒絕權的臨床條件能保持彈性擴充的可能。立法過程中本來有人希望拿掉第 5 款，只保留末期以及三款不同等級的腦傷，幸經當時的立法委員楊玉欣堅持才得以保留第 5 款，讓行使特殊拒絕權的臨床條件不被法律完全綁死，而在未來有擴充發展的空間。以下分別說明病主法的五款臨床條件。

▌末期病人

　　「末期病人」是病主法與安寧條例都接受的特殊拒絕權臨床條件。不過，病主法本身沒有定義末期病人，安寧條例則在第 3 條第 2 款將之定義為「罹患嚴重傷病，經醫師診斷認為不可治癒，且有醫學上之證據，近期內病程進行至死亡已不可避免者」。病主法不定義末期病人的原因很簡單，因為參照安寧條例的定義即可，沒有重新定義的必要。施行細則第 10 條則明定病主法的末期病人同安寧條例之定義。

　　安寧條例用「近期內死亡不可避免」的概念去定義末期病人，讓「末期病人」這個概念保持一種創造性的模糊。從世界各國角度來看，醫學對於末期病人並沒有統一的標準，國內常界定在剩下三個月或六個月生命時；美國則以半年為

準來定義末期病人；至於目前全球定義末期病人所通用的 surprise question，是以下面這個問題來幫助醫師思考病人是否進入末期：「如果病人在一年內死亡，你會感到驚訝嗎？」如此看來，surprise question 的末期是以一年為準。

「近期內」這個概念讓末期病人的範圍不被侷限在固定期限內，也讓醫師在臨床診斷上有比較大的專業彈性。無論如何，如何確定「末期」應由醫師依實證醫學及經驗來判斷，法律上不做硬性規定有它的好處。此外，安寧條例在定義它時用到的「醫師診斷」以及「有醫學上之證據」等語彙，都是概括而抽象的不確定法律概念，目的是將末期定義回歸醫療與個案專業判斷。不過，「末期」沒有固定的期限也有一種缺點，對於大部分一心只想救人而沒有安寧概念的醫師而言，心態上常會等到病人只剩下兩三天的生命才願意判末期，等送到安寧病房，安寧緩和醫療團隊能做的已非常有限，很可能已談不上「道謝、道愛、道歉、道別」的四道人生。

另一個重要問題是，不要把適合病人行使特殊拒絕權的末期定義與健保給付末期安寧服務的標準混為一談。早期安寧服務以癌末為唯一的給付對象，但末期病人當然不會只限癌症末期。民國 92 年之後增加運動神經元疾病的患者，將之納入住院安寧給付的範圍，但安寧居家照護的範圍仍只限癌症末期病人。民國 98 年安寧給付範圍再擴大到八大非癌疾病。然而，無論從安寧居家療護或住院療護之健保給付標準都可以發現，符合安寧條例之末期病人只是給付的必要條

件，而非充分條件。[23] 給付的充分條件要考慮的不只是病人是否符合安寧條例所定義的末期，還要考慮健保的財務。然而，末期的認定涉及特殊拒絕權的行使，其實不應將財務或任何其他限制病人自主的因素考慮進來。為保障病人自主，無論安寧條例或病主法，該考慮的因素只有一個，那就是病人是否在近期內死亡不可避免，如此才不會不當地限縮了病人的自主權，阻礙病人選擇自然死與善終的機會。

此外，健保也不應該因為財務問題而限縮末期給付的範圍，因為末期病人使用安寧給付絕對比使用積極侵入性治療還要節省健保資源。因此，即使是考慮財務問題，或也許更好說，正是因為考慮財務問題，健保更該尊重醫療專業對於末期的判定，而予以安寧給付。

最後，末期病人雖然是病主法與安寧條例共通的特殊拒絕權行使條件，不過，安寧條例只允許末期病人拒絕心肺復甦術與維生醫療，換言之，病人得先被確診為末期病人，還得發生心跳呼吸衰竭等病危現象才得拒絕醫療干預。至於病主法則不待病危，只要經確診為末期病人者，均得拒絕任何 LST 或 ANH。

▌不可逆轉昏迷與永久植物人狀態

不可逆轉昏迷與永久植物人狀態是病主法允許病人行使特殊拒絕權的第 2 款及第 3 款臨床條件，這兩款臨床條件均與腦傷程度有關，所以此處將它們合併討論。為了解昏迷與

植物人狀態之間的差異，先簡單介紹一下醫學上對於人體意識運作的理解方式。

所謂意識分為兩個部分。一為知覺（awareness），係指人對於自身以及外在環境的察覺，由大腦皮質統管，包含認知及情感之功能，讓人進行有意義的動作及語言表達，也讓人能有各種感覺；意識的另一部分是醒覺（arousal），表現出清醒（wakefulness）的程度，讓人有醒睡的週期。正常健康的人有完整的知覺與醒覺，不同程度的腦傷則導致不同程度的意識缺損，例如昏迷（coma）、植物人狀態（vegetative state）、最小意識狀態（minimally conscious state）或閉鎖症候群（locked-in syndrome）等，以下簡單說明。

處於昏迷狀態的病人跟處於麻醉或沉睡狀態中的人類似，他們都沒有知覺與醒覺。「昏迷病人」對於自身及週遭環境沒有反應，即便外界提供刺激也無法自行甦醒。昏迷是最嚴重的腦傷，當腦傷情況好轉，病人會從昏迷狀態進入能自然睜眼的「植物人狀態」。即使因為顏面神經問題無法睜眼，但其他徵象顯示他有醒覺，只是跟昏迷病人一樣，無法表現出有知覺的行為，對於自身及週遭環境沒有反應。不過，由於有醒覺的功能，所以會有醒睡的週期（sleep-wakeful-cycle）。「植物人」這個用語對於病人的尊嚴似乎有所貶抑而受到非議，因此，後來也有人稱之為「無反應覺醒症症候群」（unresponsive wakefulness syndrome）。不過，這個說法比較複雜，並不被一般人所熟悉，約定俗成的說法仍是植物人。總之，植物人狀態就是雖有醒睡週期，但沒有

圖 3-4 正常意識及不同程度意識缺損之醒覺與知覺狀況

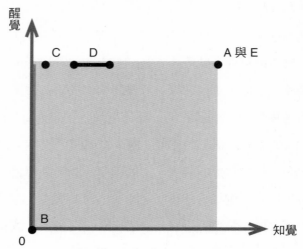

（註：A 是正常意識；B 是昏迷；C 是植物人；D 是最小意識狀態；E 是閉鎖症候群。）

知覺的狀態。

　　有些植物人的意識能持續進步而達到「最小意識狀態」（minimally conscious state）。最小意識狀態的病人能有低度溝通的能力，對於自身及週遭環境，也有有限的知覺，但其知覺狀況時好時壞。最小意識狀態的腦傷病況雖然比植物人輕些，但不少病人永久就停留在這種狀態而無法繼續康復，恢復正常的意識。「閉鎖症候群」的病人有完整的意識能力，但因為創傷或其他病變傷及腦幹的橋腦，導致它們只能透過轉動眼球或眨眼來與外界溝通，也有連眼球都癱瘓的案例。閉鎖症候群病人的痛苦遠超過前面三種，是一種有口難言，身不由己，彷彿困在潛水鐘裡的情況，圖 3-4 說明正常意識及各種不同程度意識缺損的狀況。

最美的姿態說再見

病人自主權利法

的內涵與實踐

上述四種腦傷情形，與病主法直接相關的是昏迷與植物人狀態。不過，病主法第 14 條第 1 項第 2 款及第 3 款規定的臨床條件是不可逆轉昏迷與永久植物人狀態，換言之，並非只要陷入昏迷或植物人狀態，就符合病主法行使特殊拒絕權的臨床條件。不可逆轉昏迷與永久植物人狀態均應由相關醫學會依專業標準訂定，病主法參考相關專業觀點，透過施行細則去確立這兩個臨床條件的判定標準。

依施行細則第 11 條，不可逆轉昏迷的「昏迷」必須是重度昏迷。昏迷程度可以從睜眼反應、說話反應、運動反應三者分數加總來評估；正常人的昏迷指數是滿分 15 分，昏迷程度愈嚴重者，昏迷指數愈低分，最低為 3 分。[24] 所謂重度是指昏迷指數 7 分以下的昏迷狀態。至於昏迷是否不可逆轉，有兩個判定的方法與標準。第一個方法是看重度昏迷的持續時間，若是外傷所導致之重度昏迷，超過六個月無顯著恢復跡象，即為不可逆轉之昏迷；若是非外傷因素導致重度昏迷，那麼，只要超過三個月仍無顯著恢復跡象時，即可判定為不可逆轉之昏迷。其次，如有明確醫學證據判斷病人腦部受嚴重傷害極難恢復意識者，得由兩位神經相關專科醫師直接判定為不可逆轉之昏迷。

施行細則第 12 條規定了永久植物人的判定標準。談到植物人的判定，國外依植物人狀態之持續時間將植物人區分為持續植物人（persistent vegetative state）與永久植物人（permanent vegetative state）兩種情形，英文縮寫都是 PVS，但其意義不同。持續植物人指的是自急性外傷或非外

傷的腦損傷起，持續一個月以上處在植物人狀態的病人；永久植物人則指自非外傷的腦損傷持續三個月或急性外傷後持續十二個月都維持在植物人狀態的病人。[25]病主法第14條第1項第3款要求的是永久性植物人狀態，但為了賦予病人自主權更大的空間，施行細則將永久植物人做了較為彈性與寬鬆的定義。若植物人狀態是外傷所導致者，超過六個月仍無顯著恢復跡象，即可被判定為永久植物人；若是非外傷因素所導致者，那麼，只要超過三個月仍無顯著恢復跡象時，即可判定為永久植物人。

令人遺憾的是，衛福部公布的施行細則沒有接受前述不可逆轉昏迷之第二種判定方法，亦即，即使有明確醫學證據判斷病人腦部受嚴重傷害不可能恢復知覺者，亦不得經由神經相關專科醫師直接判定為永久植物人。其後果是，病人發生意外時，如果救會成為植物人，不救會死，那麼，醫院無論如何都得先救病人，直到過了三個月或六個月的等待期，當病人被確診為永久植物人之後，才能終止或撤除其 LST 或 ANH。

最小意識狀態與閉鎖症候群沒有明列在病主法第14條第1項之各款臨床條件中，不過，未來若能得到社會共識，肯定這兩類情況也算是賴活不如好死的情形，應建議中央主管機關公告其為符合第5款之病類，如此便能讓這兩類病人亦得行使特殊拒絕權，拒絕 LST 或 ANH。

極重度失智

　　病主法允許的第 4 款特殊拒絕權臨床條件為極重度失智。「極重度」這個概念並非醫療系統常用的臨床失智評量標準 CDR（clinical dementia rating）下的分級概念，而是《身心障礙者權益保障法》依據世界衛生組織（WHO）所頒布的「國際健康功能與身心障礙分類系統」（簡稱 ICF）八大分類而有的障礙等級之分級概念。ICF 將障礙等級分為輕度、中度、重度與極重度四級，[26]病主法第 14 條第 1 項第 4 款的「極重度失智」是身心障礙者權益保障法第 5 條 ICF 分級的用語。

　　然而，ICF 分級是身心障礙程度的分類方式，主要用途是為了社會福利之給付，而非醫學臨床之診斷與治療。醫學上習慣的是 CDR 的失智分級診斷。國際標準的 CDR 分級是可疑（0.5）、輕度（1）、中度（2）與嚴重（3）四個等級，國內為了健保給付而另有深度（4）以及末期（5）兩個等級，並無「極重度」這樣的概念。由於 CDR3 嚴重程度以上的病人，對外界已欠缺反應與辨識理解能力；在日常生活上，有吞嚥困難、需旁人餵食、無法長時間坐站而需長期臥床、經常大小便失禁、無法做家事且生活無法自理之情形，因此將 CDR 3 分以上者認定為相當於 ICF 的極重度失智可以說十分允當，讓處在如此不堪情境的病人能透過特殊拒絕權的行使，尋求自然善終，此即施行細則第 13 條第 1 項第 1 款之規定。此外，施行細則第 13 條第 1 項第 2 款也規定

功能性評估量表（Functional Assessment Staging Test）達 7
分以上者，亦為符合極重度失智之標準。

▌其他經中央主管機關公告之重大傷病情況

病主法第 14 條第 1 項第 5 款臨床條件的文字有些複雜，
報章媒體及一般輿論觀點常有所誤解，將之簡化為痛苦難以
忍受即可行使特殊拒絕權，實則，痛苦難以忍受只是第 5 款
臨床條件的三個標準之一。要符合第 5 款臨床條件必須每一
個標準都達到，且還要屬於中央主管機關公告的病類範圍才
行。

所謂三個標準是指「疾病狀況或痛苦難以忍受」、「疾
病無法治癒」且「依當時醫療水準無其他合適解決方法」。
這三個標準主要是參考國際上行使特殊拒絕權或醫療協助死
亡的公認要件。[27] 第 5 款臨床條件的存在有一個重要意義，
即避免前四款臨床條件將特殊拒絕權行使的範圍限定在固定
範圍，而無法滿足所有罹患嚴重疾病而希望行使特殊拒絕權
的病人需要。第 5 款病人範圍可以透過中央主管機關定期或
不定期之審議公告而持續擴大。

第 5 款三個標準在法律上都屬於不確定的概念，顯然應
尋求醫學專業的意見，才能讓這三個標準更具體化。病主法
三讀通過時有一個附帶決議，[28] 要求中央主管機關邀請相關
醫學會根據醫療專業與臨床經驗，發展具體判斷的參考程
序。依相關醫學會意見，「病人疾病或痛苦難以忍受」應由

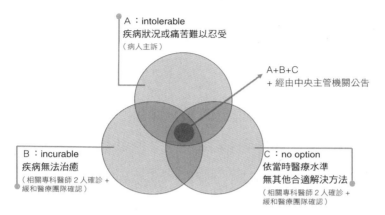

圖 3-5 特殊拒絕權第 5 款臨床條件

A：intolerable
疾病狀況或痛苦難以忍受
（病人主訴）

A+B+C
+ 經由中央主管機關公告

B：incurable
疾病無法治癒
（相關專科醫師 2 人確診 +
緩和醫療團隊確認）

C：no option
依當時醫療水準
無其他合適解決方法
（相關專科醫師 2 人確診 +
緩和醫療團隊確認）

病人認定，當病人主觀表述其生理或心理痛苦難以忍受時，即符合此一標準。「疾病無法治癒」則回歸病主法第 14 條第 2 項之規定，應由兩位相關專科醫師確診，並經緩和醫療團隊至少兩次照會確認。確診疾病無法治癒的標準應為「病人接受當時一般醫療常規治療後，其疾病影響的器官組織構造功能無法回復」。至於「依當時醫療水準無其他合適解決方法」仍應由兩位相關專科醫師確診，並佐以緩和醫療團隊有關病人生理、心理及靈性痛苦之評估而後確認，判定標準為「病人在合理範圍內，嘗試過當時一般醫療常規治療後，客觀上仍無合適之解決方法以維持其生活品質或生活自理功能者」。理論上，疾病狀況必須符合上述三個標準且屬於中央主管機關公告之疾病範圍才符合第 5 款臨床條件，請參考圖 3-5。

不過，根據衛福部公布之施行細則第 14 條，衛福部並沒有給定第 5 款三個標準的具體內涵，僅規定各個團體得提出建議，再由衛福部召開會議後公告第 5 款之情形。

嚴重精神疾病與特殊拒絕權

有人問說，精神疾病如重度憂鬱算不算特殊拒絕權第 5 款三個標準之一的「痛苦難以忍受」？或甚至是否就符合第 5 款而可行使特殊拒絕權？首先，第 5 款的痛苦難以忍受，在文字上並沒有排除精神或心理疾病，因此，精神或心理受苦是否可算是第 5 款的痛苦，是見仁見智的。不過，若把精神或心理痛苦當成是第 5 款的痛苦，對社會的衝擊可能很大，因為憂鬱症本來是自殺防治的對象，而這麼一來，卻有可能變成行使特殊拒絕權的主體而被社會允許自殺？當然，前面有說過，痛苦難以忍受只是第 5 款三個標準之一，還得符合另外兩個標準且要衛福部認可公告才行。由於茲事體大，衛福部可能不會輕率地將精神或心理痛苦納入考量。

此外，只有精神疾病而沒有其他重症，大概也不會有 LST 或 ANH 的需求。既然如此，就算精神或心理疾病被納入第 5 款之病類，特殊拒絕權也派不上用場。至於得了無法治癒又痛苦不堪的重症而導致憂鬱或心理疾病，其根源恐怕還是在原本的重症，若原本的重

症就是衛福部公告符合第 5 款的病類，那麼，當事人無論是否併發精神或心理疾病都不是重點，只要他有有效的預立醫療決定（AD），臨床條件符合時就能行使特殊拒絕權。

醫療委任代理人

依病主法第 3 條第 5 款規定，「醫療委任代理人」（health care agent, HCA）指接受意願人書面委任，於意願人意識昏迷或無法清楚表達意願時，代理意願人表達意願之人。由此可知，病人指定 HCA 的目的，在於輔助實現病人自主權，讓病人在失去醫療決策能力之後，仍能伸張其想法。

安寧條例中已有 HCA 的設計，不過安寧條例賦予 HCA 之權限較單薄，臨床上幾無發揮功能之空間，因此實務上也少有人指定 HCA。病主法則賦予 HCA 更大的權限，首先，HCA 是病人之關係人（病主法第 4 條第 2 項），因此，當病人意識昏迷或無法清楚表達意願時，HCA 對於一般手術或重大之侵入性檢查與治療具有關係人之知情、選擇與決定權。其次，在與 AD 相關的醫療決策上，HCA 則超越其他關係人，單獨擁有代理病人的權利，處理病人於 AD 中表達之醫療意願（病主法第 10 條第 3 項）。

無論是醫療委任代理人或關係人，他們的權限都是依附在病人自主權之下而有的，因此，他們不應凌駕病人的想法。他們行使一般之知情、選擇與決定權時，除應符合病主法第5條與第6條之規定外，還應遵守第4條第2項之規定，亦即不得妨礙醫療機構或醫師依病人決定所進行之醫療作為。此外，由於HCA的職責還加上了貫徹意願人表達於AD中的想法，因此，病主法第9條第2項規定，HCA應偕同病人一起參與ACP，目的在於幫助HCA了解病主法的相關資訊及意願人的想法。

▌單獨代理權的特別規定

　　依病主法第10條第4項，每一個意願人都可以指定一名或多名HCA。若有多名HCA時，每位均得單獨代理意願人。單獨代理的意思就是每一個HCA均可獨立代理當事人執行其於預立醫療決定中所表達的醫療意願，HCA行使職權不需先於彼此間達成共識。單獨代理的概念有別於民法，民法之代理人如果有數人時，以共同代理為原則（民法第168條），所謂共同代理的意思就是他們必須一起做出共同的決定，才對當事人發生法律上的效力。

　　病主法之所以會做出單獨代理的特別規定，主要是因為安寧條例的經驗。安寧條例在第三次修法前規定，病人若沒有簽署意願書且已插管進行維生醫療時，必須四代同堂的所有最近親屬一起簽署同意書，並且經過醫院倫理委員會審查

通過後才能拔管，這個規定導致拔管窒礙難行。為避免類似的困難，病主法允許意願人指定多名 HCA，而每位均有單獨代理權。

HCA 有數人時，每人都單獨擁有完整的代理權，但當他們一起出現且有不同意見時，該怎麼處理？首先，病主法沒有禁止意願人在指定 HCA 時排定順位，依此，意願人可以自由地決定是否要排定順位。當他排定順位且多個 HCA 齊聚一堂時，那麼，高順位者自然就擁有高優先次序的代理決定權，低順位著必須接受其決定（施行細則第 7 條第 2 項）。若意願人沒有指定 HCA 順位，那麼，既然每一個 HCA 都有一樣的代理權，當他們有不同意見時，那就只能透過共識會議來決定，以弭平爭議。

HCA 之間會有怎樣的爭議，跟意願人在 AD 中表達怎樣的醫療意願密切相關。病主法第 8 條第 2 項規定，意願人在 AD 中一定要表達出他對於 LST 或 ANH 的想法，這是 AD 的法定應記載事項。意願人的想法大概有三種可能性：接受、拒絕或者由 HCA 替他決定是否要施行、終止或撤除 LST 或 ANH。

前文已指出，接受 LST 或 ANH 並不需要透過 AD 來表達，但如果意願人在 AD 中表達了接受 LST 或 ANH 之意，HCA 的任務就是在可能的範圍內，幫意願人進行「一路救到掛」的醫療決策。HCA 之間的爭議大概只能在於怎樣的醫療措施能儘量延長病人的生命，而沒有是否應提前放手的問題。

意願人如果要在特定臨床條件下拒絕 LST 或 ANH，
HCA 之間的爭議就只能是在何時啟動 AD 上有不同意見，
例如何時拔管，而不能在本質上做出違反意願人想法的決
定。但如果 HCA 被空白授權，亦即完全由 HCA 來決定要
插管或拔管，那麼，不同 HCA 之間就有可能產生完全相反
的意見了。此時，如何協調 HCA 使之建立共識就變得非常
重要，特別是當他們一起出現且沒有順位時。

▍誰不能擔任醫療委任代理人

病主法關於 HCA 的其他規定，涉及 HCA 的消極資格、
終止委任與當然解任等。消極資格意即什麼樣的人不能擔任
HCA。原始草案本來沒有消極資格的限制，因為從人情與
法理的角度講，HCA 一定是與意願人有密切關係之人，也
是意願人信任之人。他們之間有利益共享的關係不足為奇，
不必將這樣的關係看成會有道德風險。事實上，就算有什麼
風險，如果是意願人自主想要指定的，也不需立法者太多的
干預。遺憾的是，立法過程中增加了三款消極資格限制，規
定在病主法第 10 條第 2 項中：

「下列之人，除意願人之繼承人外，不得為醫療委任代
理人：
一、意願人之受遺贈人。
二、意願人遺體或器官指定之受贈人。

三、其他因意願人死亡而獲得利益之人。」

　　這三款規定本身其實存在一些問題，例如第二款提到的遺體受贈人。遺體受贈人根本就是一個莫須有的觀念，遺體要不就是透過殯葬方式處理，要不就是捐贈給醫學院或教學醫院等，沒有贈與自然人的可能性，又何來遺體受贈人的概念？此外，上述消極資格排除了非繼承人之受遺贈人，導致同志伴侶之間若有遺贈關係即會受到無法擔任彼此 HCA 的限制，所幸，這項限制有解套的可能。[29]

　　由於意願人委任 HCA 或 HCA 接受委任是雙方合意行為（病主法第 10 條第 1 項），任何一方均得片面終止委任。依此，病主法第 11 條第 1 項明訂 HCA 得隨時以書面終止委任，而病主法第 13 條在規定健保卡的更新註記時，也提到意願人得隨時終止委任 HCA。還有一種情形稱為當然解任，亦即不經意願人或 HCA 同意就自動解除 HCA 委任的情形。這種情形是當 HCA 心智有問題時的解任。心智有問題的認定有兩種可能性，其一是 HCA 因疾病或意外，經相關醫學或精神鑑定，認定心智能力受損，其次是 HCA 受輔助或監護宣告。第一種情形指的是沒有經過法院宣告但心智能力有問題的 HCA，經相關醫學或精神鑑定確認心智能力受損後即可當然解任。第二種情形是法院正式宣告，認定 HCA 之意思能力有所缺乏或顯有不足，這種情形當然就不再適合擔任 HCA，而應當然解任。

　　最後，在此使用 HCA 作為醫療委任代理人的英文縮寫

名稱，只是一種方便做法，不代表它是通行世界的標準稱謂。HCA 是 health care agent 的縮寫，美國紐約州的 AD 使用此一概念來指稱醫療委任代理人。至於美國其他州或世界其他國則有其他的用法，並無統一的詞彙。事實上，同一國家在不同時間點上也有可能使用不同的辭彙。以美國為例，佛羅里達州稱之為 health care surrogate，阿拉巴馬州則稱之為 health care proxy，而紐約州則使用 health care proxy 代表 HCA 的委任書。[30] 英國在 2005 年心智能力法制定前，曾於 1985 年制定《1985 年永久委任代理法》（*Enduring Powers of Attorney Act 1985*）。該法受委任的代理人稱為 attorney，處理的是財產問題。2005 年心智能力法制定後，則使用 lasting power of attorney（LPA）來指稱永久委任契約，過去依據 1985 年永久委任代理法訂立之永久委任契約（enduring power of attorney, EPA）在新法下仍有效。LPA 制度於 2007 年 9 月之後生效。新法稱「意願人」為「donor」，並將透過 LPA 指定的「委任代理人」稱為 donee。Donee 可以處理財務，也可以處理健康醫療方面的決定，端視意願人如何授權（MCA, §9 I）。透過 LPA 指定的 donee 只在意願人失去能力時才能行使權限，且範圍上以意願人之 AD 為框架；若被授權，則可以拒絕維持生命治療（MCA, §11 VIII）。總之，醫療委任代理人的英文有各種可能性，從全球角度來看，並無統一說法。

免除醫師刑責的特殊拒絕權立法技術

病主法賦予病人在五款臨床條件下行使特殊拒絕權的自主權利，相對於病人的這個自主權利，病主法免除醫師的急救義務或行為可罰性，使得尊重病人特殊拒絕權的醫師不必背負刑法上的犯罪責任。

病主法如何讓醫師不必背負刑法上的犯罪責任？要答覆這個問題就必須了解病主法的立法技術，而談到立法技術，就必須了解刑法上所謂的犯罪三階段論，亦即法官定罪與判刑的三個階段。

犯罪三階段指構成要件階段、違法性階段以及罪責性階段。構成要件階段關心的是特定行為是否符合刑法某一條規定的犯罪行為特質或構成要件，例如刑法第 275 條第 1 項後半部的「受其囑託或得其承諾而殺之」，一般稱為受囑託殺人罪。一個行為是否為受囑託殺人罪，第一個要看的是該行為是否是殺人，亦即行為與當事人死亡之間有無因果關係或相當因果關係。其次，殺人行為是不是因為當事人的囑託或承諾。如果是，就符合這個部分的犯罪構成要件；如果不是，例如是其他人囑託的，那就只能回歸到一般殺人罪，而不符合「當事人囑託」的構成要件。如果殺人及當事人囑託兩個要件都符合了，刑法上就稱之為「構成要件該當」，構成要件該當的行為就是在第一個階段，亦即構成要件階段，被推定違法的行為。

圖 3-6 犯罪三階段論

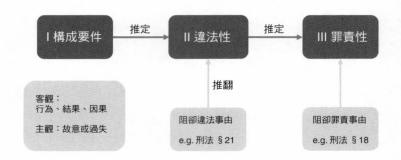

　　第二個階段，亦即違法性階段，這個階段將確認被推定違法的行為是否真的具違法性而成立犯罪，意思是說，如果從特定條文來看，某個行為因為構成要件該當而具推定違法性時，是否有其他因素存在足以取消其推定違法性？那些足以取消推定違法性的理由稱為「阻卻違法事由」。刑法第 21 條至 24 條就是四個典型的阻卻違法事由。以刑法第 21 條來說，它規定依法令的行為不罰。當一個被推定違法的行為如果符合刑法第 21 條時，其推定違法性就會在違法性階段被推翻，而使得該行為不再是違法犯罪的行為。如果不存在任何阻卻違法事由足以取消一個行為的推定違法性，那麼，該行為的違法性就被確立了。

　　第三階段是罪責性階段。當一個行為已被確定為違法的犯罪行為時，接下來法官要看的就是犯罪者該負怎樣的罪責。如果存在某些因素可以減輕或免除犯罪者的罪責，法官在判刑時就會考量這些因素而減輕或免除其刑。能減輕或免除刑責的因素稱為「阻卻罪責事由」，例如刑法第 18 條至

第 20 條。以刑法第 18 條來說，第 1 項規定未滿十四歲不罰；第 2 項規定十四歲以上未滿十八歲人之行為得減輕其刑。犯罪者如果在這些年齡層，法官就會減輕或免除其刑責。犯罪三階段論的大要請參考圖 3-6。

另外一個有關刑法的基本知識是行為可以區分為「作為」與「不作為」兩種樣態。一般而言，刑法的犯罪行為大多是以作為的型態來加以規定的，例如刑法第 271 條的殺人罪或第 275 條的受囑託殺人罪，這兩條罪裡面的殺人指的就是以積極作為導致他人死亡的行為。不過，也有少數犯罪是直接以不作為型態來規定犯罪的構成要件（純正不作為），例如刑法第 294 條的遺棄罪，該條規定，對於無自救力之人，有扶助、養育或保護義務者不為其生存所必要之扶助、養育或保護者，即為該條遺棄罪構成要件該當。針對大多數以作為型態規定的犯罪，是否有可能透過不作為而成立犯罪呢？答案是肯定的。刑法第 15 條規定，如果一個人在法律上有防止犯罪結果發生之義務，亦即居於保證人之地位，同時他也有防止之能力時，其未防止之不作為（不純正不作為）就會被當成是作為來評價。

以受囑託殺人為例來說明：在醫病關係中，醫師居保證人地位，自然即有扶助、保護與救治病人之義務，醫師法第 21 條亦賦予醫師在病人危急時之急救義務。醫師居法律上的保證人地位，有防止病人死亡的義務，如果能防止而未防止，其未防止的不作為若因而導致病人死亡，就會因為刑法第 15 條而被當成是殺人來評價。進一步言，若醫師不急救

是因為病人拜託他不要救，那麼，尊重病人意願的醫師的不作為將先因為刑法第 15 條被當成是殺人，又因為刑法第 275 條構成要件該當而有可能成立不作為受囑託殺人罪。

▍醫師尊重病人意願，免責的不作為與作為

以上說明了犯罪三階段論與兩種樣態之行為，現在回過頭來檢視病主法有關特殊拒絕權的立法技術問題。從醫療方來看，病人行使特殊拒絕權，醫師尊重而配合的做法包含了不施予、終止或撤除 LST 或 ANH。不施行是不作為；終止也可以說是一種不作為，例如停止供給食物或水；撤除例如拔管，則很清楚是一種作為。無論作為或不作為，醫師在刑法上都不成立犯罪，其理由如下：

・以不施行或終止的不作為來說：

病主法第 7 條免除了醫療機構或醫師在符合第 14 條第 1 項與第 2 項情形下的急救義務，因此，醫師在這個情形下尊重病人 AD 而不施行或終止 LST 或 ANH，屬於無義務之不作為，無義務之不作為即使導致病人死亡，從刑法第 15 條的角度來看，也不能將之視同是作為而給予殺人的負面評價（亦即非價）。因此，從構成要件階段來看，醫師尊重病人之不作為是刑法第 275 條受囑託殺人罪的構成要件不該當，從而推定其不違法。

·以撤除的作為來說：

　　若撤除導致病人死亡，則撤除是殺人行為。若撤除是尊重病人 AD 意願的結果，那麼，在構成要件階段就有可能因為構成要件該當而推定成立第 275 條之受囑託殺人罪。然而，醫師尊重病人 AD 的撤除若是在符合病主法第 14 條第 1 項與第 2 項的情形下的作為，那麼依刑法第 21 條，其作為乃依法令之行為，故不應受到處罰，換言之，刑法第 21 條作為阻卻違法事由取消了醫師在刑法第 275 條上的推定違法性，從而在違法性階段確立醫師不違法。

　　依此，從立法技術言，病主法的立法技術將使得醫師無論是以哪一種型態的行為來回應病人的特殊拒絕權，在刑法上都不構成犯罪。不施行或終止 LST 或 ANH 是構成要件不該當而推定不違法，撤除則是阻卻違法而確立不違法。

　　此外，病主法第 14 條第 5 項特別聲明，醫療機構或醫師依本法終止、撤除或不施行 LST 或 ANH，不負刑事、行政與民事賠償責任。其條文內容如下：

　　「醫療機構或醫師依本條規定終止、撤除或不施行維持生命治療或人工營養及流體餵養之全部或一部，不負刑事與行政責任；因此所生之損害，除有故意或重大過失，且違反病人預立醫療決定者外，不負賠償責任。」

　　就刑事責任言，這一條可以說是罪責性階段的阻卻罪責條款。不過，從上述討論可知，這一條在理論上是用不到

的，因為醫師的行為要不就在構成要件階段被推定不違法，要不就在違法性階段被確立不違法，自然沒有需要再到罪責性階段去量度刑責。沒有犯罪，又何來罪責呢？至於行政責任，病主法無任何罰則，故亦無行政責任可言。更何況，病主法為新法，有關法定急救義務之規定應優先適用病主法。依病主法第7條規定，病人符合本法行使特殊拒絕權之條件時，醫療機構或醫師將豁免急救義務，故不急救也不可能有違反行政責任之問題。最後，有關民事賠償責任，醫療機構或醫師依病主法所採取的行為若導致病人死亡也不用負民事賠償責任。病人行使特殊拒絕權本來就是希望好死而不要繼續賴活，醫師依法尊重其意願而不再以醫學手段維持其生命，病人死亡自然沒有處罰醫師、要求醫師賠償之理。

關於民事賠償責任，條文中的但書有一些邏輯問題，關鍵在於「因此」二字。從上下文來推敲，「因此」的「此」指的是醫療機構或醫師是依病主法第14條而採取終止、撤除或不施行 LST 或 ANH 的行為。邏輯問題在於，既然是依法而採取的行為就不可能發生但書所稱「故意或重大過失，且違反病人預立醫療決定」之情形。以違反病人預立醫療決定來說，若違反就不是依病主法第14條之行為；而依病主法第14條之行為是不可能違反病人預立醫療決定的。故意或重大過失亦然，依法而為何來故意或重大過失？有故意或重大過失，則一定是未依法而行的情形。依此，這個但書在邏輯上的問題將導致但書的情形根本就不可能發生，使得該項規定將被化約為「醫療機構或醫師依本條規定終止、撤除

或不施行維持生命治療或人工營養及流體餵養之全部或一部，不負刑事與行政責任；因此所生之損害不負賠償責任」。不過，這樣的條文是立法協商時大家所不接受的，立法者的用意是希望將「故意或重大過失」等概念引入民事賠償之但書中，而今既然但書已存在於現行條文中，筆者認為病主法第 14 條第 5 項應做如下之解釋：

「醫療機構或醫師依本條規定終止、撤除或不施行維持生命治療或人工營養及流體餵養之全部或一部，不負刑事與民事責任；未依本條規定終止、撤除或不施行維持生命治療等，除有故意或重大過失，且違反病人預立醫療決定者外，不負賠償責任。」

換言之，在不符合行使特殊拒絕權的法定條件下，醫療機構或醫師終止、撤除或不施行維持生命治療等，只當但書條件成立時，才應負起民事賠償責任。

▌創造病人、醫師、社會的多贏目標

總結而言，病主法是以病人為主體的一部醫療法規，和醫療法、醫師法等以醫療機構、醫護人員為規範對象的法規有別。病主法的基本理念是確保病人享有優先的知情、選擇與決定的自主權及關係人的輔助性權利與義務。進一步言，病主法也確保病人在特定條件下的特殊拒絕權，亦即拒絕維

持生命治療與人工營養及流體餵養的權利。

為了落實病人的特殊拒絕權，病主法引進了ACP、AD、HCA等配套措施。病人可以透過預立醫療照護諮商（ACP）程序，獲得充分的醫療資訊，並與親友、醫療機構充分討論溝通，簽署預立醫療決定（AD），選擇自己在特定醫療情境下是否接受維持生命治療或人工營養及流體餵養；同時也可以指定自己信任的人擔任醫療委任代理人（HCA），確保自己的意願在意識不清時仍能得到貫徹。

病主法一方面確立病人的自主權，另一方面也尊重醫師的專業自主，讓醫師在行善理想中有明確可遵循的規範並受到法律的保障；更重要的是，病主法透過ACP的引進強化醫病溝通與對話機制，有機會達到病人、醫師與社會多贏的目標。

第4章

病人自主行動指南

　　臺灣近年屢見名人在自己的社群平台上公開表達臨終心願與身後安排，例如前立委沈富雄便在其臉書留下「八項遺言」，包含不插管、不氣切、不電擊、不可成為植物人以及後事交代等，還有人提到什麼管都不要插，包含尿管在內。這些名人的留言也在醫療專業群組引起討論。

　　甲：「哇，臉書如此公開清晰陳述，這算不算 ACP（預立醫療照護諮商）？還需要走病主法的所有流程、要件，才算符合可以拒絕維持生命治療的法令嗎？我認為可以不用了。」

　　乙：「不放心就請他趕快簽一簽，或者，也許應發展臉書 AD（預立醫療決定），這樣的話，對於想清楚的人來說，也就不一定要再浪費資源去滿足諸多程序了。」

　　丙：「尿管，也能拒絕嗎？解不出尿時，插尿管又不會延長生命。這就是未經『諮商』所做出來『過於浪漫』的決定。」

　　甲：「可以臉書留言提醒他『不導尿會很難過，最好不要如此浪漫……』，然後放 AD 的連結給他簽署，這樣是不

是也可以算有效？」

丙：「膀胱漲，也是一種凌遲啊！」

這些對話反映出一個重要問題：醫療專業群組的討論者並不一定充分了解特殊拒絕權行使的法定要件。而如果醫療專業工作者尚且如此，整體社會就更可能處在一知半解的狀況了。

▌藏在細節裡的誤解

很多人可能以為，在臉書或其他地方公開表達拒絕醫療的意願，就可以保障自己的善終權，實則，特殊拒絕權的行使意願要透過 AD 來表達，而 AD 有一定的法定格式與內容，並不是自己在臉書或其他地方公開表達就算數。有人認為應該發展臉書 AD，這個想法在理論上也許並非完全不可行，不過，既然病主法已授權中央主管機關去訂定 AD 的範圍、內容與格式，中央主管機關如果沒有接受臉書 AD，那麼，臉書 AD 就只是一種理論上的可能，而不是我國法體制內有效的 AD 方式。

其次，AD 不只是有法定格式與內容，還有法定程序。依病主法規定，簽署 AD 前要先經過 ACP，然後要見證或公證，最後還要註記在健保卡。沒有經過這些程序，AD 是無效的。舉例來說，一個人當然可以從網路上下載法定的 AD 格式，然後勾選或填好自己的意願，然而，當事人如果沒有去做 ACP，那麼，他所填寫的 AD 上面就不會有 ACP 醫療

機構的核章；沒有這個核章，他所簽署的 AD 就不是有效的 AD。

甲對於 ACP 有不少誤解，他似乎認為清晰的陳述就算是 ACP。然而，病主法的 ACP 是一種諮商的過程，而不是將自己的醫療意願所做的清晰陳述。看起來，他理解的 ACP 似乎是傳統的預立醫療自主計畫，而非病主法的預立醫療照護諮商。

前者才有一份「預立醫療自主計畫意願書」可供人清晰陳述，[1] 後者則只是一種諮商過程，諮商結束後意願人可以簽署的文件叫做 AD，而不叫做 ACP。

此外，一個人能清晰陳述自己的拒絕醫療意願，就代表他不需要預立醫療照護諮商嗎？在群組對話中，丙的發言很有意思，他認為拒絕插尿管恐怕是未經諮商才會有的過於浪漫的決定，由此可知一般國民是需要 ACP，這也是為何 ACP 會成為病人行使特殊拒絕權的法定程序要件之一。大部分國人對於特殊拒絕權的法律規定或醫療實務都欠缺充分的認識，ACP 是一種充權（empowerment）的過程，幫助有意簽署 AD 的人獲得所需要的資訊。

甲聽了丙的話之後可能也覺得「諮商」是必要的，因此他才會問說，丙如果把「拒絕尿管太浪漫」的訊息留言給當事人，是否就能讓當事人的臉書 AD 生效呢？這個問題的提出也顯示，甲除了不知道病主法的 ACP 不等於傳統的預立醫療自主計畫，也不知道病主法的 ACP 有一定的做法，不是隨便什麼人留個言就算做完了 ACP。第三章已說明，只

有經政府指定或同意的醫療機構才能夠提供 ACP，而醫療機構的 ACP 團隊組成也必須符合 ACP 管理辦法的規定，不是什麼人都能提供病主法的 ACP。特殊拒絕權的行使攸關著病人的生死，也涉及病人、病方與醫療人員等不同角色之間的權利與義務，藉由正式的 ACP 諮商機制讓病人與家屬共融對話，ACP 人員也才能適切地答覆意願人的各種疑義，而這些大概都不是非正式的社群平台留言所能取代的。

另外值得一提的是，沈富雄先生在臉書公開表示「不可成為植物人」，然而，他的這個想法恐怕很難如願以償，這是因為成為植物人並不是病主法所允許的行使特殊拒絕權的臨床條件，「永久植物人狀態」才是。換言之，病人恐怕得先成為植物人，而且還要成為永久植物人之後，才能拔管而不再做植物人。這當然有一點荒謬，筆者在相關會議曾向衛福部醫事司力陳，應仿「不可逆轉之昏迷狀況」的判定程序，除了透過觀察期來決定當事人是否為不可逆轉的昏迷，也應在有充分醫學證據的前提下不經觀察期而可以判定之，若然，才有可能在急救現場直接選擇放手。

然而，醫事司沒有採納這個來自施行細則草案研發團隊的專業意見，施行細則第 12 條只接受透過觀察期去判定永久植物人的做法，其結果是，即使有醫學證據顯示「不救會死，救活會成為永久植物人」，也必須等到觀察期滿才能宣告病人為永久植物人，換言之，沈富雄先生希望不要做植物人的願望恐怕是無法達成的。按施行細則，他必須先做植物人，直到觀察期之後若仍無起色而被判定為永久植物人，才

得拒絕 LST 或 ANH 而不再做植物人。

　　從上述討論可知，在觸及病人自主權或攸關生死的特殊拒絕權議題上，許多人都不免帶著主觀感受去行事，然而惡魔藏在細節裡，唯有正確認識法律的規定與程序，才能在合法範圍內落實個人所享有的各種自主權利。

　　第 2 章及第 3 章介紹了病人自主權的基本原則、關係人的輔助性權利，以及特殊拒絕權行使的各種機制與做法，本章將從醫病互動的流程觀點提供病方及醫療方具體的行動指南。文分三部分，第一部分提出在一般醫療情境下病人行使自主權之行動指南，第二部分則說明行使特殊拒絕權之法定程序，第三部分針對危急病人提出在病主法架構下的處置程序。

病人行使一般自主權的行動指南

　　這部分探討病人行使一般自主權的流程，因此，預設的是不涉及生死的一般醫療情境。特殊拒絕權的行使流程較複雜，第二部分再說明。一般醫療情境的病人進入醫院的看病流程大概可以分為四個階段——診斷、告知、同意與治療。診斷與治療是病人求醫的主要目的，中間的告知與同意，則是病人體現其自主權的過程。告知涉及的是醫療機構或醫師的說明義務，相對而言則是病人或關係人的知情權；徵求病人同意治療也是醫師治療前必須履行的義務，相對而言則是

病方選擇與決定的權利。

▎病人與關係人的知情程序

關於知情，病主法不同於醫療法或醫師法之處在於，病人無論處於怎樣的行為能力或心智能力狀態，病主法都賦予病人知情權。病人只要聽得懂醫師的解釋，無論是未滿七歲的小孩或心智有缺陷的成年人，醫師都有跟他說明病情及醫療選項的義務，以保障其知情權。當然，病人如果完全沒有知情的可能性，例如嬰兒或處於昏迷狀況，醫師自然沒有非告知不可的必要。病主法第 5 條規定的目的在於清楚宣示，法律保障任何病人的知情權。至於病人何時該知情或以什麼方式知情，病主法第 5 條第 1 項規定應由醫師來判斷並決定。不過，醫師在決定告知時機與方式後，首先應該告知的對象是病人本身，而不是其他人。

關係人是否有知情權則要看情況。當病人具完全行為能力及充分意思能力時（詳見 64 頁「關係人知情權」），若無明白表示反對特定關係人知情的情形，關係人則可以與病人一起了解病情及醫療選項等；若病人明示反對意見時，醫療機構或醫師則不得將病情等資訊告知關係人。不過，當病人符合病主法第 5 條第 2 項所定情形，亦即當病人為無行為能力人、限制行為能力人、受輔助宣告之人或不能為意思表示或受意思表示之人時，病主法為保護病人，特別允許關係人與病人一起擁有知情權。

圖 4-1 病人與關係人知情權

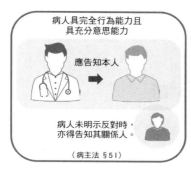

病人具完全行為能力且
具充分意思能力

應告知本人

病人未明示反對時，
亦得告知其關係人。

（病主法 §5Ⅰ）

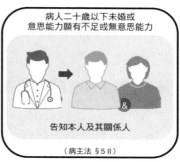

病人二十歲以下未婚或
意思能力顯有不足或無意思能力

告知本人及其關係人

（病主法 §5Ⅱ）

　　總之，病人無論如何都有知情權，而關係人是否有知情權則要看情形（請參考圖 4-1）。從邏輯上來看，當關係人無知情權時，自然亦排除其後續替病人進行醫療選擇與決定的權利。

　　從流程角度來看，醫師診斷之後，應選擇適當時機與方式告知病人。病人如果不符合第 5 條第 1 項所規定的情形，亦即符合病主法第 5 條第 2 項的狀況，醫師可以同時告知病人及其關係人有關病情、預後以及醫療選項等資訊；病人如果符合第 5 條第 1 項的情形，則代表病人具完全行為能力及充分意思能力，此時要看他是否明白表示反對特定關係人知情，若然，醫師應排除特定關係人後進行告知；若不然，則可以一起進行告知。實務上，在病人進入門診診間前，跟診護理師可以詢問病人是否希望陪同家人一起進入診間，而後再安排病人單獨或與家人一起進入診間。至於住院病人，醫師在告知病情前可以私下詢問病人是否希望家屬在場，而後

再見機行事。提出這類問題時要避免造成尷尬，因此，醫護人員應學習告知的藝術，不要只顧及尊重病人的自主權，無意中卻破壞了病人與家人之間的默契或和諧關係。

▌醫療選項與醫師的專業判斷

病人或關係人的知情權範圍包含兩大部分，其一是病情，其二是醫療選項。醫師在確診病情之後，接下來會做的就是從專業角度——如醫療適應性及比例原則，以及病人偏好等角度——在共融決策模式（SDM）中去拿捏適合的醫療選項。病主法第 4 條第 1 項後半部規定，醫師所提供的醫療選項是病人或關係人選擇與決定的範圍。醫師認為不恰當之做法，不必提供給病人作為醫療選項，病人也不可強迫醫師提供。

醫師提供醫療選項之後，病方即可進行醫療的選擇與決定。同意或拒絕的表達方式可以很多元，一般的打針吃藥、非侵入性的檢查或治療如非侵入式陽壓呼吸器、負壓呼吸器等，或非重大的侵入性檢查或治療如點滴、尿管等，醫療機構或醫師只需要病人或家屬的口頭同意即可，甚至默許的同意也已足夠，這是因為病人掛號求診就代表了病方對於基本檢查與治療措施的默許。不過，當醫療選項是病主法第 6 條所規定之手術或中央主管機關規定之侵入性檢查或治療時，醫療方必須先徵得病方之書面同意，才能展開醫療行動。

病主法第 6 條雖然將病人與關係人一視同仁，不過，施

行細則第 5 條仍以病人為主，關係人為輔，規範了病人與關係人之間差異化的選擇與決定權，詳見第 2 章說明。

從選擇與決定的流程來看，醫師告知醫療選項之後，病方做決定的流程如下：

（一）病人若符合病主法第 5 條第 1 項，亦即病人具完全行為能力及充分意思能力時，應以病人為選擇與決定之主體。病人如果希望自己做決定，就應由病人做決定。如果病人不願意做決定，那麼在排除他明示反對做決定的特定關係人後，由其他關係人做決定。無論是病人或關係人負責做決定，病方如果同意治療，醫療機構或醫師才可以提供治療；病方若不同意治療，醫療機構就不應強制治療，而應另提醫療選項供病方選擇。

（二）病人若不具完全行為能力或不具充分意思能力時，先看病人是否符合施行細則第 5 條第 3 項之規定，亦即病人是否為無行為能力、意識昏迷或無法清楚表達意願的狀況。無行為能力是指病人未滿七歲或受監護宣告，意識昏迷或無法清楚表達意願則是病人臨床之意識表現。符合施行細則第 5 條第 3 項情形時，不需經病人同意，直接由關係人之一即可決定是否同意醫療機構所提供之醫療選項。

（三）病人如果不符合施行細則第 5 條第 3 項之情形，則為符合施行細則第 5 條第 2 項情形，亦即病人為限制行為能力人、受輔助宣告或意思能力顯有不足者。在此情形下，病人同意治療後仍應經關係人同意，醫療機構方可進行治療；若病人不同意治療，則醫療機構不應逕行治療，以示對

圖 4-2 病人行使一般自主權流程圖

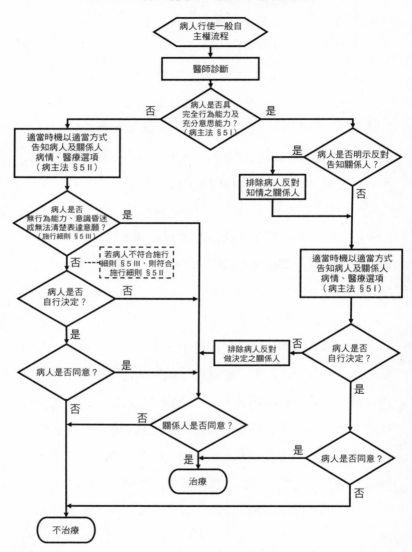

病人自主之尊重。當然，醫療機構若認為治療是必要的，應設法與關係人一起說服病人，而後在病人同意且關係人亦認同的情形下開啟治療。（請參考圖 4-2）

病人行使特殊拒絕權之程序

病主法賦予病人特殊拒絕權。行使特殊拒絕權有兩大階段，其一是讓 AD 生效的階段，其次是執行 AD 的階段。以下分別從這兩個階段來說明具體之程序與步驟。

▌AD 生效流程

AD 生效的流程包含了 ACP、AD 簽署與見證以及 AD 註記（請參考 142 頁圖 4-3）。由於 ACP 的參與需要某些事前的準備，可以稱之為 Pre-ACP。

• 預立醫療照護諮商準備階段（Pre-ACP）：

民眾如果有意簽署 AD，就必須找到有資格提供 ACP 的醫療機構（以下簡稱諮商機構）進行 ACP。按 ACP 管理辦法第 2 條，每個縣市的衛生主管機關均應指定兩百床以上、評鑑通過的一家或更多醫院為諮商機構。諮商機構提供 ACP 服務的方式不限於門診，也可以是其他形式，例如居家、在機構或在住院病人之床邊進行。此外，經地方主管機關同意的其他醫療機構亦得為諮商機構。民眾向特定諮商機構預約 ACP 後，機構應先協助民眾做好 Pre-ACP。Pre-ACP 包含下列兩個主要步驟：

1. 初步確認意願人資格：Pre-ACP 階段指的是民眾預約

圖 4-3 預立醫療決定（AD）生效流程圖

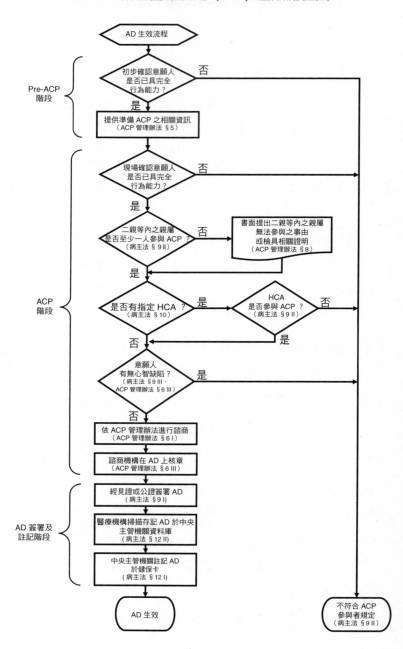

AD 生效流程

Pre-ACP 階段

初步確認意願人是否已具完全行為能力？ — 否

是

提供準備 ACP 之相關資訊
（ACP 管理辦法 §5）

ACP 階段

現場確認意願人是否已具完全行為能力？ — 否

是

二親等內之親屬是否至少一人參與 ACP？
（病主法 §9 II） — 否 → 書面提出二親等內之親屬無法參與之事由或檢具相關證明
（ACP 管理辦法 §8）

是

是否有指定 HCA？
（病主法 §10） — 是 → HCA 是否參與 ACP？
（病主法 §9 II） — 否

否 ← 是

意願人有無心智缺陷？
（病主法 §9 III、ACP 管理辦法 §6 III） — 是

否

依 ACP 管理辦法進行諮商
（ACP 管理辦法 §6 I）

諮商機構在 AD 上核章
（ACP 管理辦法 §6 III）

AD 簽署及註記階段

經見證或公證簽署 AD
（病主法 §9 I）

醫療機構掃描存記 AD 於中央主管機關資料庫
（病主法 §12 II）

中央主管機關註記 AD 於健保卡
（病主法 §12 I）

AD 生效

不符合 ACP 參與者規定
（病主法 §9 II）

ACP 之後，ACP 團隊在與當事人見面前，透過電話或其他方式先進行的溝通，以協助當事人參與 ACP。這個階段可初步確認意願人是否具完全行為能力，亦即二十歲以上或未成年而已婚。當然，電話中可能很難完全確認當事人是否有嚴重的心智缺陷或非自願的情形，這些就必須等到 ACP 團隊與當事人見面後才能做進一步的確認。

2. 提供相關資訊：諮商機構應透過各種管道，例如網頁或電話說明等讓意願人了解，在參與 ACP 前他應該知道或準備的事情。根據 ACP 管理辦法第 5 條規定，諮商機構在準備階段應提供之資訊如下：

1) 依病主法規定應參與及得參與 ACP 之人員：這指的是意願人本人、二親等內之親屬至少一人、經意願人同意之親屬以及 HCA。

2) 意願人得指定 HCA，並備妥委任書：意願人能指定一至多位 HCA，指定多位時，也可以指定 HCA 之順位。意願人如果指定 HCA，就應該帶著委任書並邀請他們一起參與 ACP。

3) AD 及相關法令資料：AD 之法定格式以及病主法等資料應先提供意願人及其關係人參考。

4) 諮商費用之相關資訊。

5) 其他協助意願人簽署 AD 之相關資料：例如美國尊嚴老化協會所發展出來的五個願望（Five Wishes）以及臺北市立聯合醫院的《心願手冊》等，幫助意願人以及其關係人一起共融思考或交流他們有關善

終的價值觀與想法。

· 預立醫療照護諮商階段（ACP）：

ACP 的目的在於讓當事人及其親朋好友了解病主法賦予病人怎樣的自主權利，包含了一般知情、選擇與決定權，以及在五種臨床條件下的特殊拒絕權，此外，也應讓當事人及親友了解行使這些權利的做法與程序。

1. 確認當事人資格：根據病主法第 9 條第 3 項，若有事實足認意願人有心智缺陷或非出於自願之情形，提供 ACP 之諮商機構不應在其 AD 上核章。這個規定有兩層意義，其一，「若有事實」的意思是說，當事人帶著相關親屬或醫療委任代理人（HCA）前來參與 ACP，ACP 團隊不應預設當事人有心智缺陷而啟動心智能力評估。只當 ACP 團隊與當事人在溝通上有困難時才需思考心智能力評估的必要。若無溝通困難等問題，則不必進行心智評估。其二，若當事人符合心智缺陷的標準，諮商機構便不得在其 AD 上核章，意思是說，當事人無法進行有效的 ACP，因此無法行使自主權。心智缺陷的標準規定在 ACP 管理辦法第 6 條第 3 項，只當意願人毫無意思能力，團隊才得認定其為心智缺陷。這個規定的目的，是希望儘量不要排除心智有缺損的人行使特殊拒絕權的機會。至於判定的方法，一般而言，並不需要太複雜的精神鑑定，當 ACP 團隊成員發現意願人根本無法參與 ACP 諮商，因為完全聽不懂別人說話，也無法表達自己想法時，即可認定其為無意思能力。[2]

2. 應說明與諮商之事項：依 ACP 管理辦法第 6 條第 1 項，ACP 諮商團隊應對意願人及其他參與者進行以下說明：

1) 病人依病主法所擁有的一般知情、選擇與決定權：病主法前半部有關病人一般自主權的規定超越了現行醫療法規的規定，且為一般人所不熟悉者。諮商團隊應讓意願人及其他參與者了解每一個病人都有最優先的自主權利。

2) 終止、撤除或不施行 LST 或 ANH 的臨床條件：ACP 參與者應了解病人在哪五種情形下可以行使特殊拒絕權，亦即終止、撤除或不施行 LST 或 ANH 的權利。必須特別注意的是，病主法允許符合條件的病人拒絕 ANH，但並不允許病人拒絕自然進食或餵食。事實上，自然進食或餵食是比較高品質的照顧，若能以細心手工餵食標準來進行，是對病人較好的做法。

3) AD 之格式及其法定程序：法定的 AD 格式第一頁是前言、當事人簽署以及見證或公證之欄位。諮商團隊應讓意願人了解見證人的法定積極資格（病主法第 9 條第 1 項第 2 款）與消極資格（病主法第 9 條第 4 項）。AD 第一部分是醫療照護選項或法定應記載事項，亦即病人在五款臨床條件下分別有的接受或拒絕 LST 或 ANH 的意願表達。病人的意願表達可以是不接受 LST 或 ANH，也可以是在特定時間內接受 LST 或 ANH，或者委由 HCA 替意願

人決定，最後則是一路救到掛（AD 選項說明詳後）。第二部分則是 ACP 醫療機構之核章欄位，用以證明意願人簽署 AD 前已做了有效的 ACP。AD 的法定程序則包含生效與執行的程序。

4) AD 之變更及撤回程序：AD 的撤回，隨時得以書面為之。AD 的變更分兩種情形，一種是一般變更，一種是臨床過程中當下意願與 AD 不一致時之變更。撤回或兩種變更之程序，詳見 95 頁「預立醫療決定的撤回與變更」的說明。

5) HCA 之權限及終止委任、當然解任之規定：這包含病主法第 10 條、第 11 條以及第 13 條與 HCA 有關之所有規定之說明。

3. ACP 醫療機構核章證明：當意願人及其他參與者完成 ACP 後，ACP 管理辦法第 6 條第 3 項規定，諮商機構就應該發給意願人一份經機構核章之空白 AD，證明其參與了 ACP，也獲得了有關病人自主權以及特殊拒絕權的相關資訊。

‧AD 簽署及註記階段：

做完 ACP 後，當事人可以自由決定是否要簽署 AD。如果要簽署，可以現場簽署，也可以在事後隨時簽署。簽署時需要見證或公證，簽署後還需要申請註記於全民健康保險憑證上，才能完備 AD 生效之法定程序。

1. 簽署之見證或公證：見證的目的有二，其一在於確保

意願人是出於自願而非受到外力脅迫者，其二也是為了確保
意願人有足夠的心智能力進行簽署。除一般見證外，病主法
也允許公證人之公證。

2. AD 之註記：簽署時經見證或公證之 AD，只要再加
上健保卡註記，就可以讓 AD 生效。健保卡註記的權責是衛
福部（病主法第 12 條第 1 項），不過，申請註記的窗口則
是醫療機構。醫療機構接受意願人之註記申請後，應先檢核
AD 是否已有醫院之 ACP 核章、應記載的醫療照護選項是
否已完成勾選、見證人或公證欄位是否擇一簽署、若為見
證，見證人是否符合資格等，檢核完成才得將意願人之 AD
以及 HCA 之委任書一起掃描存記於中央主管機關之資料
庫，衛福部再據以將 AD 註記於意願人之健保卡上。

▌AD 執行流程

AD 執行流程主要是指醫療照護選項的執行程序。由於
醫療照護選項有不希望接受 LST 或 ANH、限時嘗試、空白
授權 HCA 決定以及接受 LST 或 ANH 四種可能性，以下便
按照這四種可能性說明相關流程。

• 意願人不希望接受 LST 或 ANH

1. 確診及確認病人符合五款臨床條件之一

為尊重意願人拒絕 LST 或 ANH 的意願，醫療機構應先
確認他是否符合五款臨床條件之一。相關做法之規定在病主

法第 14 條第 2 項，亦即由兩位相關專科醫師確診以及緩和醫療團隊兩次照會確認。

2. 探詢病人當下意願

在符合臨床條件之後，執行 LST 或 ANH 的終止、撤除或不施行前，病人如果已經失去意思表示能力，醫師可以直接按病人的 AD 而行，而這意味著，病人若有指定 HCA，醫師應尊重 HCA 之意見來啟動 AD 之執行；病人若無指定 HCA，醫師則可以參考家人意見來決定何時執行病人之 AD。醫師如果發現家人無意尊重病人之 AD，醫師可以單獨做出尊重病人 AD 之決定，此時，即使家屬也不應阻礙之（病主法第 4 條第 2 項）。[3]

病人如果仍有意思能力，醫師應確認病人之當下意願（病主法第 15 條）。病人當下意願如果與 AD 一致，亦即明確表達要拒絕 LST 或 ANH，那麼，醫師即可尊重其意願而終止、撤除或不施行 LST 或 ANH；若當下意願是希望接受 LST 或 ANH，那就要請病人以書面明示後儘快予以 LST 或 ANH（病主法第 12 條第 3 項及施行細則第 8 條）。

3. 終止、撤除或不施行 LST 或 ANH

終止、撤除或不施行 LST 或 ANH 時，病人將進入自然死亡的過程。在這個過程中，醫療機構或醫師應提供緩和醫療或其他適當處置。

• 意願人希望接受限時嘗試

1. 確診及確認病人符合五款臨床條件之一

意願人希望接受限時嘗試，執行 AD 的第一個步驟，應先確診並確認意願人符合五款臨床條件之一。

2. 限時嘗試

在病人符合五款臨床條件之一後，於病人 AD 中指定的一段時間內繼續施行 LST 或 ANH。在這段期間內，病人本人或 HCA 得隨時終止限時嘗試。

3. 終止、撤除或不施行 LST 或 ANH

結束限時嘗試後，醫師得尊重病人之 AD，進行 LST 或 ANH 之終止、撤除或不施行。在病人邁向自然死亡的過程中，醫療機構或醫師應提供緩和醫療或其他適當處置。

‧ 意願人空白授權 HCA 決定

1. HCA 若決定一路救到掛，就進行「意願人希望接受 LST 或 ANH」的程序。

2. HCA 若決定限時嘗試，則進行「意願人希望接受限時嘗試」的程序。

3. HCA 若決定放手，亦即代理病人行使特殊拒絕權，則進行「意願人不希望接受 LST 或 ANH」的程序，惟不需再詢問病人意願，因為 HCA 能行使職權的時候，病人已經意識昏迷或無法清楚表達意願了。

若意願人空白授權給 HCA，但在符合臨床條件的當下卻發現找不到 HCA 或甚至意願人根本就沒有委任 HCA，則此 AD 將視同無法執行，必須回到醫療常規進行救治。

圖 4-4 AD 執行流程圖

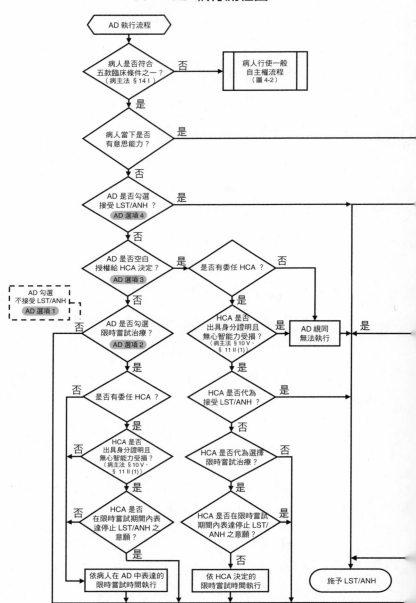

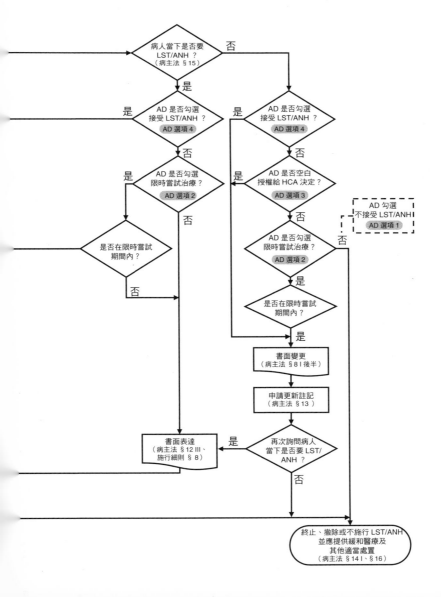

・意願人希望接受 LST 或 ANH

意願人如果在 AD 中表達希望接受 LST 或 ANH，就表示病人希望一路救到掛，那就應該回歸醫療法第 63 條與第 64 條來處理，亦即病人及其關係人均得針對個別之手術或侵入性檢查與治療進行同意或拒絕。不過，這裡所謂的拒絕只涉及一般拒絕權，而非特殊拒絕權，因為病人在 AD 中表明希望接受 LST 或 ANH 的意思就是他不要行使特殊拒絕權。

AD 勾選此一選項者無須檢視病情是否符合病主法第 14 條第 1 項之五款臨床條件，也沒有限時嘗試的問題。病人意識昏迷後，關係人也不必有其他懸念，就是盡力選擇能救治病人的各種醫療措施，直到死亡為止。

若意願人在臨床醫療過程中改變主意，想要行使特殊拒絕權，那就必須進行 AD 之變更，請參考 97 頁圖 3-3 之 AD 變更流程。

150 ～ 151 頁圖 4-4 為 AD 執行流程圖，本圖之繪製預設意願人已有 AD，且意願人僅委任一名 HCA。

最後，由於簽署 AD，主要目的仍是為了行使特殊拒絕權，圖 4-5 是從 AD 生效到 AD 之執行，提供病人行使特殊拒絕權的行動綜覽圖。

圖 4-5 病人行使特殊拒絕權行動指南

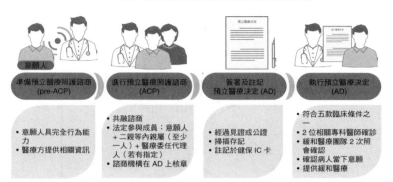

準備預立醫療照護諮商 (pre-ACP)	進行預立醫療照護諮商 (ACP)	簽署及註記 預立醫療決定 (AD)	執行預立醫療決定 (AD)
• 意願人具完全行為能力 • 醫療方提供相關資訊	• 共融諮商 • 法定參與成員：意願人＋二親等內親屬（至少一人）＋醫療委任代理人（若有指定） • 諮商機構在 AD 上核章	• 經過見證或公證 • 掃描存記 • 註記於健保 IC 卡	• 符合五款臨床條件之一 • 2 位相關專科醫師確診 • 緩和醫療團隊 2 次照會確認 • 確認病人當下意願 • 提供緩和醫療

病主法架構下危急病人之處置程序

　　危急病人可以指已經在醫病關係中的住院病人或在宅醫療之病人，也可以指臨時被送到醫院急診處的病人。一般而言，急診處的功能就是儘快搶救危急病人，因此，危急病人若送到急診處會受到急救之必要處置。因應病主法的生效施行，若未來醫院急診處能進行 AD 之篩選與分流，便有可能在急診處執行病人之 AD。至於住院病人或在宅醫療之病人若發生緊急狀況，則可依病人有無 AD 以及事前是否已有執行 AD 之準備，而決定是否要進行急救。圖 4-6 為危急病人之處置程序圖。

圖 4-6 病主法架構下之危急病人處置程序圖

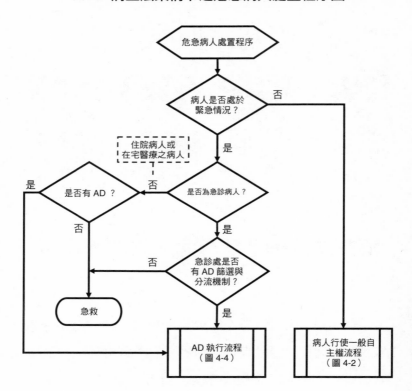

第5章

安寧緩和醫療條例
與病人自主權利法的比較

站在巨人的肩膀上，可以看得更遠。安寧條例可以說就是病主法的巨人肩膀。比較兩者異同，一方面可以讓讀者體會到病主法繼受安寧條例的精神與細節，另一方面也能讓大家知彼知己，更了解兩部法的內涵。

安寧條例與病主法的立修法歷程

安寧療護的理念早在八〇年代便引進臺灣，在制度上的突破首推民國 89 年訂定的安寧條例，為我國第一部末期病人自決法（Terminally-ill Self-determination Act）或自然死法（Natural Death Act）。立法之初由於社會仍高度忌諱死亡，「自然死」這個概念無法成為法律名稱，因此最後定名為安寧緩和醫療條例。實則，安寧條例的主要內容並非與安寧緩和醫療相關，而是與末期病人行使特殊拒絕權以尋求自然死相關。

安寧條例於民國91年進行第一次修法,主要修訂第3條與第7條的內容。首先在第3條「心肺復甦術」（cardiopulmonary resuscitation, CPR）的定義中增加了「瀕死」的概念。不過,由於原定義中已有「臨終」概念,其與「瀕死」概念似無重大差異,因此此一修訂並無重大影響。另外,第7條則增加了第6項,明文許可簽署意願書的末期病人既得阻止心肺復甦術的施行（withhold）,也能「終止或撤除」（withdraw）已施行的心肺復甦術。然而,若末期病人來不及簽署意願書,其最近親屬所簽署的同意書只能在心肺復甦術施行前阻止,不能在施行後「終止或撤除」之。

時隔九年,安寧條例在民國100年初啟動了第二次修法。本次修法修訂了第1條及第7條第2項,增訂第6條之1及第7條的第7、8、9三項,並刪除了第13條。值得注意的是第6條之1與第7條的增訂:前者確保了健保卡註記意願書的法律效力,後者則開放了醫療委任代理人或最近親屬可透過同意書終止或撤除心肺復甦術。第7條第7項明定,末期病人無意願書而已施行心肺復甦術者,得經醫療委任代理人或同條第4項第1款至第3款之親屬共同簽署同意書,並經醫院之醫學倫理委員會審查通過後,終止或撤除心肺復甦術。

第二次修法後發現實務操作相當困難,除了要四代同堂（配偶、成年子女及孫子女、父母）全數同意外,還要向醫學倫理委員會申請獲准,這不僅曠日費時,而且病人在程序完成之前可能就已經痛苦地走了,無法呈現修法的美意。有

鑑於此，民國102年迎來第三次修法，末期病人只要最近親屬一人同意，就可以終止或撤除心肺復甦術。

安寧條例第三次修法賦予最近親屬一人簽署的同意書，有著類似於病人自己簽署的意願書之功能，能在事前請求醫師不施行心肺復甦術，也能在事後請醫師終止或撤除心肺復甦術及維生醫療。第三次修法也修訂了安寧條例當中許多關鍵的詞彙，例如安寧緩和醫療與心肺復甦術脫勾，心肺復甦術回歸常規醫療的用法，指病危時之標準急救程序，而與延長瀕死過程之維生醫療脫勾。[1]

安寧條例的修法歷程耗費十餘年，第三次修法後末期病人特殊拒絕權行使的機制雖然獲得大幅改善，不過，安寧條例對於病人自主權的保障仍有很大的不足。首先，安寧條例限末期病人病危後拒絕心肺復甦術或維生醫療，這使得非末期但卻「賴活不如好死」的病人無法享有特殊拒絕權。其次，安寧條例允許拒絕的醫療措施非常狹隘，僅限末期病危後之心肺復甦術與維生醫療，至於其他維持生命的必要措施則不在許可拒絕之列。最後，傳統醫療法與醫師法將病人與病方其他人一視同仁，造成許多醫療父權的問題，使得病人的自主尊嚴沒有得到應有的尊重。

為了解決上述問題，當時擔任立委的楊玉欣委員於安寧條例第三次修法後便希望立一部新的法律，完整規劃病人自主權的基本原則，並擴大特殊拒絕權的行使範圍，於是經過無數專家會議、各種團體座談與公聽會後，於民國104年5月8日提出病主法草案之關係文書，後經半年多焚膏繼晷之

努力，於同年 12 月 18 日經立法院三讀通過，並於民國 105 年 1 月 6 日經總統公布，而於民國 108 年 1 月 6 日正式生效施行。

病主法與安寧條例的異同比較

病主法與安寧條例的差異可以從本質上來看，也可以從特殊拒絕權的規範上來比較。

▌本質上的差異

病主法與安寧條例有很多本質上的差異。首先，病主法是一部以病人自主權的完整規範為著眼點的法律，其所關切的議題包含了病人自主權的基本原則以及病人特殊拒絕權的相關規範；安寧條例則只關注特殊拒絕權，對於病人自主權的基本原則沒有什麼著墨，僅強調末期病人想要了解自己的病情與醫療選項時，醫師有告知之義務。

其次，兩部法律的立法宗旨不同，病主法關心的是所有病人的權益，包含了所有病人的自主與善終權益，安寧條例則只關心末期病人的權益。

最後，病主法可以說是一部攸關病人權益的普通法，相對而言，安寧條例則是特別法。不過，從規範內容來看，兩部法律並無衝突，而且還能發揮相互補充的功能。

關於最後這一點，立法院法制局有一篇研究報告持不同觀點。該報告認為，病主法與安寧條例都允許末期病人行使特殊拒絕權，但兩部法律的相關做法卻不一致，導致發生衝突時將不知何所適從，因此，建議刪除病主法第 14 條第 1 項第 1 款之末期病人，讓末期病人之特殊拒絕權行使，回歸安寧條例之規範。[2]

這個看法恐怕有一些誤解。兩部法行使特殊拒絕權的工具不同，病人如果簽署的是病主法的 AD，自然必須依病主法的規範而行；如果簽署的是意願書，則必須按安寧條例來行使特殊拒絕權，兩者之間並無衝突。其次，病人即使既簽署了 AD，又簽署了意願書，也不會發生什麼問題，因為 AD 與意願書允許末期病人行使特殊拒絕權的時間點不同，得拒絕的醫療措施範圍也不同，故無衝突可言。

簡單地說，AD 在末期病人病危前就允許他拒絕維持生命治療或人工營養及流體餵養，意願書則僅在病危後才允許末期病人拒絕心肺復甦術或維生醫療。維持生命治療與人工營養及流體餵養的範圍遠大於心肺復甦術及維生醫療，依此，AD 涵蓋並超越意願書，使得 AD 可以取代意願書，反之不然。從這一點來看，末期病人行使特殊拒絕權不應該回歸安寧條例之規定，否則就窄化了病人的特殊拒絕權。

從另一方面來看，病主法無最近親屬同意書制度之設計，來不及簽署 AD 就失去意識的病人無法循病主法的規定來行使特殊拒絕權，此時安寧條例就能派上用場來彌補病主法的不足了；換言之，無法簽署 AD 的病人至少可以在末期

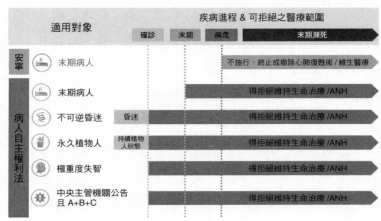

圖 5-1 適用對象與可拒絕醫療範圍之比較

	適用對象	疾病進程 & 可拒絕之醫療範圍
		確診　　末期　　病危　　　末期瀕死
安寧	末期病人	不施行、終止或撤除心肺復甦術 / 維生醫療
病人自主權利法	末期病人	得拒絕維持生命治療 /ANH
	不可逆昏迷　昏迷	得拒絕維持生命治療 /ANH
	永久植物人　持續植物人狀態	得拒絕維持生命治療 /ANH
	極重度失智	得拒絕維持生命治療 /ANH
	中央主管機關公告且 A+B+C	得拒絕維持生命治療 /ANH

（註：A：intolerable 痛苦難耐　B：incurable 不可治癒　C：no option 無其他解方）

時，由最近親屬簽署同意書來行使拒絕心肺復甦術或維生醫療的權利。總之，在特殊拒絕權的行使上，病主法與安寧條例之間不但沒有衝突，而且還能發揮相互補充的關係。

▍特殊拒絕權的規範差異

特殊拒絕權的規範是兩部法律重疊的地方，不過，無論是適用的對象、得拒絕之醫療措施、Wiesing 決策模式的實現程度以及病人行使特殊拒絕權的法定實體要件與程序要件均有很大的不同，以下逐項說明之。

・適用對象不同

安寧條例限定「末期病人」才能行使特殊拒絕權，病主法則除了末期病人外，不可逆轉之昏迷、永久植物人狀態、

極重度失智，以及其他經中央主管機關公告之疾病項目或情況均得行使特殊拒絕權。（請參考圖 5-1）

・得拒絕之醫療範圍不同

安寧條例得拒絕的醫療選項為第 3 條所定義的心肺復甦術與維生醫療。從定義來看，維生醫療屬於無效醫療，因為它本身無治癒效果，只能用來延長末期病危病人之瀕死過程。病主法的維持生命治療是「指心肺復甦術、機械式維生系統、血液製品、為特定疾病而設之專門治療、重度感染時所給予之抗生素等任何有可能延長病人生命之必要醫療措施」，從定義來看，它屬於能延長病人生命的有效醫療。此外，病主法也允許病人拒絕「人工營養及流體餵養」（ANH）。整體而言，病主法的醫療選項較安寧條例擴大許多，執行醫療選項的時機也提前。（請參考圖 5-1）

・Wiesing 決策模式之實現程度不同

U. Wiesing 等人認為，醫療決策應以病人意願為核心原則。[3] 依照病人意願表達的不同方式與程度，醫療決策可以區分為四個階層。第一層為病人當下具決策之心智能力時，醫療決策就應該尊重病人充分知情之後的當下意願而行；若病人當下已失去做決策的能力，則進行第二階層之決策，亦即依據病人在 AD 中所表達之意願來進行醫療決策；若病人沒有簽署 AD，則進入第三階層，根據病人可得推知之意願來進行決策；若病人之意願亦無法推知，那就只能按照病人

圖 5-2 安寧條例與病主法實現 Wiesing 醫療決策模式之比較

Wiesing 決策模式：醫療決策的核心原則	安寧條例	病主法
病人當下具意思能力且經充分知情後表達之意願	○	○
若不行則改用		
病人在 AD 中表達之醫療意願	○	○
若不行則改用		
可推知之病人意願	○	✗
若不行則改用		
依照病人最佳利益做決定	○	✗

之最佳利益來為病人進行醫療決策。

　　從上述 Wiesing 決策模式來看，有關特殊拒絕權的行使，病主法與安寧條例之間有相當大的不同。（請參考圖 5-2）

1. 安寧條例落實四階層的決策

　　安寧條例經三次修法，四個階層的決策模式均能落實。首先，末期病人的當下意願是行使特殊拒絕權最重要的意願，即使事前沒有簽署意願書，醫療臨床過程之當下若仍有意思表示能力，病人可以透過簽署意願書來行使其特殊拒絕權；若之前已簽署意願書，醫療臨床當下也仍是以他當下明示之意思表示為準，因為即使他當下明示之意思與意願書不一致，安寧條例第 6 條之 1 第 3 項規定，應以他當下意願為準。總之，病人當下若有意思能力，安寧條例高度尊重病人之當下意願。

其次，若病人當下已失去意思表示能力，那麼特殊拒絕權的行使就依據他事先簽署的意願書而行，這是 Wiesing 決策模式的第二層。若病人在失去意思表示能力之前沒有簽署意願書，則最近親屬可以出具同意書代替之，不過同意書不應違反病人在失去意思表示能力之前所曾經表達過的想法（安寧條例第 7 條第 3 項），這可以對應至 Wiesing 決策模式的第三層，以可推知之病人意願作為醫療決策之基礎。最後，病人如果在失去意思表示能力之前沒有簽署意願書，也沒有最近親屬時，安寧條例規定醫師應先進行安寧緩和醫療照會，然後依末期病人最佳利益出具醫囑來幫助病人行使特殊拒絕權，此為 Wiesing 決策模式的第四層。依此，安寧條例能實現 Wiesing 決策模式每一個階層。

2. 病主法實現前兩階層的決策模式

相對於安寧條例，病主法只能實現 Wiesing 決策模式的前兩個層次，這是因為病主法立法伊始，首次將特殊拒絕權擴展到非末期病人，在病人自主意願的認定上宜從嚴，而非從寬。

首先探討一下病人的當下意願。病人當下如果要接受 LST 或 ANH，那麼，無論他之前是否有 AD，也無論他在 AD 上做了怎樣的選擇，醫師都應立刻為他施行醫療措施。病人當下如果拒絕 LST 或 ANH，基於此一拒絕將導致病人死亡，故病主法要求病人得先有 AD；AD 上應已表明拒絕 LST 或 ANH，且病人還得符合行使特殊拒絕權的臨床條

件，才能拒絕 LST 或 ANH。

依此，若病人之前沒有簽署 AD，那他就必須先簽署 AD 才能行使特殊拒絕權。由於簽署 AD 的程序較複雜，需先進行 ACP，並且經見證或公證簽署後註記於健保卡，AD 才會生效，因此病人的「當下意願」不會馬上受到尊重，而是要經過一段時間才能得到實現。這段時間的一個重要意義就是讓病人有一個「再三考慮期」，病人在這段時間可以反覆思考自己的選擇，是否真的心意已決或者沒有其他的出路。一旦 AD 生效，病人也符合行使特殊拒絕權的臨床條件時，病主法要求醫師再確認一次具意思能力的病人之當下意願。此時，若病人仍要拒絕 LST 或 ANH，醫師即得尊重病人的意願，終止、撤除或不施行其所不要的 LST 或 ANH。若病人反悔了，希望繼續接受 LST 或 ANH，那也沒有關係，因前面已指出，醫師應按病人當下的意思，立刻給予 LST 或 ANH。

病人當下拒絕 LST 或 ANH 時若已經簽署了 AD，那麼，只要 AD 中同樣是希望拒絕 LST 或 ANH，其當下意願就能馬上受到尊重與實現；若 AD 所表達的是希望接受 LST 或 ANH，則病人應先啟動變更 AD 之程序，才能行使特殊拒絕權。變更程序應以書面為之（病主法第 8 條第 1 項），並向醫療機構申請更新註記（病主法第 13 條、病主法施行細則第 6 條），即完成意願人部分之 AD 變更程序。醫師於 AD 變更完成後即可在臨床條件符合時，撤除、終止或不施行 LST 或 ANH。

從以上說明可知，病主法之特殊拒絕權行使符合
Wiesing 決策模式的第一層，尊重病人在臨床醫療過程之當
下意願。

其次，病人當下如果已經沒有意思能力，其特殊拒絕權
之行使就必須依賴事先簽署好的 AD，由此可知病主法的規
定也與 Wiesing 決策模式的第二層相符。失去意思能力的病
人只要簽署了有效的 AD，且 AD 中勾選了拒絕 LST 或
ANH、限時嘗試或空白授權醫療委任代理人代為決定等選
項，就有機會行使特殊拒絕權。當然，若病人在 AD 中表達
的是希望接受 LST 或 ANH，醫療機構或醫師也會尊重他的
意願，提供他所需的 LST 或 ANH。

至於病人可推知之意願或最佳利益，病主法並不以之為
撤除、終止或不施行 LST 或 ANH 的依據。病主法也沒有安
寧條例的同意書制度，無法讓最近親屬在病人沒有簽署 AD
的情形下出具同意書來拔管或停止 LST 或 ANH。

・ 法定實體要件與程序要件不同

有關特殊拒絕權的行使，安寧條例與病主法的法定實體
要件與程序要件有不同之規定。

1. 法定實體要件

安寧條例的意願人要透過意願書來行使特殊拒絕權。意
願書沒有法定格式，但安寧條例第 4 條第 2 項有規定應記載
事項，最主要就是意願人接受安寧緩和醫療或做維生醫療抉
擇之意願及其內容，此外也包含意願人的一些基本資料，如

意願人姓名、國民身分證統一編號、住所或居所以及簽立意願書的日期等。

病主法的意願人則要透過預立醫療決定（AD）行使特殊拒絕權。AD 有法定格式，病主法第 8 條第 3 項明定「預立醫療決定之內容、範圍及格式，由中央主管機關定之」。病主法第 8 條第 2 項並規定 AD 的應記載事項為「接受或拒絕維持生命治療或人工營養及流體餵養之全部或一部」之意願。

2. 法定程序要件

安寧條例第 4 條第 3 項規定，意願書只要在兩位具完全行為能力人的見證下簽署，即生效力，健保卡註記非法定程序要件，雖然註記之效力與意願書正本相同。

病主法的程序要件則較為嚴謹與繁瑣，病主法第 9 條第 1 項規定，簽署 AD 前，應先經 ACP，而後經諮商機構核章，並應在兩位具完全行為能力人之見證或公證人之公證下簽署 AD，之後再由醫療機構掃描、存記於衛福部之資料庫，最後由衛福部註記於健保卡中，AD 才正式生效。

以上說明了病主法與安寧條例最主要的差異，其他各種細節上的差異，請參看表 5-1。

表 5-1 病主法與安寧條例比較表

序	比較項目	安寧緩和醫療條例	病人自主權利法
1	法律關係	特別法	普通法
2	法律關係	舊法	新法
3	立法目的	§1 尊重末期病人之醫療意願及保障其權益	§1 尊重病人醫療自主、保障病人善終權益，促進醫病關係和諧。
4	Life-sustaining Treatment (LST) 的用語及意義	§3 I (4) 中文為「維生醫療」，指用以維持末期病人生命徵象，延長瀕死過程，但無治癒效果之醫療措施，屬無效醫療。	§3 I (1) 中文為「維持生命治療」，指任何有可能延長病人生命之必要醫療措施，屬於有效醫療。
5	Artificial Nutrition and Hydration (ANH) 的用語及意義	無此用語	§3 I (2) 人工營養及流體餵養：指透過導管或其他侵入性措施餵養食物與水分。
6	Palliative Care 的用語及意義	§3 I (1) 中文為「安寧緩和醫療」，提供給「末期病人」之舒緩醫療。	§3 I (7) 中文為「緩和醫療」，提供給「所有病人」之舒緩醫療。
7	對「末期病人」之定義	§3 I (2) 末期病人：指罹患嚴重傷病，經醫師診斷認為不可治癒，且有醫學上之證據，近期內病程進行至死亡已不可避免。	未定義，藉用安寧緩和醫療條例中之概念。
8	維生醫療抉擇	§3 I (5) 指末期病人對心肺復甦術或維生醫療施行之選擇	無此用語
9	告知規定	§8 相關保護較弱	§4、§5 確保病人知情權
10	意願表達之法律文件名稱	§4 意願書	§8 預立醫療決定

5

安寧緩和醫療條例與病人自主權利法的比較

11	同意書制度與醫囑制度	§7 III 有同意書制度及醫囑制度，可由他人代為決定不施行、終止或撤除心肺復甦術或維生醫療。	§8 無同意書制度亦無醫囑制度，只能自己透過預立醫療決定表達，旁人不能代為決定。
12	「預立」的詞性	§5 動詞	§8 形容詞
13	意願書或預立醫療決定之應記載事項	§4 II 意願人之姓名、國民身分證統一編號及住所或居所。接受安寧緩和醫療或作維生醫療抉擇之意願及其內容。立意願書之日期。	§8 II 於第 14 條特定臨床條件時，接受或拒絕維持生命治療或人工營養及流體餵養。
14	可拒絕之醫療範圍	§7 只能拒絕心肺復甦術與維生醫療	§8 II 可以拒絕維持生命治療、人工營養及流體餵養。
15	緩和醫療是否被列入醫療選項	§4 II 安寧緩和醫療是選項；無轉診義務之相關規定。	§16 緩和醫療非選項，是執行預立醫療決定時之醫療方義務；醫療方在無法提供時有轉診義務。
16	意願人資格	§4 I 末期病人：無年齡限制。限制行為能力人簽署之意願書應得法代同意；未成年人無法表達意願時由法代簽署意願書（§7 I (2)）。 §5 I 非末期病人：二十歲以上具完全行為能力人。	§8 I 具完全行為能力人。 包含已婚的未成年人；條件不因是否為末期病人而有差異。
17	關係人	無此一概念	§4 II 病人之法定代理人、配偶、親屬、醫療委任代理人或與病人有特別密切關係之人。

18	見證人資格	§4 III 具完全行為能力人，但實施安寧緩和醫療及執行意願人維生醫療抉擇之醫療機構所屬人員不得為見證人。	§9 I (2)、§9 IV 具完全行為能力人，但意願人之醫療委任代理人、主責照護醫療團隊成員及第10條第2項各款之人不得為第9條第1項第2款之見證人。
19	醫療委任代理人資格	§5 II 法條文字上無年齡限制，應回歸適用民法，限制行為能力人亦得擔任（民法§104）。	§10 I、§10 II 二十歲以上具完全行為能力人，但意願人之受遺贈人、遺體或器官指定之受贈人或其他因意願人死亡而獲得利益之人等，除繼承人外，不得為醫療委任代理人。
20	醫療委任代理人權限	1. 能代為簽署意願書（§5 II） 2. 得被委任撤回其意願之意思表示（§6） 3. 對於意願書是否註記，得表示同意（§6-1 I）。	1. 預立醫療決定之簽訂或撤回或變更，均僅由本人自行為之（§8 I）。 2. 可以在病人無法表達意思時聽取告知、同意醫療，並代理表達 AD 中之醫療意願（§10 III）。
21	醫療委任代理人複代理規範	無複代理之特別規範，應回歸適用民法，以共同代理為原則（民法§168）。	§10 IV 明文規定採單獨代理制度
22	親屬範圍與角色	§7 IV 1. 最近親屬：配偶、成年子女、孫子女、父母、兄弟姊妹、祖父母、曾祖父母、曾孫子女或三親等旁系血親、一親等直系姻親。 2. 角色：可簽署同意書。	§9 II 1. 親屬：二親等內之親屬、經意願人同意之親屬。 2. 角色：參與預立醫療照護諮商。

23	意願書或預立醫療決定法定格式及法定程序要件	§4 II 意願書無法定格式 §4 III 程序要件：具完全行為能力者二人在場見證。	§8 III 預立醫療決定有法定格式 §9 程序要件：需經預立醫療照護諮商、核章、見證或公證、預立醫療決定掃描存記、健保卡註記。
24	掃描存記單位	§6-1 II 醫療機構、衛生機關、受中央主管機關委託之法人。	§12 II 僅醫療機構
25	意願改變	1. 意願人或醫療委任代理人以書面撤回即可（§6） 2. 臨床醫療決策以意願人書面明示之意思表示為準（§6-1 III）	1. 一般變更（§8、§13） 2. 特殊變更：臨床意願與預立醫療決定不一致時，適用不同程序，詳見第3章圖3-3。
26	臨床生效要件	§7 I (1) 經兩位醫師確診為末期病人	§14 I、§14 II 符合五款臨床條件之一，並經兩位相關專科醫師確診、緩和醫療團隊兩次照會確認。
27	當下意願再確認條款	§6-1 III	§15 執行前應向有意思能力之意願人確認
28	罰則有無	§10、§11、§12 違反第7條、第9條者，有罰則。	無罰則

第6章

病人自主權的國際現況
與發展趨勢

前 5 章說明了病人自主權的意義、我國病主法的立法宗旨與架構、病人的一般自主權及特殊拒絕權，並就病主法與安寧條例的異同做出比較，本章則要探討世界各國有關病人自主權的發展現況與趨勢。

病人自主權包含了「知情權」以及「選擇與決定權」。知情權的爭議不大，雖然在某些情形下，東西方的醫師或家人都有可能對病人隱瞞病情，不過，這樣的做法在倫理上站不住腳，已愈來愈成為共識。在重視人格自由發展的現代民主法治國家裡，傳統上所謂「為了病人好」的父權理由，已並非在任何情形下都能得到認同。世界各國幾乎都肯定，病人應有知道自己病情及醫療選項的權利，這項權利屬於基本人權的延伸。

選擇與決定權則包含四種樣態：一般請求權與拒絕權，特殊請求權與特殊拒絕權。本章分四部分，第一部分介紹一般拒絕權與請求權；第二部分探討特殊請求權；第三部分則以日本及英國為例，說明他們在法律上雖然不允許特殊請求

權，但在實務上對於協助自殺及安樂死相當寬容的現況；最後一部分探討特殊拒絕權在國際上的發展趨勢。

一般請求權與拒絕權

　　一般請求權與一般拒絕權在國際上沒有什麼爭議。一般請求權是消極權利，他人不得妨礙病人求醫治病。在緊急情況，一般請求權還可能是積極權利，醫生有應病人請求而提供緊急救治的義務。當然，一般請求權也不能漫天要價，必須尊重醫師的專業判斷，否則就會發生自主過了頭（autonomy gone amuck）的問題，例如美國 1995 年的 Gilgunn v. Massachusetts General Hospital 案例。在該案中，醫師原本對於病人 Catherine Gilgunn 發出不施行心肺復甦術（do not resuscitate, DNR）醫囑，但她的女兒卻堅持要全力搶救，醫院讓步做了繼續治療的決定之後，醫師群情譁然。後來醫院透過醫學倫理委員會確認執行 DNR，三天後病人死亡，引發女兒 Joan Gilgunn 告醫院的事件。法院判決的結果是，當醫療團隊審慎評估某醫療措施為無效時，病人無權強迫醫師施行該措施。這個判決確立了一般請求權必須以醫療專業判斷為範圍的原則，病人並不享有超過此一範圍的醫療請求權。

　　以我國的病主法為例，第 4 條明白規定病人之選擇與決定權應以醫師提供之醫療選項為限。這個規定所考慮的正是

病人的請求權應有所限制，法律應在病人自主與醫療專業之間尋求平衡。[1]

此外，由於一般請求權是在醫病關係中的權利，醫病關係具有某種契約與對價關係，因此，當病人期待的醫療措施需要自費時，病人必須付費，醫師才有相應的治療義務。至於一般拒絕權，只要不涉及生死或不在緊急狀況，各國在倫理與法律上普遍都是以尊重病人選擇為原則。

特殊請求權

無論是特殊拒絕權或特殊請求權，由於涉及生死，爭議都比較大，其中又以特殊請求權之爭議為最。特殊請求權即病人要求「協助自殺」或「安樂死」的「醫療協助死亡權」。前者是自殺，後者是他殺。後者的爭議又高於前者，因為這樣的權利是要求醫師殺死病人，與醫師濟世救人的醫學倫理有違，亦與傳統「不可殺人」的信念直接衝突，國際上僅少數國家承認其合法性。我國的病主法尚未接受特殊請求權，僅接受特定臨床條件下的特殊拒絕權。

▌協助自殺

在少數接受特殊請求權的國家中，有三個是只接受協助自殺但不接受安樂死者，它們分別是美國的七個州（奧勒岡

州、華盛頓州、蒙大拿州、佛蒙特州、加州、科羅拉多州與夏威夷州）與華盛頓特區、瑞士與德國。美國與歐洲這兩個國家在接受協助自殺的社會與歷史脈絡上有很大的不同。

美國是在醫學科技進步的醫病脈絡下，產生各種有關生命權與自主權的衝突，而後透過立修法或法院判決的歷程，而在部分州或地區逐漸接受協助自殺。第一個接受的是奧勒岡州 1997 年的《尊嚴死法》（*Death with Dignity Act*）。該法允許奧勒岡州居民，在只剩下六個月的生命末期自主決定接受協助自殺。其他州則追隨其後陸續開放協助自殺，最近開放的是科羅拉多州、華盛頓特區與夏威夷州。科羅拉多州的《生命末期選項法》（*the End of Life Options Act/Proposition 106*）於 2016 年 11 月 8 日透過公投生效，允許末期病人尋求醫師協助自殺。華盛頓特區的《尊嚴死法》（*Death with Dignity Act*）則是在 2016 年 11 月由議會通過，2017 年 2 月國會曾試圖翻案而沒有成功，使得華盛頓特區成為美國第七個允許協助自殺的地區。以奧勒岡州及華盛頓州的法律為模型，夏威夷州州長在 2018 年 4 月簽署了醫療協助死亡的法案《我們的醫療，我們的選擇法》（*Our Care, Our Choice Act*），該法在 2019 年 1 月 1 日生效施行。

德國與瑞士接受協助自殺的歷史脈絡，與醫病關係或病人自主議題無關。德國從啟蒙時期在法律上就不處罰自殺，儘管哲學與倫理學對於自殺有許多負面的評價。普魯士的腓特烈大帝（Friedrich II von Preußen, der Große）於 1751 年廢除了處罰自殺的條款。時隔一世紀後，德國於 1871 年通行

最美的姿態說再見——病人自主權利法的內涵與實踐

全國的聯邦刑法也不處罰協助自殺，但受囑託殺人仍受處罰。[2] 當時多數法學家的觀點是，如果不處罰自殺卻處罰協助自殺，邏輯上似乎有所矛盾，因為主犯不罰，怎麼處罰幫助犯呢？不過，德國人的法理邏輯並不一定得到其他國家的認同，鄰近德國的奧地利，其刑法不處罰自殺，但仍處罰協助自殺（奧地利刑法第 78 條）。我國亦然，我國法律在很多方面繼受自德國，但在自殺議題上，我國法律也是不處罰自殺，但卻處罰加工自殺（我國刑法第 275 條）。

總之，德國過去一百多年來都是許可協助自殺，因此，2015 年 11 月通過的刑法修正案並不是為了要開放協助自殺，而是對原本開放的協助自殺加以限制。該案增訂刑法第 217 條，處罰業務性質的（geschäftsmäßig）協助自殺，這包含了醫護人員在醫病契約關係中的協助自殺以及組織性的協助自殺。所謂組織性的協助自殺指的就是類似瑞士「尊嚴死」組織（Dignitas）所做的協助自殺。換言之，協助自殺在德國原則上仍是不處罰的，但執業性質的協助自殺會受到處罰。

不過，這樣的限制引發很多質疑，修法之後的 2016 年也陸續發生了安寧緩和醫師遭到違反刑法第 217 條調查的事件。這些情況促使不少人提出釋憲案，德國聯邦憲法法院迄今仍在審理中。另一方面，德國聯邦行政法院（Bundesverwaltungsgericht）明知國會已經修法限制業務性質的協助自殺，仍在 2017 年 3 月通過一項判決，要求德國衛生部的藥物管理局（BfArM）訂出標準，允許某些極端情

形案例的自殺藥物申請。德國衛生部委託前聯邦憲法法院的法官 Udo Di Fabio 研究此判決並提出報告，該報告認為聯邦行政法院的判決違憲，強化了衛生部對此判決置之不理的一貫立場。本案在德國涉及憲法、立法與司法之間的緊張，截至 2018 年底仍無結論。

瑞士協助自殺相關法律的產出年代也與當前「醫療協助死亡」的爭議無關。早在 1898 年，瑞士舊刑法第 102 條就認為協助自殺能是「朋友的作為」（Freundestat）。1942 年生效迄今之新刑法第 115 條繼承舊刑法第 102 條的大致內容，原則上允許協助自殺，只處罰出於自私動機的協助自殺。換言之，無論想要自殺的人是疾病或健康，是重病或處於末期，也無論協助自殺是個人或組織行為，只要不是出於自私動機者，都是瑞士法律所允許的。

瑞士目前最主要的自殺協助組織有四個，分別是 Exit、Dignitas、Lifecircle 與 Ex International，都採會員制，也都只對會員提供自殺協助。[3] 其中，Exit 於 1982 年成立，分德語與法語兩個部門，是最早的自殺協助組織，同時也是唯一只服務瑞士公民的同類組織，會員將近十萬名。其他三個組織都接受國內外會員並提供服務，其中最負盛名的是 Dignitas，會員七千人，大部分是外國人。德國 2015 年修法後，國內協助自殺組織已停止運作，想要尋求自殺協助的德國人大概只能私下找懂門路的朋友或透過自殺旅遊前往瑞士尋求協助。

▌安樂死

安樂死是在病人要求下由醫師注射致死藥劑的行為，屬於「受囑託殺人」。從全球角度來看，各國刑法幾乎都視之為犯罪，例如德國刑法第 216 條、瑞士刑法第 114 條。國際間接受安樂死的國家很少，目前主要就是荷蘭、比利時、盧森堡、哥倫比亞以及最新通過立法的加拿大及澳洲的維多利亞省。[4]

值得注意的是，除了比利時外，這些接受安樂死的國家或地區也都同時明文接受協助自殺，反之不然，因為接受協助自殺的國家不一定接受安樂死。箇中原因可能是因為協助自殺只需從旁提供協助，而不必自己動手殺人，感受上比較「間接」，因此爭議性沒有安樂死那麼大。美國醫師在歷次民意調查中都顯示，大部分贊同醫療死亡協助的醫師都只願意以協助自殺的方式間接參與死亡協助，而不願以安樂死的方式直接動手殺死病人。[5]

荷蘭是最早將安樂死合法化的國家，時間是在 2002 年。荷蘭刑法第 293 條及第 294 條分別規定有「受囑託殺人罪」以及「加工自殺罪」（這不同於我國將兩種罪合併在刑法第 275 條裡的做法）。2002 年通過《受囑託結束生命與協助自殺法》（*Termination of Life on Request and Assisted Suicide Act*）之後，該法第 2 條提出醫師執行安樂死或協助自殺的「適當照顧條件」（requirements of due care），第 20 條則要求刑法第 293 條及第 294 條進行修法，各增加一項但書，讓

醫師（medical doctor）在符合上述「適當照顧條件」時無論執行安樂死或協助自殺均得免罰（shall not be punishable）。這個做法類似我國刑法第 21 條的效果，從立法技術來看，亦即透過「依法令之行為，不罰」來阻卻違法。其象徵意義為：國家法律在原則上仍認定安樂死與協助自殺是犯罪，只是在符合特定條件時不予處罰（depenalization）。[6]

所謂「適當照顧條件」包含以下六點：

1. 醫師要確信病人是自願而且考慮周詳的。
2. 醫師要確信病人的痛苦是持久而難以忍受者。
3. 醫師充分告知病人診斷與預後。
4. 病人確信沒有其他合理解決辦法。
5. 醫師諮詢過另一位獨立醫師之意見，該醫師看過病人，且給出書面意見，證明主治醫師符合上述四點適當照顧條件。
6. 醫師過去受囑託結束病人生命或協助其自殺時，有給予適當照顧之經驗。

從以上「適當照顧條件」可知，荷蘭安樂死資格並不限末期病人。該法第 2 條第 2 至 4 項進一步指出年齡方面也不限成年人，只要是十二歲以上的病人即適用，只是未成年者還需要父母或監護人參與決策或同意才可執行。[7]

此外，針對十二歲以下的小孩，特別是新生兒，Groningen 大學醫學中心在 2004 年提出了一個「結束新生兒

生命標準」（*Groningen Protocol*），該標準雖未入法，但得到地區檢察官認同，只要符合標準，結束新生兒生命不會遭到起訴，這是一種「無意願安樂死」的模式。[8]

比利時緊隨荷蘭之後，在 2002 年也將安樂死合法化。不過，在立法精神與技術上，比利時與荷蘭稍有不同。荷蘭是透過阻卻違法讓合乎法定條件的安樂死與協助自殺除罰化（depenalization），但並沒有將它們除罪化。比利時則不然，其《2002 年安樂死法》（*Belgian Act on Euthanasia of May, 28th 2002*）以除罪化（decriminalization）的方式將安樂死合法化（legalization）。該法第 3 條第 1 項規定，符合特定條件之安樂死非刑事犯罪（ne commet pas d'infraction/ commit no criminal offence）。依此，安樂死在比利時不再是犯罪行為，自然也就沒有阻卻違法的必要或受不受罰的問題。具體做法方面，比利時與荷蘭類似，只要病人明確要求，且醫師按照法律規定的適當照顧準則去執行結束病人生命的行為，就不會受到處罰。比利時可以尋求安樂死的病人條件也與荷蘭類似，不限末期病人，也不限身體或生理層次的痛苦，只要病人處在嚴重且不可治癒的疾病或意外傷害，導致身心痛苦難以忍受，且無其他合理解決辦法，就符合尋求安樂死的資格。2014 年比利時進一步修法允許小於十二歲的兒童執行自願安樂死，這一點有別於荷蘭限十二歲以上的條件，因此引發許多爭議。比利時的安樂死門檻可以說是全球最寬鬆者。

比較特別的一個問題是，比利時的安樂死法沒有把協助

自殺納入，這導致一個奇怪的現象：爭議較大的安樂死被合法化，爭議較小的協助自殺卻反而不合法。不過，比利時尊嚴死協會（ADMD）認為安樂死法雖無明文允許協助自殺，但協助自殺蘊含在該法所定義的安樂死概念中。此外，加拿大有一份國會研究報告也指出，比利時的安樂死監督委員會有意讓安樂死概念包含協助自殺。[9]

盧森堡繼荷蘭與比利時之後，通過《2009 年安樂死與協助自殺法》，將特定條件下的安樂死與協助自殺合法化。盧森堡的安樂死條件比荷蘭、比利時嚴格，限痛苦難以忍受的末期病人。病人必須清楚表達其請求安樂死或協助自殺之意願，表達的方式可以是當下表達或事前透過預立醫療決定表達。

哥倫比亞憲法法院於 1997 年的一個裁判中表示，若是末期病人明確賦予他人終結自身生命的權利，則不應使該行為人負擔刑事責任。然而，十八年後政府部門才回應憲法法院的判決，健康及社會保護部（the Ministry of Health and Social Protection）於 2015 年 3 月通過「2015 年第 1216 號決議」（*Resolution 1216 of 2015*），規範安樂死的執行程序、細節規範以及相關定義；此一決議在位階上並非法律，比較接近我國行政部門針對特定法律發布的行政命令。有意思能力的末期病人必須先被告知並提供其他包含緩和醫療在內的選項，若仍堅持，醫院才得執行其安樂死意願或在一定期限內協助病人轉院。

加拿大於 2016 年 6 月透過 C-14 刑法修正案，讓符合特

定條件的醫護人員協助自殺與安樂死不再違反刑法第 241 條之加工自殺罪與第 222 條之殺人罪。協助自殺與安樂死這兩個詞沒有出現在新刑法中，但從新增的第 241.1 條對「醫療協助死亡」（Medical Assistance in Dying, MAiD）的名詞定義可以得知，加拿大刑法所謂的「醫療協助死亡」正是指協助自殺（241.1 (b)）或安樂死（241.1 (a)）。[10] 適用「醫療協助死亡」的條件規定在 241.2 (1)，其內容如下：

1. 必須是加拿大國家醫療保健的服務對象。
2. 年滿 18 歲且具做醫療決定之心智能力。
3. 病況悲慘且無法治癒。
4. 必須是自願且在非被迫的情形下提出醫療協助死亡的要求。
5. 病人在知情後決定接受醫療協助死亡之前，應先被告知包含緩和醫療在內的緩解痛苦之可行手段。

上述五點中第 3 點的「病況悲慘且無法治癒」，在 241.2 (2) 有所定義，內容如下：

1. 嚴重且無法治癒的疾病或失能。
2. 處在不可逆的晚期失能狀態。
3. 疾病或失能狀況帶給他們的身心痛苦無法忍受，且在他們願意接受的條件下無法緩解。
4. 考慮一切醫學因素後能確認自然死亡（natural death）

病人自主權的國際現況與發展趨勢

為合理可預見者（reasonably foreseeable），即使不清楚具體還剩多少時間。

　　從上述定義的第 4 點可知，加拿大安樂死的條件限末期病人。這一點在法案通過後引起了違憲爭議，因為 C-14 法案的提出是最高法院在 2015 年針對 Carter v. Cannada 的判決結果。該判決主張加拿大禁止醫療協助死亡的刑法條文違反加拿大憲法的人權保障。最高法院要求聯邦政府應修法將醫療協助死亡合法化，此即 C-14 法案。違憲爭議點在於，提起違憲訴訟方主張，最高法院所提出的「病況悲慘且無法治癒」並未將末期概念納入，但政府與國會通過的 C-14 法案卻增加了末期的規定，導致有權利行使特殊請求權的範圍遭到限縮。目前違憲訴訟仍在進行中。

　　澳洲北領地曾經通過《1995年末期病人權利法》（*Rights of the Terminally Ill Act 1995*）允許安樂死，但後來被聯邦議會廢除。維多利亞省通過《2017年自願協助死亡法》（*Voluntary Assisted Dying Act 2017*），該法所謂的自願協助死亡包含了自願安樂死與協助自殺。由於維多利亞省有高度自治權，該法通過後澳洲聯邦議會無權否決，因此，澳洲該省確定將施行協助自殺及安樂死。自願協助死亡的資格為年紀須滿十八歲；當下有做「自願協助死亡」決定之能力；疾病不可治癒；痛苦難以忍受且病人必須為十二個月內將會死亡之末期病人。「當下有決定能力」這項條件排除了當事人事前透過預立醫療照護指示（advance care directive）請求自

願協助死亡的可能性。

█ 特殊請求權的權利屬性

特殊請求權是消極權利抑或積極權利？以下分別從道德權利及法律權利的層面來討論。

・ 道德權利的層次

在道德層次進行討論之前，先該探討的問題是：究竟有沒有道德上的特殊請求權？因為如果協助自殺或安樂死根本就是不道德的，那它當然就不會是一種道德上的權利。既然不是權利，也就談不上有怎樣的權利屬性了。從國際現況的觀點來看，大部分國家在法律上是不接受協助自殺或安樂死的，這代表大部分社會在道德情感上不認同協助自殺或安樂死或至少認為相關議題有爭議。世界醫學會在近年好幾次的宣言都聲明特殊拒絕權是可以接受的，但一再重申安樂死與協助自殺不合乎醫學倫理。[11] 天主教的官方立場也很清楚的反對協助自殺與安樂死，認為它們不合乎倫理。必須注意的是，天主教在當代的全球影響力雖然逐漸式微，但作為世界上最大宗教且是西方基督文明的傳統核心，它對於歐美國家的社會價值觀、倫理道德觀以及法律制度仍有相當大的影響。

從另一方面來說，隨著世俗化的全球趨勢以及高張的自主意識，在道德上認同協助自殺或安樂死的聲音也愈來愈

大。不少人認為，只要符合以下兩個條件，協助自殺或安樂死在道德或倫理上就應該被允許。其一，若客觀上病人的疾病無法治癒，生命已進入末期，痛苦難以忍受又無法透過緩和醫療得到緩解；其二，主觀上病人以自主、重複且嚴肅的方式表達了希望得到自殺協助或安樂死的願望。

問題是，從病人角度看協助自殺或安樂死或許情有可原，然而，從醫護人員的角度來看，協助自殺或安樂死就意味著他們要以行動縮短病人生命的歷程，甚至要主動殺死病人，這跟所有人從小內化的道德誡命「不可傷害或殺害他人」以及醫護人員在專業上的助人倫理與救人心態都有著太大的矛盾，而直接衝擊醫護人員的良心、情感與專業倫理。因此，即使在協助自殺或安樂死合法化的國家，也並非每一個醫護人員都願意提供相關的「服務」。從道德角度而言，協助自殺或安樂死是一種兩難的議題。限於本書的主題與篇幅，便不再繼續探討相關問題。

鑑於協助自殺與安樂死在道德上的兩難與爭議，即使承認特殊請求權是一種道德權利，大概也很難主張它是一種積極權利。意思是說，病人想尋死，醫師並無必須配合的協助自殺或殺人義務，醫護人員可以出於良心抗辯（conscientious objection）拒絕病人之請求，也不參與任何相關活動，包含資訊的散播、病人的諮商或轉診等。

• 法律權利的層次

法律上承認「特殊請求權」的國家，所承認的究竟是積

極權利還是消極權利？以目前已經將協助自殺或安樂死合法化的國家來看，「特殊請求權」只是消極權利，而非積極權利。換言之，病人在法定條件下尋求自殺協助或安樂死是法律所允許的，自殺協助或安樂死的提供者在法定條件下接受病人請求而行動，不會受到法律制裁。

不過，這不等於他人負有積極提供協助之義務。即便是接受協助自殺或安樂死的國家，個案中的醫師若本於良心、宗教或其他理由不願意施行，均不至於會被強迫執行病人的特殊請求權。因此，醫療協助死亡僅在「你情我願」的情況下才能施行，[12] 醫師無應允病人請求死亡協助的積極義務。這一點無論從世界人權宣言（UDHR）第 18 條或歐洲人權公約（ECHR）第 9 條，都可以得到國際人權規範體系的支持。不過，個別國家在醫護人員良心抗辯權（conscientious objection）的規定上仍有一些差異。

荷蘭在受囑託終止生命與協助自殺法中沒有提到良心抗辯權，但法規也沒有要求醫師一定要參與安樂死或自殺協助。荷蘭醫師公會（KNMG）特別聲明醫師不應被強制提供死亡協助或強制轉診。比利時的安樂死法第 14 條明文規定，醫護人員不能被迫執行安樂死或協助自殺，不過，該條同時也規定，拒絕執行之醫護人員應適時告知病人或其關係人，且在病人或其關係人要求下應將其病歷資料轉給病人或其關係人指定之醫師，換言之，醫師固然不應被強制提供醫療死亡協助，但有義務轉診給其他願意提供相關措施的醫師。

加拿大的 C-14 刑法修正案沒有規範醫護人員之良心抗辯權，但各省在規劃醫療協助死亡（MAiD）的程序時大多會考慮醫護人員的良心抗辯權，唯一例外的是安大略省。安大略醫師與外科醫師公會（Ontario College of Physicians and Surgeons, CPSO）通過一個政策，要求所屬醫師應執行醫療死亡協助或有義務協助病人轉診，安大略省議會也提出一個地方性的 Bill 84 法案，強制所有醫師這麼做。不過，相關做法引發極大的反對聲浪。健康照護與良心聯盟（Coalition for HealthCARE and Conscience）要求安大略省政府尊重醫護人員之良心抗辯權，設立一個醫療服務協調平台，讓民眾透過平台尋找醫療協助死亡，而不應強迫醫療機構或個別醫護人員以任何形式參與醫療協助死亡。[13]

美國接受醫師協助自殺的七個州與華盛頓特區，基本上不強制醫師提供自殺協助，也不要求醫師必須採取包含轉診在內的任何行動。[14] 最新通過協助自殺與安樂死的澳洲維多利亞省自願協助死亡法第 7 條規定，註冊醫師有良心抗辯權，得拒絕提供有關協助死亡之資訊；拒絕參與協助死亡相關之任何活動等。綜合上述討論，接受特殊請求權的國家都承認它是消極權利，至於積極權利則爭議較大，因為它涉及死亡協助提供者的良心抗辯權。

哥倫比亞可能是一個例外，根據該國健康及社會保護部在「2015 年第 1216 號決議案」中的說法，個別醫師享有「良心抗辯權」，亦即基於良心拒絕為病人施行安樂死的權利，然而，醫療機構則沒有這個權利。醫療機構不能拒絕病

人的安樂死請求，必須為病人找到一位願意執行安樂死的醫生。因此，哥倫比亞在制度上不強迫醫師執行安樂死，但當醫師拒絕實行時，醫療機構得另覓願意協助病人之醫師。從這個角度講，針對醫療機構，哥倫比亞的特殊請求權可以算是一種積極權利。[15]

日本與英國對協助自殺及安樂死的寬容

法律上接受特殊請求權的國家不多，主要原因就是協助自殺與安樂死的高度爭議性。傳統觀點是以捍衛生命（pro life）為原則，甚至主張「生命絕對保護原則」。希臘時期的希波克拉底醫師誓詞裡甚至有這樣的一句話：「余必不以毒物藥品與他人，並不作此項之指導，雖人請求亦必不與之。」然而，隨著全球世俗化的腳步、宗教影響力的式微與各國民主化的發展，人們在自主意識上逐漸覺醒，不少人不再認同在任何情形下捍衛生命的「生命絕對保護原則」，轉而接受在特殊情況下應尊重個人的選擇（pro choice）。以當前各國論述的發展趨勢言，傳統觀點受到相當程度的質疑與挑戰，這些質疑即使在法律上仍不接受特殊請求權的國家，也已對司法實務產生衝擊。

從法理上來說，即使安樂死與協助自殺未合法化的國家，亦即刑法上有協助自殺罪或受囑託殺人罪的國家，由於這兩種罪的惡性低於一般殺人罪，因此在刑法的法定刑度

上，前者也都低於後者，例如我國刑法第 275 條的加工自殺或受囑託殺人罪就是處一年以上七年以下有期徒刑，而第 271 條殺人罪則處死刑、無期徒刑或十年以上有期徒刑。如果當事人處在疾病無法治癒且痛苦難以忍受的狀況，其囑託第三人殺之或協助其自殺就更受法律寬容了。

簡單地說，雖然大部分國家在法律層次仍不接受病人有請求協助自殺或安樂死的權利，然而，當病人情境實在值得同情的時候，法律上大多會採取從寬處理的做法，例如透過緩刑等方式而在實質上不處罰相關案例的被告。以下以日本與英國為例來說明。這兩個國家的法律都是禁止協助自殺或安樂死的，但在真實案例中，法院判決卻很可能會視情節輕重，網開一面，從輕發落。

▍日本的安樂死案例

日本刑法與我國刑法類似，殺人罪章除了一般殺人罪外（日本刑法第 199 條），另外還有幫助自殺與受囑託殺人罪的條款（日本刑法第 202 條）。受囑託殺人的刑罰遠低於一般殺人罪，前者是五年以上到無期徒刑或甚至死刑，後者則是七年以下六個月以上之徒刑。這表示日本刑法與全球各國一致，都承認後者的犯罪情節較為輕微或較情有可原。由於協助自殺或安樂死違反刑法第 202 條，日本與大多數國家一樣，在法律上視之為犯罪行為。

雖然是犯罪行為，然而，受囑託殺人罪的法定刑不重，

只要宣告刑符合緩刑要件，即可緩刑。在日本，緩刑要件是三年以下有期徒刑（日本刑法第 25 條），比我國的兩年還要寬鬆（我國刑法第 74 條）。名古屋高等法院早在 1962 年（昭和 37 年）就曾經在一個有關「安樂死」的個案上，廢棄地方法院直系血親尊親屬罪之原判決，將之改判為受囑託殺人罪並處以一年有期徒刑，然後緩刑三年，此案即為一典型之寬容安樂死的案例。

名古屋案例發生在 1961 年，被告父親於 1956 年因腦溢血而病倒，之後每況愈下，痛苦難耐，經常嚷嚷著「讓我死」、「殺了我」等。後來，當醫師指出其父壽命所剩無幾，被告認為殺父以免除其痛苦乃孝道之體現，因此在牛奶中加入農藥，由不知情的母親餵食，其父乃毒發身亡。[16] 地方法院判決被告為殺害直系血親尊親屬罪，這個判決重於一般殺人罪。名古屋高等法院則廢棄原判決而將之改判為受囑託殺人罪，並且因為只處一年徒刑而得緩刑。

這是一個與安樂死相關的案例，名古屋高等法院也這樣看待本案。判決書中，該高等法院提出安樂死雖極具爭議性，但在嚴格條件下仍能具社會相當性而阻卻違法。[17] 判決書提到六個嚴格條件：（一）從現代醫學之知識與技術，病人必須被認定為患了不治之病且死期迫近；（二）其病痛達到任何人看了都難以忍受之程度；（三）必須僅以緩和病人之痛苦為目的；（四）病人於意識尚清楚而能表明之場合，有真意之囑託或承諾；（五）原則上應由醫師為之，除非有特別情事存在，足以認可無法由醫師為之；（六）其方法係

倫理上能容認為妥適者。

從刑法三階段論罪的角度來看（請參考 123 頁），名古屋案在構成要件該當性階段既是「殺害直系尊親屬」（日本刑法第 200 條），亦是「受囑託殺人」（日本刑法第 202 條），無論如何是刑法上犯罪行為。[18] 至於第二階段之違法性檢視，日本刑法與我國類似，皆有業務上正當行為不罰之阻卻違法規定（我國刑法第 22 條，日本刑法第 35 條），不過，就本案而言，兒子並非執行業務，故無法適用。兒子受父親囑託後自行用農藥毒死父親的做法，雖然符合安樂死能被認同的六個條件中的（一）～（四），但是卻不符合條件（五），而且致死手段也是高等法院認為倫理難容之手段，故不符合條件（六）。準此，名古屋高等法院不認同該案是一可被允許之安樂死案件。由於名古屋高等法院認為，這六個條件都要滿足才是它能接受的安樂死，若不具備上述全部要件者，則不具備安樂死的適法性。[19]

儘管如此，高等法院最後以受囑託殺人罪定讞，且科以能得到緩刑的刑罰結束本案。這個判決顯示，日本法院認同在某些嚴格條件下安樂死是情有可原的，法律上雖屬受囑託殺人，但卻願意在法定範圍內從輕發落。

另外一個案例是橫濱地方法院平成七年（1995）之東海大事件判決。該案例是病人本身沒有表達什麼意見，但家人希望醫師不要再讓病人承受無謂的痛苦，所以先是要求醫師撤除維持生命治療，然後再進一步希望醫生以積極手段緩解病人痛苦，甚至終止其呼吸與心跳的案例。醫師在過程中並

非一開始就採取積極致死之手段，而是在採取緩解痛苦之注射無效後，逐漸採用更強的藥劑，終至病人死亡。橫濱法院也同樣認為安樂死有爭議，但在特定條件下可以被容許，其所提出之條件與前述名古屋案例在理念上相似，但因為案例樣態的差異而有不同的重點強調。橫濱地方法院提到的條件如下：（一）病人受到難以忍受之肉體上痛苦折磨者；（二）病人之死無法避免且迫近死期者；（三）為消除、緩和病人肉體上痛苦盡力採取各種方法後而沒有其他代替手段者；（四）有病人承諾縮短生命之明示意思表示者。[20]

　　本案不符合條件（四），因為病人並沒有承諾或要求醫師殺死他。因此，法院以普通殺人罪論處，只是衡量案情後仍做了有期徒刑兩年以及緩刑之判決，換言之，法院雖然認為醫師有罪，但仍在實質上免除了他的刑罰。本案的重要性在於，從安樂死角度言，病人自主意願應該是非常核心的要素，但本案是親屬代做決定，而非病人自身的自主展現。這樣的安樂死案例應該是比出於自主意願之安樂死要更有爭議，也是日本法院認為不可接受之安樂死。但從判決結果來看，日本法院似乎也相當同情這樣的案例。

▌英國協助自殺與安樂死案例

　　英國是海洋法系或普通法的代表國家，許多法律並沒有剛性的成文規定，只有慣例、判例、常識等非成文的法律傳統，因此，在探索英國法制時，不能不注意其與大陸法系或

成文法國家如德國及我國的差異。在缺乏系統性的成文法的框架下，英國法院可以針對案例的獨特性做出前無古人的創造性判決並成為爾後類似判決的判例，但成文法國家則嚴守罪刑法定主義，法官不能逾越法律界線造法。不過，隨著全球化的腳步，海洋法國家與大陸法國家不再那麼涇渭分明，近數百年來英國透過國會的明文立法，也累積了非常多的成文法。

回到協助自殺與安樂死的議題。在英國的法律體系下，安樂死與協助自殺是違法的。安樂死在不同情況下會被視為是殺人（manslaughter）或謀殺（murder），並且最高可處無期徒刑。英國《1961 年自殺法》（*Suicide Act 1961*，這部法律僅適用於英格蘭以及威爾斯）一方面確立了自殺不是犯罪行為，另一方面仍然視教唆自殺與協助自殺為犯罪，並且可處最高十四年的有期徒刑。總之，安樂死與協助自殺在英國是違法的犯罪行為。英國國會議員在過去二十年數度提出將協助自殺與安樂死合法化的法案，但都遭到否決。2015 年則有 Jane Nicklinson 與 Paul Lamb 向歐洲人權法院提出告訴，希望推翻英國有關協助自殺與安樂死的法律，但他們的申請最後都被駁回。同年也有議員提案修法，但同樣遭到下議院否決。

儘管如此，英國卻有不少協助自殺或甚至安樂死但卻沒被起訴或判刑的案例，顯然，英國社會對於協助自殺與安樂死是非常寬容的，而其中的原因又是什麼呢？

首先，英國檢察官對於犯罪的起訴有高度的裁量權，面

對協助自殺的兩難困境，英國皇家檢控署（Crown Prosecution Service, CPS）的檢察總長（Director of Public Prosecutions）Keir Starmer 於 2010 年公布「檢察官面對鼓勵或協助自殺之起訴政策」（*Policy for Prosecutors in Respect of Cases of Encouraging or Assisting Suicide*），該政策最重要的部分，就是提出在哪些情況下社會期待檢察官起訴，在哪些情況下社會期待檢察官不要起訴。後者成為檢察官不起訴的不成文原則，規定於該政策第 45 條，內容共六點：

1. 自殺是當事人自願、清楚、確切且知情後之決定。
2. 協助者之協助動機完全是出於同情。
3. 協助者的鼓勵或協助自殺是輕微的。
4. 協助者曾試圖勸自殺者不要這麼做。
5. 面對當事人之堅決，協助者的鼓勵或協助是不情願的。
6. 協助者主動向警方報案並充分配合調查等。[21]

　　該政策施行後，兩年內至少有四十件不起訴的案件。[22]經濟學人在 2017 年發表一篇文章調查該政策的衝擊，數據顯示，在八十三個有紀錄的案例中，只有四個案例的自殺協助者被逮捕，2014 年之後則沒有任何人被逮捕或起訴。英國尊嚴死組織的 Thomas Davies 聲稱，七年來超過兩百個英國人去瑞士 Dignitas 尋求協助自殺，在英國國內自殺的末期病患也有好幾百名，至於警方與檢方的作為則顯示，1961

年自殺法已相當不合時宜，國會議員應面對此一困境，再次進行修法；或法院應透過案例的判決宣告現行法違憲。[23] 2014 年之後最著名的案例是漸凍人 Noel Conway 爭取生命末期能得到自殺協助。2017 年高等法院判他敗訴，2018 年初他贏得上訴法院許可他上訴的決定，但 2018 年 6 月 27 日上訴法院駁回其申請，認為相關議題宜由國會決定。此外，上訴法院法官 Etherton 認為 Conway 的提議不足以保護脆弱的病人，不夠重視生命神聖性，也有可能破壞醫病之間的信賴關係。[24] 不過，由於一般民眾的想法與國會或法院的觀點出入很大，未來幾年英國在協助自殺議題上有可能會改變現況，在法律上接受特殊請求權。

英國一般民眾基本上同情爭取協助自殺或安樂死的病人。由於英國的法院審理制度相當倚重由一般民眾組成的陪審團，因此，即使現行法律不接受協助自殺，也不接受安樂死，但被起訴的安樂死案件不見得會被定罪或受處罰。Kay Gilderdale 案例即為一著名案例，該案例的開端是病人請求協助自殺，但後來卻演變成為受囑託殺人，亦即從協助自殺進到了安樂死的範圍。該案最終審判結果是，行為人 Kay Gilderdale 沒有被定罪。

五十五歲 Kay Gilderdale 的作為不符合不起訴政策，因此遭到英國皇家檢控署以殺人未遂（attempted murder）罪嫌起訴，她被指控殺害自己的女兒 Lynn Gilderdale。根據《衛報》2010 年的報導：Lynn 在十四歲時患上了無法治癒的肌痛性腦脊髓炎（Myalgic Encephalomyelitis, ME），癱瘓在床

十七年，雖然母親 Kay 長期照顧她，但 Lynn 逐漸失去了求生的意志。在 2008 年 12 月 3 日淩晨，Lynn 給自己注射了過量的嗎啡，但卻沒有立即發揮效用，因此請母親幫她注射更多嗎啡。儘管 Kay 努力勸阻，最後仍然同意了女兒的要求，給 Lynn 注射了更多嗎啡。沒想到仍然沒有什麼效果，於是 Kay 餵女兒服下了抗憂鬱藥和安眠藥。在將近二十四小時之後，筋疲力盡的 Kay 再度向 Lynn 注射了更多的嗎啡，而 Lynn 終於在 12 月 4 日的早上 7 點離開人世。

法醫的驗屍報告指出，Lynn 的死因是在她請媽媽協助前已服用過量的嗎啡，而非 Kay 後來注射或餵食的藥物，不過，Kay 仍遭到殺人未遂的罪嫌起訴。Kay 的辯方律師則否認謀殺的指控，只願承認 Kay 觸犯的是 1961 年自殺法第 2 條的協助自殺罪。陪審團的觀點是，Kay 的情境與動機殊堪同情，因此，在殺人未遂罪嫌上一致做出無罪的判決。由於英國的法律體系對於殺人與謀殺並沒有明確的界定，皇家檢控署也沒有為兩者制定政策，因此即便皇家檢控署的檢察總長 Keir Starmer 認為 Kay 符合了殺人未遂的要件，亦即 Kay 的動機與行為方案都是結束其女兒的性命，但也只能尊重並接受陪審團的「不合法裁斷」（perverse verdict）。[25] 最後，法庭以有條件釋放的方式（conditional discharge）結案。審判長 Justice Bean 在法庭上對 Kay 說道：「你是一個充滿關懷與愛心的母親，你所做的是為了女兒的最佳利益，這一點沒有任何爭議。」

總結日本與英國案例的討論，日本與英國的現行法律均

不認同安樂死與協助自殺，不過，在相關個案上的法律判決卻都相當寬容，日本甚至對非自願安樂死的案例都予以緩刑處分。英國則在特定條件下不起訴協助自殺的行為，即使以謀殺罪起訴的案例，如 Kay Gilderdale，陪審團按照普通法（common law）的重要原則，亦即常識（common sense）以及道德直覺進行判斷，亦得凌駕現行法而將提供自殺協助或安樂死的人判為無罪。總之，即使日本與英國的現行法律不支持協助自殺或安樂死，但具體案例顯示，社會大眾與倫理感情上的認同能導致判決上的寬容。

特殊拒絕權

特殊拒絕權係在明知會危及生命的情形下仍然拒絕醫療的權利。由於這項權利直接與國家的生命絕對保護原則或醫師救治生命的義務相衝突，在過去也一直受到爭議。不過，從今日角度來看，歐美大部分國家已愈來愈認同特殊拒絕權。世界醫學會（World Medical Association, WMA）清楚表示：拒絕醫療是病人的基本權利，即使拒絕之後會導致死亡，也符合醫學倫理（請參考本章註釋 11）。以下介紹幾個主要國家的特殊拒絕權發展。首先是美國。1976 年的 Quinlan 案[26] 之後，美國逐漸發展出 R. D. Truog 所謂的「偉大美國共識」（The Great American Consensus）：病人擁有實質上幾乎沒有任何限制的拒絕醫療權，可以拒絕任何他不想

要的治療，即便是那些為了維生所必須的醫療措施，[27] 這是特殊拒絕權的濫觴。

1990 年美國國會通過《病人自決法》（*Patient Self-Determination Act, PSDA*），該法第 2 條（a）（3）第 1 項明確要求醫療機構有義務讓病人了解，他在各州法律下所擁有的同意或拒絕任何醫療的權利，這自然也包含特殊拒絕權在內。此外，病人也有簽署「預立醫療指示」（advance directive, AD）的權利，以指定醫療委任代理人或以書面表達自己在未來失能時（incapacitated）希望接受或拒絕怎樣的醫療照護。[28] 從美國各州的預立醫療指示範本來看，病人拒絕醫療權的保障，並不取決於病人的存活時間、疾病種類或發展階段，也不論病人是否處於生命「末期」。[29] 當然，從範本裡面所提到的情況來看，都是非常嚴重且無治癒希望的狀況，而非隨便什麼疾病都可以任意拒絕維持生命的必要治療。

特殊拒絕權在美國法律上是消極權利還是積極權利？首先，它至少是消極權利，因為醫師不得違背病人意願強制治療，尊重病人特殊拒絕醫療權的醫師也沒有法律責任。

其次，就積極權利來講，每一州的情形不太一樣。積極權利涉及醫師採取作為的積極義務，以奧勒岡州來說，該州醫師無論出於良心理由（as a matter of conscience）或其他原因，都沒有尊重病人特殊拒絕權之義務。病人或其醫療委任代理人如果拒絕維持生命的必要治療，無論是事前不要或治療中拒絕續行治療，醫師都可以有不同的想法，而不是非照

著做不可。此外，醫師也可以主動結束醫病關係，而且沒有轉診義務（ORS 127.625）。由此可見，特殊拒絕權在奧勒岡州不是一項積極權利。

加州的規定則有一些不同，加州的醫療機構或醫師不能任意拒絕病人的預立醫療指示，除非基於機構的政策或醫師的良心理由（CPC 4734）。此外，拒絕執行病人預立醫療指示的醫院或醫師有義務協助病人轉診（CPC 4736）。由此可知，加州病人的特殊拒絕權是一種積極權利，能得到積極的保障。

英國的情形也類似。依據英國的 2005 年心智能力法第 24 條，任何人年滿十八歲且具備作決定之心智能力時，均可透過「預立醫療決定」（advance decision, AD）來拒絕任何醫療措施，包括維持生命治療（life-sustaining treatment）在內，這體現了病人的特殊拒絕權。

此外，根據 2005 年心智能力法第 26 條第 2 項之規定，如果病人有合法有效之 AD，違反病人意願施行或繼續（carrying out or continuing）醫療措施將有法律上的責任。換言之，在英國法律下，基於病人合法有效 AD 的「特殊拒絕權」是一種消極權利，違反病人意願之強制繼續治療是違法行為。不過，正如病人不該被迫接受治療，病人拒絕醫療的意願也不應該強迫醫師尊重，醫師有良心抗辯權。然而，當醫師基於良心理由不執行病人之拒絕醫療意願時，2005 年心智能力法的施行細則規定，醫師必須將病人轉診。若轉診遇到困難，保護法庭（Court of Protection）甚至還能命令主

責醫師予以轉診。[30] 由此可知，英國法律下的特殊拒絕權不但是一種消極權利，也是一種積極權利。

澳州是普通法系國家，沒有適用全國的特殊拒絕權成文法，而是各邦有各邦的規範，以致於從法律角度講，相關規定相當混亂不一。具指標意義的是最高法院在 2009 年針對 Rossiter 案[31] 的判決，該判決確立了意識清楚的非末期病人有拒絕插管餵食餵水及維持生命治療的特殊拒絕權。

案主 Christian Rossiter 因意外而全身癱瘓，只能透過插管餵食餵水維生，他要求 Brightwater 護理之家停止供給營養及水分，卻遭該機構拒絕，原因是擔心如此將違反照顧義務。後來，最高法院判決，本案與安樂死及醫師協助自殺無關，神智清楚且知情情況下的病人擁有特殊拒絕權。

依此，澳洲雖然尚無成文的制定法對此議題表態，但依據最高法院之判決意見，仍可推論澳洲普通法支持病人特殊拒絕權的存在。此外，澳洲各邦大抵也都有「預立照護指示」（Advance Care Directive）與醫療委任代理人的制度設計，讓人民可以為未來意識模糊時的特殊拒絕權預作意願之表達。

與英國及美國相同，在澳洲，醫師自身的專業、良知和意願也應被尊重。以昆士蘭省為例，施行及撤除維生醫療的官方指引即對於此一議題及操作流程有著詳細的說明。若病人意願與醫療人員良知有所衝突，醫療人員應儘快且盡可能地將病人轉送其他醫療團隊接手處理。依此，澳洲法律下的特殊拒絕權是消極權利，也是積極權利。

德國由於第二次世界大戰納粹殘害人命的慘痛經驗，戰後在生命權的捍衛上不遺餘力，國家採取「禁止保護不足」原則（Untermaßverbot）[32] 或「寧過毋不及」[33] 原則，導致德國在歐美各國中可說是最嚴格奉行「生命絕對保護原則」的國家之一。[34] 正因為如此，與「生命絕對保護原則」相衝突的特殊拒絕權在德國始終不易突破。不過，從德國憲法，亦即其基本法的角度來看，德國基本法是很看重自主權的。第 2 條第 1 項就高舉人格自由發展權，第 2 項雖然先談生命權，但接下來就又再次談自由不容侵犯，由此可見自主權的重要。

近年來，隨著醫療科技的進步，賴活是否真的比好死更值得選擇，受到人們質疑，於是逐漸確立了有行為能力病人之特殊拒絕醫療權。1994 年德國聯邦法院進一步表示，無行為能力之病人也有拒絕維持生命治療或插管餵食餵水的自主權，只要這是病人的推定意願（der mutmaßliche Wille）即可。2003 年，德國聯邦法院確定「病人預立醫療決定」（Patientenverfügung）的法律效力。2009 年，德國聯邦議會通過《病人預立醫療決定法》（*Patientenverfügungsgesetz*），修訂民法監護權（Betreuungsrecht）部分章節，以確立「病人預立醫療決定」的法律地位。

新法明確肯定病人得拒絕任何醫療，包含醫師認為仍有價值的維持生命治療在內；且病人自主權的效力與疾病的種類、期程無關。[35] 德國醫師必須尊重「病人預立醫療決定」之「特殊拒絕權」，不得強制治療，否則有違法之虞。不

過，個別醫師也不應被強迫執行病人之「預立醫療決定」。不執行病人拒絕醫療意願之醫師有義務將病人轉往他家醫院。[36] 由此可見，德國法制接近英國，特殊拒絕權既是消極權利，也是積極權利。

亞洲部分，由於香港繼受英國的普通法傳統，也認同病人的「特殊拒絕權」。醫院管理局在 2016 年出版的《成人預設醫療指示之臨床醫師準則》（*Guidance for HA Clinicians on Advance Directives in Adults*，以下簡稱準則）即為主要的依據。依該準則，病人得在其「預設醫療指示」中表明不接受「維持生命治療」，包含任何有可能延遲病人死亡的治療，例如心肺復甦法、人工輔助呼吸、血液製品、心臟起搏器及血管增壓素、為特定疾病而設的專門治療（例如化學治療或透析治療），以及在感染可能致命的疾病時，給予抗生素以及人工營養及流體餵養。

此外，「預設醫療指示」生效的時機也不限於生命末期，其他如持續植物人狀況（persistent vegetative state）、不可逆轉的昏迷（irreversible coma）以及其他晚期不可逆轉的生存受限疾病（Other end-stage irreversible life limiting condition），例如晚期腎衰竭病人、晚期運動神經元疾病、晚期慢性阻塞性肺病與不可逆轉主要腦功能喪失及機能狀況極差的病人等，也都可以拒絕維持生命治療或人工營養及流體餵養。

值得注意的是，準則清楚敘明，香港醫院管理局所提供的「預設醫療指示」表格只是範本，有效的「預設醫療指

示」並不限使用醫院管理局所提供者，而且，「預設醫療指示」生效的條件也不限範本所提到的那些臨床情況（準則第23條）。簡單地說，病人為任何臨床情況所清楚表達出來的拒絕任何維持生命治療的意願，在香港普通法架構下都應受到尊重，醫師不得違反病人「預設醫療指示」的意願強行提供維持生命治療，否則將構成傷害罪（準則第26條與第31條）。

依此，香港的特殊拒絕權是消極權利。由於準則沒有規範醫師良心抗辯權的行使，香港的特殊拒絕權是否也是積極權利，顯得有些模糊。不過，「香港註冊醫生專頁守則」指出，醫生可以主動終止與病人的醫病關係（守則內容3.1），從這一點可能可以推論出，病人的特殊拒絕權無法引伸出醫師的積極義務。香港法律改革委員會曾討論過相關問題，有人建議應訂定行政或法定條文，以保障醫師的良心抗辯權，讓醫師可以拒絕執行病人在預設醫療指示中所表達的意願，然而，委員會的結論認為無此必要，因為不願執行病人指令的醫師可以將病人轉診。[37]

本章從病人自主權的四種選擇與決定樣態，探討國際上在一般請求權、一般拒絕權、特殊請求權與特殊拒絕權的現況與發展趨勢。這四種樣態中，特殊請求權的爭議較大，其下分為安樂死與協助自殺兩種情形，而安樂死的爭議又高於協助自殺。由於爭議較大，世界醫學會認為安樂死與協助自殺均有違醫學倫理。法律上承認特殊請求權並將之合法化或除刑化的國家不多，至於特殊拒絕權已得到世界醫學會的認

同，西方各國幾乎都在法律上接受特殊拒絕權，我國的病主法可以說是亞洲第一部有關病人特殊拒絕權之完整立法。特殊請求權與特殊拒絕權的國際發展現況，請參考表 6-1。

表6-1 病人自主權國際發展現況

權利樣態	權利屬性	地區	權利之法源	臨床條件	立法技術
特殊請求權	消極權利	美國部分地區	協助自殺：奧勒岡州：尊嚴死法 華盛頓州：尊嚴死法（Death with Dignity Act） 蒙大拿州：2009年蒙大拿州 Baxter v. 案（Baxter v. Montana） 佛蒙特州：病人生命末期選擇與掌控法（Patient Choice and Control at End of Life Act） 加州：生命末期選項法（End of Life Option Act） 科羅拉多州：生命末期選項法 華盛頓特區：尊嚴死法 夏威夷州：我們的醫療，我們的選擇法	以加州為例，必須確診為末期疾病。（生命末期選項法§443.2）	以加州為例，是阻卻違法事由。（生命末期選項法§443.14(a)~(c)）
	消極權利	瑞士	協助自殺：瑞士刑法	非出於自私動機之協助自殺不違法	構成要件不該當（瑞士刑法Art.115）
	消極權利	德國	協助自殺：德國刑法	不限，非由執行業務之方式進行協助自殺即不處罰。	阻卻違法（德國刑法§217）
	消極權利	荷蘭	協助自殺與安樂死：受囑託結束生命與協助自殺法、荷蘭刑法	允許「承受持久且無法忍受之痛苦，且堅信自身所處情形無其他適當解決方法」之病人接受協助	阻卻違法（荷蘭刑法Section 2942、Section2932）

最美的姿態說再見
——病人自主權利法
的內涵與實踐

204

權利樣態	權利屬性	地區	權利之法源	臨床條件	立法技術
特殊請求權				自殺或安樂死。不限末期，也不必是生理痛苦。（受囑託結束生命與協助自殺法 Article 2 1.(b) (d)）	
	消極權利	比利時	協助自殺與安樂死：2002年安樂死法	2002年允許「由於疾病或意外所導致無法治癒的功能喪失，而處在藥石罔效、持續且難以忍受之身心痛苦情況」的病人接受安樂死。不限末期或生理痛苦。2014年修法後，不再限成年人或自立未成年人（Emancipated minors）。未成年人只要有discernment之能力即可，但條件更嚴苛，限生理痛苦且末期，且必須先諮詢兒童心理師。主治醫師必須對該未成年的父母及其法定代理人盡一切告知義務，且該未成年人的決定須得法定代理人之同意。（安樂死法 Chapter II Section3 §1）	構成要件不該當（安樂死法 Chapter II Section3 §1）

權利樣態	權利屬性	地區	權利之法源	臨床條件	立法技術
特殊請求權	消極權利	盧森堡	協助自殺與安樂死：2009年安樂死與協助自殺法	允許「醫藥改善無效，承受由於疾病或意外造成持續而難以忍受身心痛苦之末期病人」得接受安樂死或協助自殺。僅完全行為能力人始得為之。（2009年安樂死與協助自殺法 §21(1)(3)）	構成要件不該當（2009年安樂死與協助自殺法 Art.21）
	消極權利	哥倫比亞	協助自殺與安樂死：2015年第1216號決議	末期病人	憲法法院判決與行政命令
	消極權利	加拿大	協助自殺與安樂死：加拿大刑法	允許「嚴重且不可醫治」之病人接受醫療死亡協助。（加拿大刑法 §241.2(2)）	構成要件不該當（加拿大刑法 §241(2)、227(1)）
	消極權利	澳洲	協助自殺與安樂死：維多利亞省：2017年自願協助死亡法	意願人須年滿十八歲且無心智缺陷，經診斷為患有疾病、病症或醫療狀況，符合「不可治癒，且持續加劇，並將造成死亡，且預計會在數週或數月間，最多不超過六個月內造成死亡；且對該人士所造成之痛楚超過該人士所認定之容忍範圍」始能提出請求。無能力自殺者才能申請安樂死。（2017年自願協助死亡法 §9(1)~(3)）	構成要件不該當（2017年自願協助死亡法 §79、§80）

權利樣態	權利屬性	地區	權利之法源	臨床條件	立法技術
特殊請求權	消極權利，部分州有積極權利（例如加州）	美國	病人自決法	不限疾病種類及進程。	
	消極權利、積極權利	英國	2005年心智能力法、2005年心智能力法施行細則	原則上，不論是基於生理或心理原因均得拒絕各種治療。但病人若是依1983年心理健康法（Mental Health Act 1983）在院管束，則可依法施予強制治療。（2005年心智能力法施行細則para 9.37）	阻卻違法事由（2005年心智能力法§26(3)、2005年心智能力法施行細則para 9.63）
	消極權利、積極權利	澳洲	Rossiter案	神智清楚且知情情況下的病人擁有特殊拒絕醫療權。	以昆士蘭省為例，若病人承諾或同意則構成要件不該當。（2000年監護與施行法§79）
	消極權利、積極權利	德國	德國民法	與疾病的種類、期程無關。	消極的不作為，係從構成要件否定保證人地位。積極作為，則透過承諾或推測承諾阻卻違法。（德國民法§1901a）
	消極權利	香港	成人預設醫療指示之臨床醫師準則	無臨床條件限制（準則§23），醫院管理局提供之AD範例僅供參考。	若AD拒絕醫療，則醫師不得強加治療（準則§31）；未經同意強加治療，構成傷害罪（準則§26）。

第7章

病人自主權利法
的立法必要性

　　為什麼要立病主法？要答覆這個問題必須從兩方面來探討。首先，我國現行醫療法規是否已充分保障病人自主權？如果答案是肯定的，那就沒有必要在這個課題上再進行立修法；如果答案是否定的，那就能突顯出立修法的必要。其次，如果立修法是必要的，為什麼不採取較為簡單的修法途徑，而要採取複雜百倍的立法方式來保障病人自主權呢？本章的討論將指出，現行法對病人自主權的保障是不充足的，透過立法來強化病人自主權有其必要。其次，與修法相較，立法雖較為困難，但以病人作為規範主體來保障病人權益的立法，確有必要。

現行醫療法規未充分保障病人自主權

▌現行法將病人與病方一視同仁

　　醫護團隊在對治疾病的時候，必須面對的往往不只是病人，而還包含了病人的配偶、親屬或關係人等。因此，第 2 章已指出，傳統醫療法規如醫療法、醫師法與安寧條例等，保障的是廣義的病方自主權，而非狹義的病人自主權。

　　以知情來說，醫療法與醫師法賦予醫療機構和醫師告知義務，但告知對象則不限病人，病方任何人都可以。選擇與決定亦然，一般的問診、處方或甚至打針吃藥等醫療行為，只要病人或病方來掛號求診，即預設已獲得他們的默許同意（tacit consent）。較複雜且具風險性的醫療行為，如醫療法第 63 條第 1 項與第 64 條第 1 項所謂的手術或中央主管機關規定之侵入性檢查與治療，條文規定要徵得書面同意，不過，病人或病方任何人都可以簽具書面同意書來授權醫療機構進行這些醫療行為。依此，醫療法和醫師法雖然規範了醫療方的告知義務以及徵求同意的義務，但告知與徵求同意的對象可以是病人，也可以是病方的其他代表，病人並無獨享的或優先的知情與同意權。換言之，從法制面來看，醫療法和醫師法所保障的是「病方」自主權，而非「病人」自主權。

　　安寧條例在知情部分，對於病人多了些保障。安寧條例

第 8 條雖然延續醫療法和醫師法的精神，將病人與家屬置於同一地位，但增加了一個但書，當病人明確表示想要知道病情時，醫師即有告知義務，而不得對病人隱瞞病情，[1] 換言之，這個但書賦予病人更強的知情權。

不過，病人如果沒有明確表示他想要知道病情以及可能的醫療選項，那麼，醫療人員就會回歸醫療法及醫師法的慣性，不一定告知病人病情，甚至還可能會跟病人家屬合作，對病人隱瞞病情，忽略病人知的權利。事實上，我國醫事威權主義仍然相當強大，[2] 大部分國人並不知道安寧條例第 8 條已提高了對病人知情權的保障，就連醫護人員也不一定知道這一點，其結果是，該條規定的美意常常很難實現。更何況，安寧條例的立法意旨僅在保障「末期病人」的醫療權益，因此，其第 8 條所規範的告知對象亦僅為「末期病人」。非末期病人的知情權並不在安寧條例的保障範圍內，因此只能適用醫療法及醫師法等保障程度較低之規定。

至於選擇與決定方面，安寧條例沒有針對一般的醫療介入進行規範，而只針對末期病人在病危時是否要接受心肺復甦術以及延長瀕死過程的維生醫療有所規定。相關規範固然是以病人的選擇與決定為優先，但如果病人沒有簽署意願書而且也失去簽署意願書的心智能力時，病方的最近親屬得在輔助原則的意義下幫病人做決定。安寧條例雖規定，最近親屬之決定不得與病人之前明示之意思表示相反，但由於病人沒有簽署意願書，且病人之前也有可能遭隱瞞病情，在家人強勢主導的情形下，病人之前有什麼想法，外人很可能不得

而知。

總之，醫療法及醫師法並沒有優先考量病人自主權，無論知情、選擇與決定，病人及病方其他人的權利是一樣的。安寧條例在知情、選擇與決定上雖然都更重視病人的想法，不過，安寧條例的規範相當侷限，其適用的病人範圍只限末期病人，且病人具優先選擇權的範圍也僅限末期瀕死時之心肺復甦術與維生醫療。實務上更因為醫療法及醫師法不夠重視病人自主權，導致很多末期病人在意識清醒時因為被隱瞞病情，而不知道應該規劃自己的善終選項，從而沒有把握簽署意願書的機會，等到意識昏迷之後才由家屬簽署同意書來進行拔管。由此看來，法律層面需要強化對病人自主權的保障，而社會文化層面則更需要強化對於病人自主權的宣導。

上述情況的具體案例可以說不勝枚舉。蘇一峰醫師在網路專欄便寫了一篇標題為「醫生，請你不要告訴我爸他得了癌症」的文章，來說明病人自主權在現行法規下容易受到傷害的情況：醫師對病人隱瞞病情，反而能得到家屬的感謝；至於告知患者病情則讓家屬無法諒解，甚至導致醫師被投訴的結果。[3]

▌病人的雙重弱勢

「死人不會告人，活人才會告人」是一個很現實的問題。在醫療糾紛的議題上，相較於奄奄一息、時日無多的病人，哀傷乃至憤怒的家屬，更有體力及餘裕對醫療人員提起

民事、刑事訴訟，使得醫師對於家屬多所顧忌。有些醫師也因為過去的纏訟經驗，而在行醫上變得保守，不敢積極向家屬建議治療方向，一切都由家屬決定，並完全配合家屬的意見，造成醫師和家屬聯手隱瞞病人的結果。

對此，柯文哲醫師提出病人為「雙重弱勢」的說法。[4]病人無法打理自己的生活而變成被照顧者，此為第一重弱勢；這種弱勢進而讓病人無法主張自己的權利，此為從第一重弱勢衍伸出來的第二重弱勢。至於負責照料病人，甚至可能必須處理病人後事的法定代理人、配偶與親屬等，由於病人的身體狀況與他們自身的利害關係密切，他們自然亟欲了解病人的病情以及後續的醫療方針。他們也可能因為擔心病人受不了打擊或想不開，或是不知該如何面對病人的情緒，而希望醫師對病人隱瞞病情。總之，面對雙重弱勢的病人，家屬很可能會忽略病人的自主意願，而醫師也很可能只願意跟家屬溝通，並與家屬一起商量醫療決策。

在這種情形下，強勢的病方家屬就有可能在法律的默許或鞭長莫及下做出傷害病人尊嚴的事，例如罔顧病人的意願而拒絕治療，或者反過來強要急救。蘇一峰文提到的肺癌案例就是前者的情形，病人太太不但希望醫師隱瞞病情，還堅持不要給他先生治療，最後導致病人死亡。這個案例其實根本就是家屬一手遮天幫病人決定了生死，其不合倫理，自不待言；就算從法律角度來看，也很可能是違法的事。問題是，當病人處在雙重弱勢而病方家屬很強勢的時候，醫療方恐怕很難違背家屬的意見。而且，醫師們也不一定了解聽從

家屬意見或不聽從的法律效果。對醫師們來說，很清楚的是，如果不聽家屬意見，就有可能被告，至於尊重家屬意見，則能明哲保身。

違反病人意願而強加急救的情形是另一種極端。病人即使簽了安寧條例的意願書，但當病人失去意識後，家屬卻跳出來要求急救。有位實習醫師曾在網站分享親身遇到的臨床案例：「看到親姊姊生命跡象愈來愈弱，阿嬤的妹妹實在不忍心，便夥同其他家人要求撤除病患的放棄急救（意願書），不論主治醫師怎麼勸說應尊重病患的意願，阿嬤的家人都非常堅持。最後病人被插管，大腿被裝上洗腎導管，脖子被打上中央靜脈導管……經急救後確實撐了十天，但意識已明顯回不到正常，剩一個空空的軀殼活著繼續留在人間受苦」。[5]

法律如何看上述兩種情形呢？由於現行法將病人與病方一視同仁，上述情形在法律上似乎都不違法，又或者說，即使違法，也是法律鞭長莫及的。以第一個肺癌案例來說，假設案例中的病人還不是末期病人，亦即還沒有發展到死亡於近期內不可避免的階段，家屬要求醫師對病人隱瞞病情是現行法所容許的。醫院或醫師雖有告知義務，但並沒有非告知病人不可的義務。至於醫療的決定，醫療法第 63 條與第 64 條也賦予病方家屬同意或拒絕的權利，如果病人又因為意識模糊或雙重弱勢的狀態而無法做決定，家屬就更順理成章地幫病人做決定了。如果家屬拒絕醫療，醫院就沒有救治的權限，直到病人進入緊急狀況才可能改變此一情況。

在緊急狀況下醫院或醫師是有急救義務的。家屬如果拒絕非末期病人之急救，醫師遵從家屬意見的結果很可能會因為違反法定急救義務而成立刑法第 271 條的不作為殺人罪，特別是因為病人非末期，其不救治與死亡之間很可能會有相當因果關係。居保證人地位的醫師如果能作為而不作為，其不作為依刑法第 15 條就應負相關刑責。至於家屬，面對無自救力之家人有保護病人生命的義務，要求醫師不要救治也有可能成立教唆殺人罪或刑法第 294 條之遺棄罪。

問題是，理論上雖可能成立這些犯罪，但實務上也得有人去告才行。若醫師順從了家屬意見，家屬大概不會去告醫師，而醫師應該也不會去告家屬，否則，事情一攤開來，醫師與家屬都有可能成立犯罪，誰會這樣自找麻煩呢？此時的醫師跟家屬就像是一個不太可能互告的共犯結構。當然，其他家屬也有可能提告，不過，病人是肺癌病人，這是要命的絕症，其他家屬又如何能得知這裡有違法情事？更何況，肺癌病人在家屬拒絕治療之後，也有可能病情急轉直下而變成末期病人。作為末期病人，即使當事人沒有簽署意願書，家屬也可以透過同意書來拒絕急救及維生醫療，此時，醫師不急救是不違法的，所以就算要告也可能告不成。

第二個案例中的家人做法違背病人意願自不待言，然而，在現行法架構下，醫師似乎也只能道德勸說家人尊重病人意願，而無法訴諸法律來要求家屬尊重。事實上，就連醫師自己，法律也沒有要求他們非尊重病人的意願不可。以安寧條例第 7 條第 1 項來說，它規定的是不施行心肺復甦術或

維生醫療應符合兩個條件，亦即病人必須被診斷為末期病人，且病人有簽署拒絕這兩類醫療的意願書，但並沒有規定，醫師非遵循病人的意願不可。其次，安寧條例也沒有禁止家屬違背病人意願要求急救，加上傳統社會重視救命為先，家屬如果希望搶救病人，不會受到太多的質疑或苛責。

再從醫療法來看，該法賦予病人家屬同意或拒絕治療的權利。當病人發生緊急情況而病方家屬要求醫院救治病人時，病人所簽署的安寧意願書即使清楚代表了病人拒絕醫療的意願，但這個意願在緊急狀況下，正如前段所述，對醫師並無強制力，因為意願書並沒有取消醫院或醫師的法定急救義務。醫師如果願意尊重病人意願而不進行急救固然不違法，但如果不願意尊重而要履行急救義務，則亦非法所禁止。更何況，聽家屬的話進行急救，大概比較不會被告，反之，如果不配合家屬的想法，事情鬧大了則很可能會吃上官司，因為家屬會覺得人命關天，醫師居然連最後的努力都不願意嘗試。被告而纏訟多年是任何醫師都不希望捲入的夢魘，要避免這樣的麻煩，在現行法不區隔病人與病方自主權的情形下，醫師會做的大概就是尊重家人，而非尊重病人。而這麼一來，病人即使簽了安寧的意願書也沒什麼用，因為病方家屬的救治意願在現行法架構下很有可能會凌駕病人拒絕急救的想法。眾多臨床經驗顯示，病方凌駕病人的情形不只是理論上可能，事實上也在持續發生中。

以上討論顯示，現行法將病人與病方一視同仁的架構在臨床上很容易會讓弱勢的病人受到傷害，這是現行法不區別

病人與病方權利的一個重大流弊。衛福部雖然有一個指導原則要求醫療機構在告知及徵求同意時應以病人為優先，其他人為輔助，但該指導原則並不具法律約束力，實務上也常發生家屬凌駕病人意願的情形。[6]為解決這個問題，最正本清源的做法就是在法律上明文強化病人之自主權或讓病人具優先的自主權，病方其他人則扮演輔助的角色。從這個觀點來看，病人自主權的修法或立法是必要的。

▌現行法未充分保障病人選擇與決定權

現行法除了將病人與病方一視同仁外，另一個值得檢視的問題是：病人的選擇與決定權是否受到充分的保障？由於選擇與決定權區分為「一般請求權」、「一般拒絕權」、「特殊請求權」與「特殊拒絕權」四種樣態，以下分別探討這四種樣態在現行法中有怎樣的保障或限制。如果有保障，保障是否充分？如果有限制，限制是否合理？

・ 一般請求權與拒絕權

簡單地說，現行法對於一般請求權與一般拒絕權沒有什麼限制，病人有權利選擇要不要去任何一家醫院診所，找任何一位醫師看病。而即使去了特定一家醫院診所找特定一位醫師，病人亦得隨時終止醫病關係。以門診病人來說，病人如果不再上門求診，醫師也沒辦法勉強他來。至於住院病人，根據醫療法第75條，住院病人也得隨時由本人或家人

出具自動出院書來要求出院。在治療過程中，病人或病方可由口頭來同意或拒絕一般的醫療措施。至於較重大的醫療干預，醫療法第 63 條與第 64 條則要求醫療機構在施行手術或中央主管機關規定之侵入性檢查或治療前，應徵得病人或病方之書面同意，方可進行醫療。換言之，病人或病方若不同意，醫療機構是不得強行治療的，若醫療措施已在施行中，則必須終止或撤除。

從上述討論可知，現行醫療法規已充分保障病人或病方的一般請求權與一般拒絕權，比較大的問題是之前已經處理過的病人或病方被一視同仁的問題。我國法律所承認的一般請求權或拒絕權並非病人所專屬，病人亦不具優先地位，導致病人自主權在某些時候容易發生被架空的情況。

・ 特殊請求權

特殊請求權是病人請求醫護人員或其他人提供死亡協助的權利，分為「協助自殺」及「安樂死」兩種樣態。這兩種樣態的爭議都很大。從刑法保護生命的原則來看，前者涉及加工自殺，後者則是受囑託殺人，在我國都屬於違反刑法第 275 條的犯罪，受到法律的禁止，在世界各國也都違反相關的刑法規定而屬於犯罪行為。即使是允許協助自殺或安樂死的國家，法律上也都有禁止加工自殺或受囑託殺人的條文，只是以例外的方式允許符合特定臨床條件的病人行使請求協助自殺或安樂死的特殊請求權。

我國現行法律沒有特殊請求權，現階段大概也還不適合

開放。首先，從全球發展的角度來看，開放特殊請求權還不是普遍現象。儘管西方各國的倡議者都非常活躍與積極，但睽諸事實，開放的國家仍屬少數，其爭議性可見一斑。其次，特殊請求權涉及的不只是病人的生死，還涉及他人的行為。由於協助死亡就是他人提供協助以導致當事人死亡，他人協助是病人死亡的直接或間接原因，講得通俗一點，他人必須去做殺人的行為或以積極行動協助他人的自殺。因此，特殊請求權是否為一項權利或是否該被合法化，不能只看希望得到死亡協助的人的想法，也應考慮被期待提供協助的人，特別是醫護人員的觀點。

殺人或協助他人自殺違反一般人「不可殺人」、「毋殺生」的道德情感，也與傳統的醫護倫理背道而馳，加上大部分人在心理上不願意與別人的死亡扯上關係，而醫護人員更是對於自己在協助死亡議題上要從救人生命的助人工作者變成殺人者，感到很大的遲疑與矛盾，因此，各國醫護人員通常都不太願意提供死亡協助。以我國近年的民調來看，民眾認同安樂死的數目逐漸增多，但醫護人員認同者則仍屬少數，大部分醫界人士則傾向反對。[7] 國外的情形也是如此，即連協助死亡已合法化的國家，大部分醫師仍不願參與協助死亡，且國家也允許他們有良心抗辯權，換言之，在協助死亡合法化的國家，協助死亡是一種法不禁止的消極權利，而不是一種能強制醫護人員配合的積極權利。

再者，國內談論死亡的風氣雖然逐漸打開，但協助自殺或安樂死的相關討論仍不充足。[8] 大部分媒體搞不清楚協助

自殺與安樂死的區別，就把它們混為一談。事實上，安樂死是殺人，在爭議性上遠比協助自殺高。以德國、瑞士為例，兩國都許可協助自殺，但不允許安樂死，而且目前也都沒有鬆動的跡象。傅達仁先生前往瑞士尋求死亡協助並在國內倡議安樂死，然而，瑞士並不允許安樂死，他們允許的是協助自殺。許多媒體在報導中都誤用「赴瑞士尋求安樂死」這一說法，[9] 實則安樂死在瑞士仍屬於受囑託殺人的刑法犯罪（瑞士刑法第 114 條）。即使回到協助自殺來說，瑞士也禁止出於自私動機的協助自殺（瑞士刑法第 115 條），而且協助自殺必須基於病人清楚、重複表達的嚴肅意願，否則，若輕率地提供憂鬱症患者或有厭世想法的人自殺協助，就有可能不再被評價為協助自殺，而會被評價為殺人，此時協助自殺者將成為殺人罪的間接正犯（mittelbare Täterschaft）。[10]

　　國內媒體在報導美國案例時也常犯類似錯誤。美國五十個州當中只有七個州加上華盛頓特區允許醫師協助自殺，沒有任何州允許安樂死，但國內媒體在做相關報導時下的新聞標題常常都是某某州開放了安樂死，這樣的報導誤導了閱聽大眾的認知。[11] 除了協助自殺與安樂死的概念混淆之外，特殊拒絕權與安樂死也常被媒體混為一談。中時電子報曾在新聞標題寫道，「植物人與失智也能安樂死『病主法』實行細則公布」，就是誤將特殊拒絕權與安樂死畫上等號的一個例子。[12]

　　最後，世界醫學會早在 1992 年第 44 屆的西班牙馬貝拉大會就隆重聲明，病人拒絕醫療即使會導致死亡，仍應受到

尊重，至於安樂死與醫師協助自殺則應受到譴責。依此，當賴活不如好死時，應優先以拒絕醫療的方式來終止賴活，而非開放醫師協助自殺或安樂死。

回到我國現行法來看，我國現行法律不接受特殊請求權大概不能算是對病人自主權的不合理限制，倒是現行法是否已有充分的特殊拒絕權，讓賴活不如好死的病人得以選擇自然善終，才是現階段應該檢視的問題。

· 特殊拒絕權

特殊拒絕權在國際上已逐漸得到普遍的認同，反觀我國法律，在病主法制定前，現行醫療法規是否充分保障病人的特殊拒絕權呢？答案恐怕是否定的。除安寧條例在非常有限的範圍內接受特殊拒絕權外，其他法律並無特殊拒絕權。

1. 安寧條例的特殊拒絕權非常受限

安寧條例開宗明義就說它的立法目的是為了保障末期病人的權益，由此可知，它沒有涉及非末期病人的權利，遑論非末期病人之特殊拒絕權。安寧條例第 7 條清楚規定，不施行心肺復甦術或維生醫療應符合兩個要件：其一，當事人經兩位相關專科醫師確診為末期病人；其二，當事人有簽署意願書，表達末期時拒絕心肺復甦術或維生醫療之意願。從文義解釋來看，這條規定當然排除非末期病人行使特殊拒絕權之資格。

至於末期病人的特殊拒絕權是否受到安寧條例的保障

呢？答案是肯定的。然而，安寧條例第 7 條提到的心肺復甦術是心肺功能衰竭時才需要的急救措施，而維生醫療則是在標準急救程序之後所施行的，本身沒有療效，只能延長瀕死過程。這樣看起來，安寧條例所賦予末期病人的特殊拒絕權非常有限，僅在瀕死之時才得放棄最後階段的急救與無效的維生醫療。至於瀕死之前，安寧條例並沒有賦予末期病人拒絕其他維持生命的必要措施或人工營養及流體餵養（ANH）的權利。依此，安寧條例的特殊拒絕權非常有限，只當病人既末期且瀕死時才有特殊拒絕權。

此外，末期病人病危雖然仍有可能救得回來，但也很可能已經藥石罔效，回天乏術了，換言之，病人可能已經走到醫學的盡頭，此時的心肺復甦術只是無意義的折磨，之後的維生醫療更是一種無效的醫療，既然如此，安寧條例所賦予病人的，與其說是「拒絕賴活」的特殊拒絕權，不如說是「拒絕賴著不死」的權利，兩者之間有著很細微但卻重要的差異。特殊拒絕權主要是指病人在仍能存活的情形下選擇不再賴活、讓身體自然關機的拒絕醫療權，而不是在身體已經關機後卻繼續強加外力，讓人賴著不死。因此，拒絕賴著不死只能在很勉強的意義下被看成是在行使特殊拒絕權。

從醫師的角度講，如果急救或繼續提供維生醫療是進行沒有意義的無效醫療，那麼，他不應被勉強這麼做，在法律上他也不應再被課以救治義務，因此，主動停止急救或維生醫療不應被當成是不作為殺人的構成要件該當。刑法學者甘添貴與許澤天等就是主張這個看法，他們認為，此時醫師已

無救治之作為義務，因為醫師不應該被強迫進行無效醫療或過度醫療。[13]

　　事實上，無效醫療或過度醫療的說法就意味著，這些醫療干預對於病人已無實益或已無法有效延長病人生命，而這在刑法上的意義就是，不進行這些醫療的不作為與病人死亡之間可能已無相當因果關係，換言之，此時不施行醫療干預並無縮短病人生命的問題，而是疾病進程導致病人死亡。依此，就算沒有病人之意願書，醫師不為無效之醫療干預也可能不會成立刑法第 271 條的殺人罪；或者，病人如果有 DNR 的意願書，醫師的不作為也將不會成立刑法第 275 條的受囑託殺人罪，因為，從刑法第 15 條來看，不作為要被當成作為來責難的前提有二：其一，當事人有作為義務，其二，當事人能作為而不作為。在無效醫療的情形，醫師可能已無保證人之作為義務，且也可能不再有救治病人之作為能力。

　　反過來看，如果急救仍有延長生命的效果，那麼，醫師之急救義務就仍存在。此時，尊重病人意願而不急救的醫師固然將可能因此而成立不作為受囑託殺人罪，但卻能透過刑法第 21 條「依法令之行為，不罰」而阻卻違法。安寧條例僅在這個狹窄的意義與範圍內，賦予末期病人特殊拒絕權，並讓醫師不施行急救的不作為阻卻違法。

　　當然，實務上醫師要面對的病家期待恐怕沒那麼簡單。醫學有其不確定性，末期病人病危是否完全沒得救也未必可知，而即使醫師認為自己無論從醫學倫理或刑法上都可能沒

有作為義務了，但家屬卻仍有可能希望醫師不要放棄急救。此時，醫師大概會基於尊重家屬願望而進行標準急救程序，之後再跟家屬表達醫學有其極限，醫療團隊已經盡力了。家屬如能接受則已，若不能接受且病人事前也沒有撤除維生醫療之意願表達，現在又掛在維生機器上不活不死，那麼，醫師便會陷入很大的困境。臺灣的醫師大概不敢不經家屬的同意就逕行撤除維生醫療，即使法律上他已無續行無效醫療之義務。[14]

總之，安寧條例僅在死亡前極有限的時間允許末期病人行使特殊拒絕權，且這段時間所拒絕的極可能已是醫療常規上本來就不該再施行的無效醫療。安寧條例賦予病人的特殊拒絕權非常有限。

2. 醫療法與醫師法無特殊拒絕權

醫療法對於病人的一般拒絕權已有清楚的規範。但如果病人要拒絕的是維持生命的必要措施呢？如果拒絕會危及生命，病人或病方仍有這樣的特殊拒絕權嗎？

(1) 醫療法第 63 條與第 64 條

醫療法第 63 條第 1 項與第 64 條第 1 項可以說是我國法律有關病人一般請求權與一般拒絕權的主要根據，意思是說，原則上，只要不涉及生死，醫療干預均應得到病人的知情同意後才能進行，病人如果不同意，醫療機構就不應進行醫療。當然，必須注意的是，這兩個條文都將有病人與病方一視同仁的問題，導致病人優先性未能受到法律的充分保

障。不過，這一點不是這裡所要討論的重點，這裡關心的問題是這兩個條文是否賦予病人特殊拒絕權，亦即：即使涉及生死，病人是否仍有拒絕的權利？從法條文字來看，這兩條條文都有「情況緊急者，不在此限」的但書，但書的字面意義應該很清楚，亦即情況緊急時，醫療機構將不待病人或病方同意即得逕行救治病人。

問題是，「情況緊急不待同意」跟「病人事前清楚表達，即使情況緊急，也不同意救治」是完全不同的兩回事，如果發生後者的情形，醫療機構能在病人拒絕緊急救治的情形下逕行救治嗎？要回答這個問題，恐怕不能只停留在但書的字面意義，而要更深入地去理解但書的內涵與社會脈絡。

法律的訂定通常反映人性與社會需要。要了解醫療法上述但書的內涵，就必須從「命在旦夕時，人性有怎樣的需要？社會又有怎樣的期待？」的問題思考起，這大概可以分三點來說明。

首先，絕大多數人在緊急狀況下，無論是否清醒，大概都是希望被救治，而不是不被救治。因此，面對命在旦夕的病人，即使不知道或不清楚當事人的想法，傳統做法就是先救再說。醫療法第 63 條與第 64 條的但書所考慮的大概正是這些情形。在緊急狀況中，當事人可能無法簽署同意書，病方也可能沒有其他人在場，醫療機構不應拘泥於同意書取得的原則性規定，而應以救命為先。拉丁諺語「可疑時救命為先」（in dubio pro vita）的意思正是如此。

其次，自殺未遂的緊急情況呢？首先，醫師面對緊急情

況的病人，怎麼知道是自殺？從高樓掉下來有可能是失足墜樓，也有可能是被人推下來的謀殺，如何確定是跳樓自殺？同樣地，其他情形的自殺怎知不是兇手故布疑陣的結果？更何況，一個人是否自殺是檢調該判斷的事，而不是醫師。在緊急狀況下，醫師該做的就是依照「可疑時救命為先」的原則，先救人再說。再者，就算當事人自殺是很明顯的事，在緊急救人的現場，又怎知是自己求死，而不是別人教唆的結果？就算不是別人教唆，是自己想死，又怎麼知道是深思熟慮的結果，而不是一時想不開？此外，自殺未遂的動機很多時候與其說是堅定的求死意志，不如說是一種求救訊號，那麼，社會當然不應該聽任其自生自滅，而應該儘快予以救治。無論如何，在緊急狀況，醫院不可能等到所有這些問題都釐清了才救人，因此，「可疑時救命為先」的原則仍應適用。事實上，無論國內外，也無論過去或現在，面對自殺未遂者的做法都是先救再說，不會因為對方已經自殺了，就尊重他的求死意願而不再救他。

　　第三種情形是，病人事前清楚表達了「即使發生緊急情況，也不希望救治」的想法，而且，他的表達是冷靜與理性的選擇，是深思熟慮的結果，而不是一時想不開的莽撞決定。這種情形在過去是非常罕見的，即使在歐美國家也是自主意識普遍之後才開始有這類的案例。[15] 對於這種情形，如果能有一套嚴謹的機制來確保病人的主觀意願是自主而深思熟慮的，其客觀處境是悲慘、無法改變而值得同理的，那麼，法律或許應以適當方式來保障病人在此時的特殊拒絕

權，這也是 1992 年之後世界醫學會的主流觀點。

　　問題是，我國現行的醫療法有考慮到這種情形嗎？立法者有可能有這樣的問題意識嗎？答案大概都是否定的。傳統的立法者會考慮到的是病人失去意識因此無法表達同意醫療的情形，但不太可能考慮到病人在緊急情況下仍要堅定拒絕醫療的狀況。若有考慮到，就應該安排一些配套機制去把關病人行使特殊拒絕權的條件，例如：主觀方面當事人是否清楚了解狀況以及是否具備心智成熟的判斷能力；客觀上當事人是否處在大家所能認同的生不如死的情況，例如疾病不可治癒、痛苦難以忍受，且無其他緩解辦法等。沒有這些配套措施，就表示現行法根本沒有考慮在緊急狀況開放特殊拒絕權，否則，如何知道拒絕緊急醫療是當事人深思熟慮的理性抉擇呢？更何況，現行條文不只賦予病人同意或拒絕醫療權，也賦予病方其他人同樣的權利，若現行條文向特殊拒絕權開放，其結果將會是病方家屬在緊急狀況下也有特殊拒絕權，無論病人是否是末期，也無論病人是否無藥可救。這個結果是非常嚴重的，恐怕也不會是社會所樂見的，因為涉及生死的特殊拒絕首先應由病人自己來選擇與決定，而不應由旁人來置喙。

　　依此，醫療法現行條文的但書大概只允許一種解釋，那就是，只要在緊急情況，醫院就得逕行治療，沒有任何例外，無論病人的意願是否清楚，也無論病人是否要拒絕。只要在緊急情況，醫療機構就可以先採取急救的措施。

　　總之，醫療法第 63 條與第 64 條的但書主要是為了「可

疑時救命為先」的生命保護原則，而沒有考慮到病人特殊拒絕權的問題。因此，現行條文不能被理解為接受特殊拒絕權。這樣理解現行條文的方式既不符合立法的社會脈絡，而且也很可能會引發嚴重的問題，因為裡面沒有設計任何機制來確保病人的深思熟慮，也沒有考慮到特殊拒絕權是否適合讓病方與病人同享的問題。當然，法理上，只要有嚴謹的配套規定，可能是應該開放的，這也是為什麼應該立病主法的原因。

(2) 醫療法第 60 條與醫師法第 21 條

醫療法第 63 條與第 64 條賦予醫療機構在緊急狀況下不待同意即「得」逕行救治的急救權限，醫療法第 60 條及醫師法第 21 條則進一步賦予醫院診所及醫師「應」進行緊急救治的急救義務。這兩個條文亦均無例外規定，換言之，無論病人或病方希望急救或不希望急救，都不能豁免醫療方的急救義務！

醫療法第 60 條規定，醫院、診所只要「遇有」危急病人，就有救治或採取必要措施之義務。醫師法第 21 條也規定，醫師「對於」危急病人，應即予以救治或採取必要措施。條文雖有貌似但書的文句「不得無故拖延」，不過，仔細推敲這句話，它並非急救義務的例外規定，它只是說如果有不得不然的理由，就允許拖延或耽擱，但拖延或耽擱並不等於豁免醫療方的急救義務。無論如何，從文字上來看，醫院、診所或醫師對於危急病人的急救義務是沒有任何例外的，條文沒有任何文字明示或暗示急救義務有例外狀況。

依此，無論病人的想法是否清楚，或是否事先以書面方式清楚表明「在緊急狀況中不要急救」的意願，大概都不能免除醫療方的急救義務，理由則正如前文所指出的，過去的立法者不太可能思考到事前清楚表明不要急救的情形，而如果思考到這種情形也認同病人的特殊拒絕權，就該設計一套機制去確認病人的想法是否深思熟慮，又是否真的情有可原，否則，輕率地鬆動法定急救義務就有可能在病人生命的保護上有所不足，而有違生命保護禁止不足的原則（Untermaßverbot）。

值得進一步推敲的是條文中「遇有」以及「對於」的意思。醫院、診所沒有長腳，「遇有」只能是病人來到醫院、診所，而不可能是醫院、診所出去尋找病人。醫師則不然，醫師有可能在醫療機構以外的場合遇到病人。而且，就我國刻正推行的「在宅醫療」、「在宅安寧」或「在宅善終」等概念來說，醫師愈來愈有可能在醫院以外的空間與病人有醫病關係。不過，按照通說，「醫師『對於』危急病人有急救義務」的意思並非說，醫師走在路上或搭飛機遇到危急病人時就有法律上的急救義務，[16] 他們或有道德上的急救義務，但醫療法與醫師法所要求的法定急救義務大概只侷限在醫師執行業務的醫病關係中。具體而言，在急診室當班的醫師對於送來急診的危急病人有急救義務，醫療團隊對於發生緊急狀況的門診病人或其負責治療的在宅醫療或住院病人有急救義務。當然，在宅醫療有可能發生「緊急情況醫護人員卻不在場」的情形，那麼，依刑法第 15 條，有作為義務而無作

為能力之不作為也沒有違法之虞。

　　總結上述有關安寧條例以及醫療法與醫師法的討論，筆者主張安寧條例在非常有限的意義下有特殊拒絕權，醫療法與醫師法則完全沒有特殊拒絕權。此外，醫療法與醫師法的急救義務沒有任何例外，這意味著現行法堅持生命絕對保護原則，也意味著涉及病人自由處分自身生命的特殊拒絕權，恐怕是現行法架構所不容易接受的。然而，鑑於醫學科技的進步讓病人愈來愈必須面對「賴活不如好死」或「生不如死」的情境，國際趨勢也愈來愈重視特殊拒絕權的法制化，依此，我國法律對於特殊拒絕權的限制實有考慮鬆綁的空間，甚至是必要。

為何立法，而非修法？

　　現行法對於病人自主權的保障有兩大方面的不足，其一，病人與病方其他人在知情、選擇與決定上被一視同仁；其二，現行法賦予病人的特殊拒絕權非常有限，非末期病人完全沒有特殊拒絕權，末期病人也僅在很有限的意義下有特殊拒絕權。要解決這些問題就必須透過立法或修法的途徑，問題是，立法或修法，何者較為恰當？立法是從零開始訂立一部全新的法律，工程浩大，過程艱鉅；修法則只是在現行法的基礎上予以調整，較為簡易。該選擇哪條途徑來強化病人自主權呢？

有人認為，修法既然較為簡易，就應該從修法來強化病人自主權。具體而言，醫療法、醫師法或安寧條例都有保障病人自主權的相關規定，縱有諸多不足之處，據此加以修正即可，不必大費周章另立病主法。這個看法不無道理，不過，它的問題在於僅著眼於病人自主權的零碎規範，而未能從個別法律設計的目的、病人自主權利架構的整體規劃以及法安定性作宏觀之思考。

首先，從個別法律的設計目的言，醫療法與醫師法的規範主體是醫療機構與醫師，而非病人，在這兩部法律中對病人權利進行規範，名不正言不順，亦難求周全。先談醫療法，該法第 1 條指出立法意旨為促進醫療事業發展，合理分布醫療資源等，旋即於第 2 條至第 7 條針對醫療機構與法人等加以定義，顯見立法思維係以醫療機構為主體而加以規範者。醫師法從第一章總則開始規範醫師資格、第二章規範醫師執業條件，第三章談醫師義務，第四章的懲處與第五章的公會，均是以醫師為規範主體。綜言之，醫療法或醫師法是以醫療方為主體，而非以病人權利義務為其規範目的。

由於醫療法或醫師法的規範主體並非病人，與病人權利義務相關之事項大概只能附隨在醫療方相關權利義務項下進行零碎之規範。以「告知同意」為例，醫療法第 63 條、第 64 條與醫師法第 12 條之 1 當然可以透過修法將告知對象明確化為病人，以取代現行之「病方」，然而，其他與病人自主權相關的配套做法呢？要將這些都置入非以病人為規範主體的法律中，很難不顯得突兀，例如為了讓病人行使特殊拒

絕權而應引進的做法如預立醫療決定、預立醫療照護諮商或醫療委任代理人等，將這些做法的相關規範放在醫療法或醫師法中相當格格不入。

此外，既然要保障病人自主權，相關語彙應以病人為主體進行書寫。醫療法與醫師法所使用的「說明」、「告知」、「同意」等文字，很明顯是以醫療機構或醫師為主體而有的語彙，病人則被期待以告知後同意（informed consent）來回應。以病人為主體則更適合使用「知情選擇」（informed choice）或「知情決定」（informed decision）等語彙，然而，這類語彙出現在以醫療方為主體的醫療法或醫師法中，也並不十分契合。

至於安寧條例，第 1 條便揭示了它的立法目的僅在保障末期病人，而非所有病人之權益。如果有一部有關病人自主權利的專法，安寧條例將會是一部特別法，而且是只涉及到末期病人行使特殊拒絕權的特別法。它並不關切更宏觀的自主權議題，例如病人該有怎樣的知情、選擇與決定權。

有人主張，自主權議題都可以納入安寧條例中，而且安寧條例可以從只保障末期病人權益擴大為保障所有病人之權益。再者，病人拒絕維持生命治療的權利也可以透過修改安寧條例來達到同樣的效果，而不一定要另立新法。問題是，如果將病人自主權的所有議題都放到安寧條例中，並且也讓安寧條例關注的對象從末期病人擴大為所有病人，然後再將特殊拒絕權的行使範圍予以適度擴充，那就無異於另立新法了，因為這樣包山包海的安寧條例恐怕從條例名稱到每一條

的內容都需要加以修訂，這不正是另立病主法的用意所在？

▌捍衛病人自主權利

談到這兒，就談到了病人自主權利整體架構規劃的必要性。我國法長久以來沒有一部以病人為主體的一般性與統整性法律。若要捍衛病人自主權利，一部保障全體病人的基本法顯然是必要的。病人自主權包含知情、選擇與決定三大要素，此外還有一般請求權、一般拒絕權、特殊請求權與特殊拒絕權等四種選擇與決定權的樣態。以三大要素為基礎，再針對適合我國國情的選擇與決定權樣態進行完整的病人自主權利規劃，是獨立的一部病主法才能發揮的功能。再者，一部架構完整的獨立法律還能與時並進地進行法的修正、調整與擴充而具法的發展性。

從法安定性的角度來看，現行法體系是各種利益與論述長期以來相互激盪、彼此妥協的結果，任何變動均應考慮現行法體系的立法精神、歷史沿革與所累積的文化資源，不宜輕言更動或毀棄。因此，立修法時應在突破現況與衝擊現行法制間維持平衡。由於安寧條例與病主法之間具有法律上特別法與普通法的關係，屬於所有病人權利義務之規範將回歸病主法，特屬於末期病人者則回歸安寧條例，這讓相關法體系能有所突破，也讓既有的安寧條例架構不致受到太大衝擊，而能維持法的安定性。

以最近親屬同意書為例，安寧條例現行規範有同意書之

設計，病主法則無。不過，安寧條例同意書之權限是經過三次修法才得以完全確立，原因正是因為同意書是他人替末期病人決定拔管與否，而非病人自己決定，社會需要累積相當經驗才能確認他人替病人決定生死的道德風險是否為不必要的道德疑慮。至於病主法，涉及非末期病人拒絕維持生命治療權之規範，立法過程中已引起不少人的惶恐不安，如果立法之初還同時將這項權利讓渡給病人以外的其他人，恐將引起更大爭議。為了順利立法，妥協結果就是讓病主法如同其名稱所揭示的，在涉及生死的情況，只讓病人自己做決定，不讓其他關係人有置喙空間。至於未來是否應有所突破，則留待以後再做討論。由於安寧條例是現行法，這就保留了無預立醫療決定也沒有簽署意願書的末期病人，得由親屬簽具同意書或醫師開立醫囑來終止、撤除或不施予心肺復甦術或維生醫療的空間。

最後，安寧條例與病主法之間特別法與普通法的關係，是否會產生法與法之間模糊的競合關係，而導致適法性的困境？立法院的法制局曾為文提出這樣的疑慮，[17] 不過，如果仔細了解兩部法律的內涵，將會發現這樣的擔憂是不必要的。以安寧條例的意願書與病主法的預立醫療決定為例來說明，兩者能拒絕的醫療措施範圍不同，意願書能拒絕的維生醫療是延長末期病人瀕死過程的無效醫療措施，預立醫療決定能拒絕的是一切能有效延長生命的治療措施，兩者互不衝突。簽了預立醫療決定就沒有必要再簽意願書，反之，簽了意願書的人如果希望在末期瀕死前就能拒絕維持生命治療，

或甚至希望在非末期的其他四款臨床條件也能行使特殊拒絕權，那就有必要簽署預立醫療決定。

此外，特別法在某些方面雖然排除普通法的適用，但也不要忘了新法優於舊法的原則。安寧條例關於病情告知的規定比較接近醫療法與醫師法，但病主法做為新法更強化了病人自主的知情權，立法者的意思很清楚，希望病主法生效施行之後，病情告知應以病人為優先，只有當病人不具完全行為能力或意思能力而需要關係人協助時，才允許關係人擁有知情權。

總之，為強化病人自主權之保障，宜以單獨立法為最佳途徑。單獨立法能尊重其他相關法律的精神，維護現行法的安定性，同時又能以完整的架構來規劃病人自主權的內涵。至於獨立的病主法是否會與其他相關法規之間發生模稜兩可的競合關係，只要在立法時有意識地釐清特別法與普通法的關係或新法與舊法的概念異同，大概也不會是太大的問題。若真的發生問題，也可以透過修法或法律解釋來調和不同法之間的衝突。

第8章

生命與自主在倫理與憲法層次的平衡

在討論病人自主權利法的一個群組中,某甲提出一個問題,引發討論。

甲:「最近門診有病人家屬詢問,自己未來若因中風導致失語症,無法明白表達意思,也喪失思考溝通能力,可以透過 AD(預立醫療決定)選擇不要鼻胃管、PEG(胃造口)及營養點滴,然後就這樣自然走嗎?(其實她是擔心自己未來和她的父親一樣,反覆中風臥床管灌十五年,不想拖累她的子女。)這類病人與失智病人不同,因喪失吞嚥功能,手工餵食會嗆到,完全無法操作。因為目前這類病人不在病主法當中的五類重病患者,似乎無法排除身上沒有任何管路的可能,想聽各位前輩的建議。」

乙:「所有心智健全的成年人都可以拒絕醫療・此類拒絕的意思可以用 AD 表達,不限於五類病人。自然死亡是人性尊嚴,也是憲法所保障的隱私權。絕對不是國會立法可以限制的!更何況,病人自主權利法也不是要限制人的自然死亡權利。」

丙：「倫理如此無誤，但甲提到的 case 在臺灣依病主法可能得走第 5 款。」

這段討論雖然文字不多，不過，所引發的問題卻很複雜，而且，也很可能是不少人心中都會有的疑慮或想法，因此值得深入探討。以下先進行初步分析。

首先，在書寫這段文字時，病主法還沒有正式生效施行，很多配套措施也都還沒有上路，例如衛福部就還沒有公告第 14 條第 1 項第 5 款臨床條件適用的疾病項目或情形。因此，甲說的沒錯，他提到的案例「還」不在病主法所允許的五款臨床條件中。不過，他所擔心的問題可能也並不是那麼嚴重，丙就指出了解決之道，那就是爭取納入第 5 款，這樣大概就可以解決類似案例行使特殊拒絕權的問題了。

比較成問題的是乙對於病主法的主張。他認為病主法的存在不是為了要限制人民自然死亡的權利，因此，任何心智成熟者都可以透過 AD 拒絕醫療，而不限於五款病人。這個主張的前半部是正確的，病主法的存在的確不是為了要限制人民自然死亡的權利，而是為了要擴大它。筆者在第 7 章主張，現行法規中的醫療法或醫師法根本沒有賦予病人任何特殊拒絕權，安寧條例也僅在非常有限的範圍內允許特殊拒絕權。從這個角度來看，病主法的目的不是為了限制，而是為了要突破現行法律對於特殊拒絕權的過度限制，俾擴大人民自然死亡的權利。

不過，從另一個角度講，病主法的存在不僅是要擴大人民的自然死亡權利，同時也要對此項權利進行某些限制，因

為病主法僅允許第 14 條第 1 項所規定的五款病人行使特殊拒絕權，不允許五款之外的病人任意行使特殊拒絕權。依此，乙上述主張的後半部是成問題的。

事實上，從衛福部公布的 AD 格式來看，病人也只能在五款臨床條件下表達其接受或拒絕「維持生命治療」（LST）或「人工營養及流體餵養」（ANH）的意願，不能在這五款條件外行使特殊拒絕權。乙主張不限五款病人的任何心智成熟者都可以透過 AD 拒絕醫療，這個主張不符合事實。

乙大概知道他的主張不符合事實，至少不符合立法者立病主法的目的，也不符合行政部門依法行政時所必須遵循的法律立場，因此他把爭議焦點拉高到憲法層次。他主張，特殊拒絕權所要追求的自然死亡是人性尊嚴，也是憲法所保障的隱私權，國會不能妄加限制，既然如此，他認為解套的做法就是不把病主法解釋為能限制自然死亡權，亦即主張病主法不能將特殊拒絕權限制在五款病人的範圍內，否則病主法似乎就是一部違憲的法律。

乙認為國會不能立法限制特殊拒絕權，言下之意，現行法均已包含了特殊拒絕權，然而，這個觀點與第 7 章的論述是相互扞格的。乙的觀點事實上與他的憲法觀點息息相關，如果所有病人都有憲法保障的特殊拒絕權，那麼，現行法自然不能限制它。這個主張如果是正確的，那麼，不但病主法沒有立法的必要，就連當初的安寧條例立法也是多此一舉。

上述主張引發的問題很多，而且也都非常值得深入探究。首先當然就是立法必要性的問題。其次，病主法或安寧

8

條例該如何詮釋，它們究竟是有限制還是沒有限制病人的特殊拒絕權？再次，國會是否有限制特殊拒絕權的權利？抑或任何限制都是違憲的妄加限制？最後，以憲法所保障的隱私權或身體自主權為基礎的特殊拒絕權可以無限上綱嗎？抑或，特殊拒絕權與自然死亡權等憲法層次的基本權利與其他同樣受憲法保障的重大基本權利之間應維持某種平衡，例如人的生命權？

要探討這些問題必須先回到倫理與法理的層面。本章先探討倫理與憲法觀點，第9章再從這個基礎進行法理與法律層面的探究。這樣安排的原因如下，首先，道德權利應做為法律權利的基礎，在主張特定權利為法律權利前，應先確認其做為道德權利的正當性，亦即從人性角度來確認其合理性，再從合理性來論述合法性。其次，二次世界大戰之後，人性尊嚴與基本人權逐漸成為各國憲法新秩序的基礎。憲法如何理解並保護人性尊嚴及基本人權，亦應做為法律權利的論述基礎。

回過頭來檢視本章開頭的群組對話。在對話中，丙在倫理上認同乙的觀點，認為乙所言在倫理上無誤，只是法律的規定與倫理不同，所以甲所提出的案例可能必須走第5款，才能行使特殊拒絕權。不過，先不論法律有怎樣的規定，乙的主張在倫理上真的無誤嗎？憲法可以推導出無限上綱的特殊拒絕權嗎？心智健全的成年人是否在任何情形下都可以拒絕任何醫療，即使這麼做會導致死亡？

生命與自主在倫理層次的平衡

▌倫理思考的方法論

倫理或道德判斷面對價值兩難的取捨，最重要的原則有以下三個，其一是比例原則，其次是目的性原則，其三是應然蘊含能夠原則。

比例原則又稱相稱性原則（principle of proportionality, Verhältnismäßigkeitsprinzip）或目的論（Teleology），舉凡效益主義或結果主義進行道德判斷時的方法論或判斷原則就屬於這一種。結果主義可以有好幾種表達方式，例如：當一個行為在眾多行為選項中能帶來最佳結果時，它就是道德上許可的或甚至是應該去做的行為；又如：若一個行為同時帶來一些好的及壞的結果時，只要壞的結果不大於好的結果，該行為就有機會是道德上可以容忍的。當然，如果有其他行為選項能帶來類似的善果，卻不至於帶來這麼壞的結果，那麼，道德上人有責任選擇後者，所謂「兩惡相權取其輕」就是這個意思。換一個方式來表達，當一個人在兩個行為間做選擇而且沒有第三個選項時，若該兩個行為能帶來同樣的善，但其中之一帶來較大的惡，而另一個帶來較小的惡時，那麼，道德上正確的做法就是選擇後者。總之，比例原則邀請人權衡輕重得失，在各種行為選項中選擇帶來較小惡者或較大善者。

較小惡或較大善的思維，預設行為帶來的結果之間能進行一種價值上的相互比較或好壞次序的衡量。然而，價值世界豐富而多元，不同範疇的價值之間如何能相互比較呢？第一種方法是將價值化約在可比較的同一個基礎上，例如將事物的價值轉換為市場價格，這樣就能進行量化的比較。世界上很多東西都能用這種方式來排定其價值次序。當然，有價值的事物並不都能反映在價格上，有很多東西是無價的，沒有辦法用金錢來衡量其價值。要對這些價值排序，就不能侷限在數學的框架裡，而必須另外尋找價值衡量的參考座標，例如當一件事涉及事物的本質時，就比那些只涉及外在偶然的性質要來得重要，好比一個人有怎樣的人格或態度，就比他的外貌、頭髮顏色或甚至智商要來得重要；又如同一件事如果涉及存在的基礎，就比只涉及存在的方式要來得重要，好比當一個人不知明天的三餐在哪裡，而另一個人卻苦惱於如何尋覓美食時，食物對於前者的重要性就高於後者；再如當一件事的失去是不可逆的，就比另一件可以重新獲得的要來的珍貴，前者例如生命，後者則例如自主或自由。

目的性原則（Humanity as an End in Itself）主張每一個人都具有主體性的尊嚴，應該被當成目的來尊重，而不應該只被當成是客體或工具來對待。意思是說，在面對每一個人時都必須把他當人看，必須尊重他自己想要追求的目標與價值，而不能把他化約為我追求自己目標時的一個工具，並且也只從工具的角度去衡量他的價值。目的性原則是康德倫理的重要貢獻，它提供比例原則在進行價值衡量時的一種具體

而實質的價值標準，例如當人與物相比較時，應該更看重人而非看重物，因為人是主體，物只是客體。

此外，康德體認到人做為目的性主體能夠自由地設定目標，也能在道德上自我立法，並且自律地遵循道德法則，而不讓自己的自由成為沒有界線的任意妄為。當然，人也能非常他律地活著，漠視道德的要求，或者，只當有外在的賞罰驅使時才遵守道德。不過，正因為人具有自律的可能性，且能自由地決定自己成為怎樣的人，凸顯了人有別於萬物的獨特尊嚴。康德高舉人的尊嚴，影響了後來民主法治國家的發展。以二次世界大戰後的德國為例，其基本法第 1 條第 1 項便宣示「人的尊嚴不容侵犯」（die Würde des Menschen ist unantastbar），此一宣示為整部基本法或德國國體之根本大法起了定錨的作用。國家是為了人而存在，而不是人為了國家而存在。捍衛人的尊嚴是國家存在的目的。

應然蘊含能夠原則（Ought Implies Can），無論在倫理或法理層面都可以見到它的蹤影。簡單地說，道德（或法律）上要求人應該做的事情必須是他實質上有能力去做的事。如果一個人非因己過沒有能力做一件事，就不應該期待他在道德上有義務做那件事。力所未逮之處，不應受到道德的責備，例如人不可能飛簷走壁，所以道德也不可能要求他這麼做。

運用這個原則時，「非因己過」是一個滿重要的條件。一個人如果透過考試作弊取得了外科醫師的專業證照，那麼，他得為自己手術失敗負起道德責任來，缺乏動手術的能

力是他自己的過錯造成的，他不能用應然蘊含能夠原則來為自己開脫；又如明知自己沒能力還錢卻欠了一屁股債，也不適用這個原則。他不能說自己沒有能力還錢，所以就沒有義務還，因為他明知故犯讓自己陷入欠錢而無法還錢的窘境。

法律上運用這個原則的例子也很多，例如刑法第 18 條不處罰未滿十四歲之人的行為，因為未滿十四歲被認為沒有刑法上的責任能力；又如刑法第 19 條也不處罰無法辨識行為違法的精神障礙或心智缺陷者；再如刑法第 15 條在評價不作為時，除了當事人必須有作為義務外，還必須處於能作為而不作為的狀況，其不作為才會受到刑法上等同作為的評價。最後，刑法第 14 條有關過失的定義提到應注意、能注意而不注意，也反映了應然蘊含能夠原則。

▋生命與自主在倫理上的衝突與平衡

在倫理層面探討特殊拒絕權，也就是探討它在倫理或道德上是否具合理性或正當性。特殊拒絕權是一個人選擇接受或拒絕 LST 或 ANH 的權利，它一方面是自主權的展現，另一方面則會影響到當事人的生死。依此，要探討人是否有道德上的特殊拒絕權，就是要去探討人是否有出於自主意願拒絕維持生命的必要措施，從而導致死亡的道德權利。抽象地說，這就是要去處理當自主與生命這兩項重大價值相互衝突與對立時，該如何取捨的問題。

自主與生命可以說是人之所以為人最重要的兩個基本價

值，在人權理論上它們也是兩個最重要的基本人權。自主展現人的主體性，因為主體很重要的一個涵義就是能自己作主。當人不能自己作主、選擇自己的價值與人生，便無法活出人的主體性，而與客體無異。至於生命則是主體的存在基礎。有了生命，人才能做各種自主選擇，欣賞、品味與創造各種價值。沒有生命，人就只是一個物體（屍體），而不再是主體。

自主與生命在一般情形下沒有什麼衝突。渴望活著是再自然不過的自主願望，作為生物，人本能地就渴望活著，渴望保護並延長自己的生命。此外，人不只是在順境時渴望活著，即使在命途多舛、疾病纏身的逆境，人仍有強大的求生意志。在大部分時候，人相信好死不如賴活，人自主所選擇的就是生命。

不過，在某些情形，自主與生命的確能發生衝突，例如自殺。不過，面對自殺的處理之道大概不是保護自主，而是保護生命。從經驗來看，任何人如果碰巧遇到身旁有人自殺，無論是否知道他的理由，大概都會覺得有責任阻止他，而不是聽任其自殺。人是一種社會性的動物，人跟人之間是休戚與共的，社會不可能鼓勵一種對旁人的緊急危難視若無睹的態度。很多時候，尊重自主只是一種藉口，其實則是人們事不關己的不在乎或怕麻煩的心態。

人會選擇自殺的理由很複雜，大部分自殺可能是出於心理方面的疾病，例如憂鬱、躁鬱，或者因為一時的挫敗，例如失戀、升學壓力或財務危機等而想不開。這些自殺太過輕

忽生命的價值與未來的可能性，同時也完全忽略了自己的死亡對於家庭及社會的影響與衝擊。此外，這些自殺是不是真的出於自主也大有問題。即使某些自殺真的情有可原，也真的是出於自主的選擇，而成為某些人口中所謂的「理性自殺」（rational suicide），例如並非一時想不開的久病厭世。不過，自殺往往是不考慮家人想法就自我了斷，而且還採取讓生者情何以堪的殘忍手段，這樣的做法仍是一般人所不能接受的。無論如何，自殺是社會所不樂見的，各國都會針對自殺議題進行各種防治工作。即便是主張病人拒絕醫療權不應受到什麼限制的學者如許澤天教授，也認為強制治療自殺是能依緊急避難而阻卻違法的。[1]

　　有沒有什麼自主與生命衝突的情境，解決辦法是貫徹自主而捨棄生命？有的，當人處在魚與熊掌不可兼得的道德困境，此時出於自主地捨棄肉體生命以成就道德生命，會是道德邀請人或甚至要求人做的選擇。簡單地說，如果一個人處在重大的道德兩難中，只能在死亡與道德間做選擇時，那麼，由於道德涉及人的人格與尊嚴，因此，人應該選擇道德而捨棄生命，這就是古人所說的捨生取義、殺身成仁。孟子用魚與熊掌來比較生命與道德，可以說是非常巧妙的比喻，這個比喻指出了當道德與生命衝突時，道德具有價值上的優先性。當然，死有重於泰山，有輕如鴻毛，不是所有的道德困境都會要求人犧牲生命，也不是所有的道德兩難都重大到應捨棄生命。孟子曾說過：「可以死，可以無死，死傷勇」（孟子離婁下），意思是說，犧牲不到最後關頭，就不應輕

言犧牲，否則就成了莽撞的匹夫之勇。

是否還有其他情形，人自主地捨棄生命在道德上是可以接受的呢？主要就是自主意識逐漸抬頭的醫療脈絡吧。常言道：好死不如賴活，但在現在的醫療情境裡，卻可能賴活不如好死。當病人的痛苦大到難以忍受，疾病也無法治癒，更沒有什麼好的解決方法時，病人尋求不再勉強賴活，似有其合理性。依此，這就等於去問，人是否有道德上的特殊拒絕權；若有，在什麼條件下有？

一般而言，保護生命比保護自主要來得重要與迫切，因此，在大部分情形下，病人拒絕維持生命的必要措施沒有道德上的正當性，換言之，病人在大部分情形沒有道德上的特殊拒絕權。保護生命比保護自主重要的原因有四：

首先，生命是存在的基礎，沒有了生命就什麼都沒有了，當然也就不能再有自主。自主捨棄生命的同時也就捨棄了自主本身。

其次，死亡是不可逆的，人一旦失去生命便不可復得；至於自主，即使受到壓抑，一旦壓抑的因素去除了，人就能重新實現自主。

其三，生命與自主相較，生命受到法律的保護遠高於受到法律的限制，法律唯一鬆動生命保護並剝奪人生命權的地方大概就是死刑，而一旦廢死的主張成功，那麼，法律大概就沒有什麼地方是不保護生命的了；自主則反是，法律雖然保護自主，但法律的存在幾乎也可以說就是為了要在很多方面限制自主。自主為何必須受到限制呢？誠然，自主是展現

主體尊嚴的核心特性,更是人選擇自己生活方式與人生道路的必要條件,然而,如果沒有受到適當的紀律與限制,自主便很容易自我膨脹為「只要我喜歡,就沒有什麼不可以」的為所欲為或任意妄為。任意妄為的自主不但會傷害他人或社會利益,最終也會傷害到自己。因此,小學生幾乎都能琅琅上口,自由以不妨礙他人自由為前提,各國法律也都會針對人民的自由來進行各種限制,以維持社會秩序,促進公共利益。刑法上的自由刑更是以限制自由做為刑罰的主要方式之一。

最後,過了頭的自主將傷害到人的關係性與相互依存性。自主過了頭很容易就會變成個人主義,個人主義的社會就是人與人之間疏離的社會,人們不再重視互助與關係的價值,而只尋求獨立生活的自由,並視關心或幫助他人為介入他人隱私。然而,人並非只是自主而後就自足的主體,人更是互為主體、彼此需要的關係性存有,過了頭的自主將傷害人的關係性與相互依存性。

雖然原則上保護生命比保護自主更重要,不過,凡原則皆有例外。捍衛生命價值不遺餘力的天主教在其官方文件《生命的福音》中就承認,在世的生命並非終極的事實,而是次於終極的事實(life on earth is not an 'ultimate', but 'penultimate' reality)。正因為如此,在重大道德困境中,人才該為了道德而捨棄生命。道德生命屬於終極層次的價值。

此外,在世生命不僅不是終極的,而且更是必然要失去的。海德格(Martin Heidegger)[2]便說,人是一種向死的存

在。人從出生就注定死亡，也一直在奔向死亡的道路上前進。必死的生命怎麼會是一種絕對而不容讓渡的價值呢？無怪乎，從價值哲學的觀點來看，生命作為存在的基礎是一種基本但非絕對（fundamental, but not absolute）的價值。

在邁向死亡的過程中，大部分的人都會經歷逐漸失去健康與衰老的過程，這個過程往往是非常艱辛而痛苦的。當活著的痛苦大到無法忍受，也無法緩解，或者當疾病或衰老的過程，使得人失去了心智能力而不再能有尊嚴的人格生活時，道德上大概不能要求人一定要選擇賴活。這不是說處在上述情境中的人的生命價值就低於一般人的生命價值，因為無論處在什麼情境，生命的價值與尊嚴都是一樣的。然而，處在上述情境的生命可能是人無法忍受與負擔的，從應然蘊含能夠的原則來看，這樣的人自主選擇捨棄生命應該是道德上能接受的。

▌特殊拒絕權在道德上的行使條件

特殊拒絕權是一個人盱衡整個生命處境及人生前景後，自主選擇拒絕維持生命措施的權利。道德上能接受的自主是負責的自主，是考慮自身價值、家庭需要與社會衝擊之後的關係性自主。依此，人在道德上擁有特殊拒絕權的條件包含主觀與客觀兩方面。主觀上，它必須是心智健全者深思熟慮的自主選擇；客觀上，它必須在倫理思考上具合理性。

· 主觀上的自主性

　　行使特殊拒絕權的主觀條件，一言以蔽之就是自主性。自主包含了知情、選擇與決定三個要素，因此必須以成熟健全的心智為前提。心智成熟健全的意思就是能了解相關資訊、具意思表示能力、能做判斷與選擇。心智如果不成熟或不健全，將無法理解自身所面對的疾病情境、診斷預後以及醫療選項等，也無法做出適當的價值判斷並為自己做出選擇與決定。

　　依此，自主性的第一個標準是心智成熟度。心智成熟與否與年齡有相當大的關係，民法在談行為能力或刑法談責任能力時都會以年齡為參考標準。安寧條例或病主法也據此訂定行使特殊拒絕權之意願人的門檻，例如安寧條例規定非末期病人要二十歲以上且具完全行為能力才能預立意願書（安寧條例第 5 條）；病主法雖沒有提到意願人的年齡，但清楚規定應具完全行為能力（病主法第 8 條）才能簽署預立醫療決定，換言之，國民必須成年或已婚才具有意願人的初步資格。回到道德層面來看，道德關切的不是法律的剛性門檻，而是當事人實質上有怎樣的心智成熟度。

　　自主性的第二個標準是心智健全度，亦即當事人是否有精神障礙或心智缺陷等情況，導致無法知情，也沒有能力做出選擇與決定。以病主法為例，第 9 條第 3 項規定醫療機構在進行預立醫療照護諮商（ACP）時，應判斷當事人是否有足認心智缺陷的情形，若然，則不能接受他參與 ACP 並簽

署 AD。這個規定的道德理由就在於，當一個人心智缺陷到缺乏知情、選擇與決定等能力時，就不符合行使特殊拒絕權所需要的心智健全度。

自主性的第三個標準是心智自由度。除了要考慮心智成熟度與心智健全度外，一個人是否自主還要看他做的選擇是否是出於深思熟慮的慎重決定，又是否受到他人的教唆、蠱惑、暗示或其他顯性與隱性的壓力等。這些情形如果存在，將導致當事人並非完全自願的情形，從而影響其自主性。

總之，自主性包含了心智成熟度、心智健全度以及心智自由度三方面的考量。一個人具完整的自主性，才具備行使特殊拒絕權的主觀條件。

・ 客觀上的合理性

當導致死亡的拒絕醫療符合倫理思考的比例原則、目的性原則及應然蘊含能夠原則時，拒絕醫療便具客觀合理性。

前面已提到，生命雖然是基本價值，但並非絕對價值。從比例原則來看，當賴活不如好死，亦即生不如死的情況發生，且當這個情況無法改善時，拒絕醫療以尋求自然死亡的選擇，便有可能符合比例原則而具相稱性或目的正當性。賴活不如好死的情境大致上有兩類，其一是當事人處在痛苦難以忍受、疾病無法治癒且無法緩解的狀況，其二是當事人處在失去自主尊嚴與人格生命的情況。前者例如癌症、漸凍人或各種無法治癒的罕見疾病等，後者則如永久植物人與不可逆轉的昏迷。第一類的病人仍有清楚的意識，很清楚地感受

並知道自己承受著椎心的痛苦，尤有甚者，他們知道這樣的痛苦無法緩解且會一直持續下去，至死方休。這些日以繼夜又無法擺脫的痛苦讓他們覺得生不如死，亦即賴活不如好死。至於植物人與昏迷者雖然可能沒有痛苦的感覺，然而他們已經不可能有主體性的人格生活，無法跟周圍的人互動，甚至不知道自己活著，這種只剩下軀殼活著的生物性存在，對很多人而言，也是生不如死。

比例原則另一個重要標準是手段必要性，意思是特殊拒絕權的行使必須是一種最小傷害的必要手段。一個病人處在痛苦難以忍受且賴活不如好死的情形，如果除了捨棄生命之外，還有其他侵害更小的替代方案可以緩解痛苦或賴活不如好死的情形，那麼，捨棄生命之自主選擇便不具必要性。

從目的性原則來看，符合道德的抉擇不能只考慮自己，必須認真思考個人的選擇對他人的影響，特別是對親近的他者。不考慮對他者影響的拒絕醫療不符合目的性原則，也不符合關係性自主及最小傷害的必要性要求，因此在道德上是有爭議的。自殺很大的問題就在於此，以撕裂關係的方式不告而別，往往沒有考慮到自殺對他者的傷害與衝擊。當然，很多時候自殺者並非故意如此，而實在是陷溺於死亡幽谷中自顧不暇。不過，即使不苛責自殺者，他們的做法仍不是道德上所能接受的。當一個人在共融決策模式中與家人溝通，取得家人支持後的拒絕醫療，才能達到生死兩無憾的理想，符合目的性原則所期待的對自己與他者的尊重。

另一種目的性原則的觀點是康德曾經提出過的主張。康

德反對自殺，認為為了解除痛苦而自殺是把自己的生命工具化，不符合目的性原則。這個觀點也適用在特殊拒絕權的討論上。特殊拒絕權的情境也是因為想要擺脫賴活而拒絕醫療，故也可以被看成是一種為了解除痛苦而將自己生命工具化的做法。不過，用這種角度來詮釋特殊拒絕權似乎失之過苛，從應然蘊含能夠原則的角度來看，賴活不如好死的痛苦對很多人而言是難以負荷的，要求他們繼續忍受無止境且無意義的痛苦，不符合應然蘊含能夠原則。

總結上述討論，道德上行使特殊拒絕權必須符合主客觀兩種條件。主觀條件指的就是特殊拒絕權必須來自當事人的自主選擇。衡量自主性的標準有三：心智成熟度、心智健全度與心智自由度。客觀條件指當事人的選擇必須具倫理上的合理性，這包含了合乎比例原則、具目的正當性與手段必要性，也包含了應考慮當事人與他者之間互為主體的目的性原則，最後，從應然蘊含能夠原則的角度來考慮，當事人的痛苦如果難以承受又無其他緩解做法，那麼，不允許他尋求解脫無異於強人所難。

回到本章開頭的群組對話。從倫理的角度來看，心智健全的成年人是否在任何情形下都可以拒絕任何醫療，即使這麼做會導致死亡？首先，心智健全與成年或許代表了當事人符合自主性的主觀條件，雖然，嚴格而論，主觀條件還應檢視心智自由度，不過，即使符合主觀條件，也不表示任何情形下都有特殊拒絕權。特殊拒絕權的行使須在客觀上符合比例原則、目的性原則與應然蘊含能夠原則等合理性條件。

生命與自主在憲法層次的平衡

　　憲法是國家根本大法，當代民主法治國家的憲法主要包含兩大部分，一是基本權利的架構，二是國家合法性的基礎。從人權立國的觀點來看，基本權利的架構更是憲法的核心，也是國家合法性的根源。從哲學角度來看，人為什麼會有基本權利？基本權利的基礎又是什麼？答案就在於人的尊嚴。

▌人的尊嚴是人權的基礎

　　「尊嚴」標示著人的獨特地位與價值，當「生命神聖」這類比較有宗教色彩的概念不再是公民社會所能接受的共同語言時，尊嚴成為當代人權論述及憲法秩序（Verfassungsordnung）的基礎。

　　人的尊嚴在二次世界大戰之後受到國際社會的高度重視，主要原因是因為納粹德國踐踏人命的血淋淋教訓，另一方面則是因為踐踏人命背後的法實證主義（Rechtspositivismus）弊端。法實證主義是把成文法絕對化，漠視法律踐踏人命的規定，毫不懷疑將特定族群視如草芥並允許政府進行滅絕行動的法律。法實證主義者盲目地服從法律，只要是法律規定的，無論對錯，就都「依法行事」，結果導致大屠殺等泯滅人性的集體惡行。

戰後德國以及國際社會均認為，人的尊嚴不容侵犯，應受到國際與國家最高程度的保障。首先是 1945 年的《聯合國憲章》序言提到，為了避免人類再遭慘不堪言的戰禍，重申人格尊嚴與基本人權之信念。德國的巴伐利亞邦則在 1946 年的邦憲法規定：「立法、行政及司法，應尊重人之尊嚴」，這是人的尊嚴成文法化的濫觴。1948 年通過的《世界人權宣言》序言也指出：

「鑑於對人類家庭所有成員的固有尊嚴及其平等的和不移的權利的承認，乃是世界自由、正義與和平的基礎，鑑於對人權的無視和侮蔑已發展為野蠻暴行，這些暴行玷污了人類的良心，……鑑於為使人類不致迫不得已鋌而走險對暴政和壓迫進行反叛，有必要使人權受法治的保護，……大會發布這一世界人權宣言，作為所有人民和所有國家努力實現的共同標準。」

這個序言清楚提到，承認人的尊嚴及平等的權利是世界自由、正義與和平的基礎，其次，人權有必要受到法治的保護，各國均應以此為目標。

呼應巴伐利亞邦的邦憲法及世界人權宣言，德國於 1949 年通過的基本法（Grundgesetz）第一條便清楚規定：

1. 人的尊嚴不容侵犯。尊敬並保護它是國家所有機關的責任。

2. 因此，德國人民承認，不可侵犯與不可剝奪的人權是世界上每一個社會、和平與正義的基礎。

3. 以下基本權利為直接有效之法律，能約束立法、行政和司法機關。

從這個規定可以看見，戰後德國有關國家哲學的自省以及與康德人學的連結。人是目的性的存有，不應成為國家或社會的手段，反之，「先於國家而存在的人，應為國家之目的」（Der Mensch als Zweck des Staates）。[3] 依此，對人的尊嚴的尊重與維護應被看成是整個國家機器存在最重要的理由。

其次，有別於巴伐利亞邦憲，三權分立的國家機關固然應該要尊重人的尊嚴，不過，能約束立法、司法與行政機關的是基本權利（Grundrecht），其道理也很簡單。「尊嚴」一詞的目的是用來指出人具有的獨特地位與價值，不容任意踐踏或傷害，它本身是籠統而不確定的，很難成為具體可操作的標準。要求行政、立法與司法尊重人的尊嚴容易流於空泛，難有實質的規範意義。基本法第 1 條第 3 項談的不是宣示性的尊重，而是明文規定基本法第一章所臚列的基本權利直接就能約束國家的行政、立法與司法。

至於人的尊嚴與基本權利有什麼關係？德國學界有相當多的討論，有人認為人的尊嚴屬於憲法層次的基本權利，也有人認為人的尊嚴是基本權利的概括規定，意思是說，要尊重人的尊嚴就必須尊重個別的、不同類型的基本權利。從基

本法第 1 條第 2 項的「因此」（darum）這個字來看，人的尊嚴不屬於基本權利，而是一種上位原則，是基本法價值秩序中的最高價值（der oberste Wert），用以說明基本權利之基礎或來源，換言之，基本法第 1 條第 2 項指出，正因為人有尊嚴，所以才有基本權利，要尊重人的尊嚴就必須具體地尊重人的所有基本權利。[4] 從這個角度來看，人的尊嚴比較屬於統攝所有基本權利的概括條款。

▍最根本的兩項基本權利——生命權與自主權

基本權利或基本人權就是凡人都有的最基礎的權利。基本權利源自人的尊嚴，不因種族、宗教、語言、性別或人生階段而有差別。二次大戰之後，先有 1948 年的世界人權宣言臚列了各種基本人權，復有 1950 年的《歐洲人權公約》也規定了各種對歐洲深具國際法意義的基本權利。我國法律受德國法影響深遠，德國基本法第一章就是基本權利章，臚列了各種基本權利。我國則在憲法第二章臚列各種基本權利。

綜觀二十世紀以來的國際宣言、公約或個別國家的憲法，最根本的基本權利就是生命權與自由權。世界人權宣言與歐洲人權公約在一開始臚列各種基本權利時，就先提到生命權與自由權。德國基本法也是緊接在第 1 條之後，第 2 條就規定生命權與自主權：

1. 只要不侵犯他人權利或違反憲法秩序（die verfassungsmäßige Ordnung）或道德法則（das Sittengesetz），人人皆有自由發展其人格之權利。

2. 每一個人皆有生命權（Recht auf Leben）與身體完整權。人的自由（Freiheit）不容侵犯。這些權利都只能根據法律才得加以限制。

我國憲法沒有特別提到生命權，不過，這並不妨礙生命權是一種不成文的基本權利。大法官李震山特稱之為「先於國家而存在且不待形式憲法規定而自明之原權（Urrecht）」。[5] 至於自由權，在我國憲法中則有相當多篇幅的著墨。憲法第 8 條、第 10 條至第 14 條均為各種自由權之規定。此外，憲法第 22 條也指出，憲法沒有明文提到的自由權，只要不妨害社會秩序公共利益，就都受到憲法之保障。

值得注意的是，從表列的次序言，德國基本法先提到自主權，亦即自由發展人格權，而後才談生命權；世界人權宣言與歐洲人權公約則都是先談生命權，再談自主權。先談哪一個或後談哪一個或許沒有太大的意義，因為兩者都是最為根本的基本權利。不過，表列的次序也可能隱含不同的側重與強調，例如大法官李震山便指出，最能實現人的尊嚴之核心內涵者為自主或自決（Selbstbestimmung），而另一方面，生命權則是人類為了維持人性尊嚴所應擁有的最基本權利。[6]

無論如何，生命權與自主權都是最重要也最根本的基本權利。不過，生命與自主有不同的價值特性，之前在倫理層面討論時也曾提及。以下再從憲法要求國家保護基本權利的角度，論述生命權與自主權各自的內涵。

・ 生命權與生命絕對保護原則

　　倫理層面的討論已指出，生命是存在的基礎，而死亡的必然性與不可逆性也指出生命的脆弱與珍貴，無法失而復得。

　　基於生命價值的基礎性、死亡的必然性與不可逆性，德國聯邦憲法法院曾於 1975 年在有關墮胎的一項判決中指出，生命權在德國基本法秩序中具最高價值（Höchstwert）之地位，而且，「生命權是人性尊嚴之生存基礎，是所有基本人權之前提」；「無生命，人性尊嚴則無所附麗」。[7] 依此，德國及很多國家對於生命都採取「生命絕對保護原則」（Grundsatz des absoluten Lebensschutzes），我國也不例外。憲法學者陳慈陽認為，與孕婦的自主權相較，胎兒生命權的保障應具優先性，主要原因在於孕婦無法行使身體自主權時，其主體性仍在，將來仍有行使之可能，胎兒生命一旦被剝奪了，就再也不可能行使任何基本權了。[8]

　　由於生命極其寶貴，對於生命採取最高規格之保護是合理、適切而且必要的。不過，「生命絕對保護原則」中的「絕對」二字則可能有過度之嫌。從理論或實務角度來看，生命大概都無法或不應該受到「絕對」的保護。倫理的討論

也已指出，生命本身就不是絕對的價值，有限而必死的肉體生命又怎麼會是絕對的呢？實務上，國家對於生命的保護也不太可能是絕對的，死刑就是一個例子，優生保健法也是一個例子。歐洲人權公約在臚列基本權利時，雖然第一個列出的就是生命權，其內容為「任何人的生命權應受到法律的保護，不得故意剝奪任何人的生命」（歐洲人權公約第 2 條），然而，同條後半部也有一個但書，提到「法院依法對他所犯的罪行定罪並付諸執行者除外。」實務上，在有死刑或墮胎的地方，國家對生命的保護是有例外而不那麼絕對的。不過，當前歐美各國廢除死刑的倡議，似乎是要往生命不容國家剝奪的方向上更邁進一步，即使所面對的是窮凶極惡的罪犯。

生命價值雖非絕對，但卻是次於終極的最高價值且承載著人的尊嚴，更是實現一切價值的基礎，同時生命的失去又具不可修復性，因此，該當最高規格或近乎絕對之保護。生命絕對保護原則容或有所例外，但它具有一定的宣示意義。生命即使不應受到國家絕對的保護，也應受到接近絕對的保護。

・自主權及其限制

能與生命權分庭抗禮的大概就是自主權了。前文提到，德國聯邦憲法法院稱生命權是憲法秩序中的最高價值，不過，德國學者 Günter Dürig[9] 在《基本法註解》（Grundgesetz Kommentar）中卻稱自由發展人格權（das Recht auf die freie

Entfaltung seiner Persönlichkeit）是人的尊嚴的首要價值。一為「最高」，一為「首要」，可見生命權與自主權似乎難分軒輊，都是最根本的基本權利。

自由發展人格權亦即自主權（das Recht auf Selbstbestimmung）。從基本法的編排方式來看，它的分量不在話下，第 2 條第 1 項就先談到它，第 2 項第一句話在談完生命權與身體完整權之後，緊接著在第二句話又以不同的概念來論述它，這次換的說法是人的自由（die Freiheit der Person）不容侵害。由於 frei（free）或 Freiheit（freedom）等語都是自由之意，自由發展人格權也可以稱為自由權。

自主權或自由權之所以是人的尊嚴的首要價值，是因為自主或自由使人超越自然因果的制約，做出自己的選擇，走出自己的道路。自由讓人不再只是物或客體，而成為目的主體與道德主體。目的主體代表人能設定自己的階段性目標與人生整體的目的，道德主體則代表人能分別是非善惡，並依之自我立法，而後要求自己依道德法則而行。依此，自主與自由是人活出人的尊嚴的核心能力。

由於人格的發展與形塑涉及人生的方方面面，無法完全列舉，基本法第 2 條是以概括式的條款來規定自由發展人格權，至於其他條文則是對各種範疇的自由權進行具體的規定，例如信仰與宗教自由（基本法第 4 條）、言論與新聞自由（基本法第 5 條）等。概括式條款的範圍是總括性的，而非侷限在特定範圍，其價值則在於它是一種原則性的宣示或規定，能濟具體規定之不足，避免人權保障的漏洞。我國憲

法也有類似做法,第 8 條、第 10 條到第 14 條皆為具體之自由權規定,第 22 條則為概括性之自由權。

　　自主權或自由權既然是憲法保障的基本權利,其內涵當然不會是為所欲為或任意而為的自主或自由。事實上,任何上過公民與社會課的中小學生都知道自由應以不妨礙他人自由或權利為原則。而早在法國大革命時期,走上斷頭台的羅蘭夫人也在死前說了一句至今廣為流傳的話:「自由,自由,多少罪惡假汝之名而行」。憲法一方面了解自由是人格尊嚴的核心價值,另一方面也注意到,人性的自私、幽暗與非理性的力量不容輕忽,因此,憲法在保護自主權或自由權的同時,亦將這項權利加以限制。憲法不保障隨心所欲的自由。憲法限制自主或自由的方式很多,例如直接在憲法內加以限制或交由法律保留原則(Gesetzesvorbehalt)去進行限制。

　　以德國基本法為例,自主權雖然是第一個列出的基本權利,但基本法一提出自主權就立刻指出自主或自由有三項限制,其一是不得侵犯他人權利,其二是不得違反憲法秩序,其三是不得違反道德法則。這是憲法直接限制自主的例子。第三項限制很有意思,道德法則是實踐理性自我立法的不成文法則,基本法卻把它成文化,且提升到憲法的位階,使得憲法所保障的自主以不違反道德為度。這就是前面提到的,憲法所保障的自主權不是任意妄為的自主,而必須是在道德上負責任的自主。基本法保障的自主類似於康德倡議的自律(autonomy)。此外,將第三項限制與第一項限制結合起來

看，就會得出以下結論：自由不僅不應侵犯他人的法律權利，也不應侵犯他人的道德權利。

基本法第 2 條第 2 項另提出法律保留原則來限制自主權，意思是說，國家要限制人民自主，必須透過法律為之。行政部門不得無法律授權就以行政命令任意限制人民的基本權利。我國憲法的類似做法見於第 22 條與第 23 條。第 23 條指出，只要符合該條規定的條件且為必要手段時，法律即得限制憲法所列出（憲法第 8 至第 21 條）及未列出（憲法第 22 條）之各項自由權利。

總之，自主的價值在於它是人的尊嚴的核心內容與首要價值，因此自主權應作為一種最根本的基本權利受到保護。另一方面，自主不等於為所欲為或任意妄為。考量人的自私與軟弱，憲法保障的自由不應侵犯他人的自由或權利，也不應違背道德、法律、社會秩序或公共利益。

█ 生命與自主在憲法上的衝突與平衡

此處要討論的不是不同主體之間的基本權利衝突，例如孕婦的自主權與胎兒的生命權在墮胎議題上的衝突，而是同一權利主體的自主與其生命之間的衝突，換言之，從憲法能否得出權利主體有自主處分生命的權利嗎？若有，在什麼條件下能有這樣的權利？

通說不承認人有自主處分生命權，現代法治國家雖然幾乎都已經將自殺除罪化，不過，基於保護生命的立場，各國

刑法幾乎都有加工自殺罪與受囑託殺人罪，即為明證，我國也不例外。此外，大法官李震山認為，權利主體固然能夠放棄基本權利的行使，不過，放棄基本權利以不能放棄生命權為原則。[10]

放到醫病脈絡來看，病人請求協助自殺或安樂死正是加工自殺罪或受囑託殺人罪這兩種樣態的自主處分生命。不僅通說不認同，國際上將安樂死或協助自殺合法化的國家也仍是少數。陳慈陽教授認為，安樂死或協助自殺的問題處於合憲邊緣，是不可不慎的議題。[11] 由於我國病主法也未開放協助自殺或安樂死，本文也就不處理這兩種樣態的自主處分生命權問題。

本文關心的是特殊拒絕權這種樣態的自主處分生命權問題，亦即，憲法上是否能接受特殊拒絕權？又在什麼條件下能接受特殊拒絕權？

由於生命與自主都是最根本的基本權利，當權利主體出於自主意願放棄個人生命時，該如何處理？不能放棄生命權的原則是否允許例外？

・保護生命與保障自主之間的差異

生命權與自主權都是最重要的基本權利，也都該得到國家最高規格的保護。不過，這兩種權利的特質不同，對於人的意義也不同，因此，它們該得到的保護也應有所不同。

簡單地說，生命應受到接近絕對的保護，自主則應受到各種必要的限制。

首先，從憲法與法律傳統來看，有所謂「生命絕對保護原則」，卻從來沒有「自主絕對保護原則」，意思是說，理論上生命該當絕對或接近絕對之保護，自由的保障則不能無限上綱，而應該受到必要的限制。

憲法限制基本權利的方式很多，可以直接在憲法裡明文限制基本權利，也可以規定只能透過法律或法律授權的行政命令去限制基本權利。不過，憲法裡頭受到限制的基本權利主要是自主權或自由權，而非生命權。

以德國為例，根據基本法第 2 條第 2 項的法律保留原則，基本權利只能透過法律而被限制，這表示法律是能限制生命權的，不過，基本法本身沒有任何有關生命權的直接限制，基本法第 102 條甚至明文禁止死刑。至於自主權，除了法律保留原則限制自主外，基本法第 2 條第 1 項也直接規定自主權（自由發展人格權）不能侵犯他人權利，不能違反憲法秩序或道德法則。

我國憲法亦然，憲法第 22 條規定，各種未明列於憲法的自由或權利，只要不妨害社會秩序公共利益，就都受到憲法保障，換句話說，各種基本權利的保障以不妨害社會秩序公共利益為界線。不過，實務上，大概只有自主權會妨害社會秩序或公共利益，很難想像生命權會有這樣的問題。憲法第 23 條也是如此，該條明文規定法律保留原則，不過，我國的法律保留原則在內涵上跟德國有所不同，憲法第 23 條是說，法律不能任意限制基本權利，法律要限制基本權利必須是為了防止妨礙他人自由、避免緊急危難、維持社會秩序

或增進公共利益，而且必須是必要的手段。反過來看，如果必要（手段必要性），為了這四項重大法益（目的正當性）是可以透過法律來限制基本權利。

然而，會傷害這四大法益的大概也都是自由權，而與生命權無涉。依此，法律保留原則限制的主要是自由權，而非生命權。我國對生命權的保護當然也有受到限制或鬆脫的時機，不過，這些時機不多，主要就是做為必要手段的正當防衛（刑法第23條與第24條）以及經過合法程序且合法判決與執行的死刑。一個人只要不濫用其自由去傷害他人生命或嚴重破壞社會秩序與公共利益，其生命都會受到國家保護。

自由不能侵犯他人權利，也不能破壞社會秩序與公共利益，問題是，在特定條件下人能否自主傷害或處分自己的生命？

前文已指出，傳統觀點不認同生命自主處分權，也強調生命絕對保護原則，不過，在自主意識逐漸抬頭的今日社會，傳統觀點似有解構之空間。生命誠然應得到極大之保護，不過，生命畢竟不是絕對的價值，其保護自然也不應該絕對化。從各國法律發展的趨勢來看，歐美各國家幾乎都已接受特殊拒絕權，我國的病主法亦然。特殊拒絕權的行使將導致病人的死亡，承認這種權利也就是承認人在特定條件下有生命自主處分權。

不過，即使接受在特定條件下人有拒絕醫療的生命自主處分權，生命絕對保護原則及自主應受必要限制的觀點仍提醒我們，保護生命寧過毋不及，保護自主則是寧不及毋過。

保護生命寧過毋不及的理由在於生命是人格尊嚴的基礎，也是實現一切價值的前提，更具不可逆性，因此，生命的保護宜嚴不宜鬆。生命保護過嚴，隨時都有放鬆的修正機會；保護如果不足，一旦失去生命，就永遠無法彌補。

保護自主則不然。自主保障如果不足，隨時有強化保障的修正機會，但至少在過程中，生命會先得到保護；自主的保障如果過了頭，那就可能造成對生命永久而不可逆的傷害。依此，保障自主寧可不及也不宜太過。

・ 從憲法觀點看特殊拒絕權

從憲法角度來看，病人是否有特殊拒絕權？在什麼條件下有？由於憲法是一個國家實證法秩序最高位階的法規範，也是所有法律的上位規範，依此，憲法不能訴諸法律來證成自身，而只能訴諸更高位階的思考。所謂更高位階的思考，在涉及基本權利議題的時候，主要是指基於人性與價值普遍性的倫理思考，這也是第 1 章說道德權利應為法律權利之合理性基礎的意思。以本章第一部分的倫理討論為基礎，以下提出合憲的特殊拒絕權應符合的三個條件：

1. 主觀自主性：特殊拒絕權是一種生命自主處分權，故是自主權的展現，因此理當符合自主性的標準。自主性的標準可以參考倫理討論時所提出的心智成熟度、心智健全度以及心智自由度。國家應透過嚴格的實體與程序要件來確保權利主體的自主性。

2. 客觀合理必要性：合乎倫理的特殊拒絕權行使，應符合客觀上的合理性，這包含了符合比例原則、目的性原則以及應然蘊含能夠原則。憲法上的比例原則更要求符合目的正當性、手段必要性以及對基本權利限制的妥適性。[12] 當病人處在賴活不如好死的情境，而且沒有其他更小侵害的替代方案時，透過拒絕醫療尋求自然死的做法，便具目的正當性與手段必要性。

事實上，目的正當性與手段必要性作為比例原則的兩個條件，可以直接從憲法第 23 條的法律保留原則推導出來。憲法第 23 條要求法律在限制基本權利時必須是為了四項重大的法益，才具目的正當性，同時，所採取的手段應以必要者為限，亦即如果沒有其他更小侵害做法時，才得限制基本權利。

此外，關於限制的妥適性，由於特殊拒絕權的行使會傷害到當事人自身的生命，使得自主與生命這兩項基本權利處在互不相容的對立情境，保護任何一方就代表對另一方的限制。然而，基於保護生命與保護自主的差異，國家對生命的保護寧可太緊，不可太鬆，其底線還應符合禁止保護不足原則（Untermaßverbot），因此，僅在非常必要時，限制生命的保護才具妥適性，從而允許特殊拒絕權的行使；至於其他非必要情形，則應優先保護生命並限制特殊拒絕權之行使。在非必要捨棄生命的情形，限制特殊拒絕權有其妥適性。

3. 法律保留原則：法律保留原則在本章中已經出現很多

次，它主要的意思是說，在必要的時候才得由法律來限制基本權利。此外，它也意味著，行政機關制訂的命令不但不能違背法律，而且還必須有法律的授權，特別是當行政命令涉及人民的權利義務時。《中央法規標準法》第 5 條規定，人民之權利義務應以法律定之，第 6 條接著要求，「應以法律規定之事項，不得以命令定之」。[13]

法律保留原則的另一層意義是，憲法對於基本權利的保障或限制均屬原則性的規定，其具體內涵應由法律來訂定，例如憲法第 15 條規定人民有工作權，但工作權可以是消極面向的職業自由及積極面向的工作機會請求權，其具體內容則由相關法律如《勞動基準法》及《就業服務法》來進行規範；再如憲法第 21 條規定人民有受國民教育之權利，然而，什麼是國民教育？國民教育應包含哪些階段與內容等，則必須由《國民教育法》來規定。

事實上，憲法裡提到的義務也都必須由法律來進行具體的規範，例如納稅與服兵役的義務，憲法第 19 條與第 20 條就明文規定，人民應「依法」履行這些義務，換言之，納稅與服兵役的種種規範應由法律去訂定，行政機關不能逾越法律來課以人民相關義務。總之，憲法裡的基本權利或義務均應由法律來進行具體之規範，並非只要出現在憲法裡，就能漫無邊際地擴張適用。

事實上，法律為了保護人的生命而限制自由的地方所在多有，大法官李震山便指出，國家常透過法律，不問人民意願就主動保障人民的生命，例如《道路交通管理處罰條例》

第 31 條強制汽車駕駛與乘客應繫安全帶，機車駕駛與乘客應戴安全帽；又如《行政執行法》第 37 條第 1 項第 2 款規定，「意圖自殺，非管束不能救護其生命者」得即時加以強制之管束。[14] 這些法律規定顯示，為了生命能限制自由，而不是為了自由能限制生命

特殊拒絕權的行使涉及自主權與生命權之間的衝突。陳慈陽教授認為解決基本權衝突的辦法就是依據憲法第 23 條規定，由立法者對會發生衝突之基本權關係進行立法。[15] 陳慈陽教授進一步指出，只要是「基於病人意志，顧及其尊嚴，並在嚴格法定實體及程序要件下，消極地使其死亡，（並）非憲法所不許」。[16]

總之，特殊拒絕權的行使應符合主觀上的自主性以及客觀上的合理必要性，而兩者均應透過嚴格的「法定」實體要件及程序要件，才具規範之妥適性。

特殊拒絕權的限制

最後，讓我們回顧一下本章開頭所提出來的幾個問題：特殊拒絕權是否是屬於憲法位階的隱私權或自主權？特殊拒絕權如果是屬於憲法位階的自主權，是否就可以無限上綱，不受任何限制？特殊拒絕權如果不能無限上綱而應受到限制，那該如何去限制它？國會可以限制特殊拒絕權嗎？國會對於特殊拒絕權的限制是否就是對於憲法賦予人民的自主權

的妄加限制而有違憲之虞？

首先，特殊拒絕權如果是出於心智成熟者的自主意願，的確是屬於憲法位階所保障的隱私權[17]或自主權。不過，按照本章的討論，憲法所保障的自主權本身就受到很多限制，不能無限上綱。特殊拒絕權作為自主權的一種行使樣態，自然也不能無限上綱而不受任何限制。更何況，當自主權與生命權或國家保護生命義務相衝突時，更必須謹慎規範其範圍，避免自主權過度膨脹而傷害生命。依此，即使訴諸憲法，也不能得出無限制的特殊拒絕權。

其次，根據法律保留原則，憲法所保障或限制之基本權利的具體範圍，應由法律訂定，而法律的訂定屬於國會或立法院的職權（憲法第 63 條），因此，特殊拒絕權應該受到法律的保護與限制，至於應該受到怎樣的保障或限制，則應由國會透過立修法決定，而且也只能由國會決定。國會在立法時有形成立法政策的自由空間（Gestaltungsfreiheit）。不過，有關生命權的保護不應違反「禁止保護不足原則」，對於自主權的限制或干預則應符合前面提到的客觀合理必要原則。特殊拒絕權涉及國家保護生命義務的鬆動，由於生命堪當近乎絕對的保護，因此，鬆動生命的保護更必須符合比例原則且為必要者，方符合憲法第 23 條之要求。

總之，特殊拒絕權本身不是絕對的，國會有權限制它，國會對特殊拒絕權的限制並不能被先驗地看成是違憲之舉，相反地，國會限制特殊拒絕權應採取寧嚴毋鬆的原則，以嚴謹的法定實體要件及程序要件去規範特殊拒絕權的行使，如

此才能在保障自主與保護生命之間取得平衡。

　　從憲法既然不能推出不受限制的特殊拒絕權，醫療法、醫師法、安寧條例及病主法中如果有特殊拒絕權，大概也不能無限上綱。第 7 章已初步指出現行法中並無太多的特殊拒絕權，但更深入的討論將留待第 9 章再來進行。

第9章

生命與自主之間在法理與法律上的平衡

綜合第 7 章與第 8 章的討論，幾點結論摘要如下：

1. 特殊拒絕權如果存在，確實是屬於憲法層次的自主權，不過，這並不代表特殊拒絕權可以無限上綱，不受任何限制。

2. 倫理上能接受的特殊拒絕權應具主觀上的自主性、客觀上的合理性。

3. 憲法能接受的特殊拒絕權除了應符合倫理上的主客觀條件外，還應具法律保留原則上的必要性，因為特殊拒絕權之行使將鬆動對生命之絕對保護。

4. 國會有限制特殊拒絕權的立法形成自由，其以嚴謹的法定實體要件與程序要件去規範特殊拒絕權之行使，是憲法所允許與期待者。

5. 現行法中的醫療法與醫師法不接受特殊拒絕權，安寧條例則僅在非常有限的範圍內接受特殊拒絕權。

6. 醫療法賦予病方一般同意權或拒絕權，相關條文缺乏

確保生命與自主平衡的特殊拒絕權行使條件設計，故不宜將它們解釋為允許特殊拒絕權。從文義解釋與社會脈絡來看，傳統法律亦難謂有特殊拒絕權的問題意識。

上述主張的第 5 點與第 6 點可以稱為「現行法保護生命論」，因為它認為現行法預設的是生命絕對保護原則，僅在非常有限的範圍內鬆動生命的保護，允許特殊拒絕權的行使。現行法保護生命論者在理論上不必非堅持生命絕對保護原則不可，只要倫理上符合行使特殊拒絕權的條件，法律上也有符合憲法期待的嚴謹實體與程序要件，現行法保護生命論者能接受在法律上擴充特殊拒絕權行使範圍與條件的做法。從現行法保護生命論的角度來看，正是因為現行法的特殊拒絕權有所不足，病主法的立法才有其必要性。

與之相對的是「現行法保護自主論」，這種理論主張現行法已充分保護特殊拒絕權，病人無論處在哪種情況，只要是他不要的醫療措施，即使會導致死亡，他都有權拒絕。這個主張如果是正確的，那麼，不僅僅病主法沒有立法的必要，就連安寧條例的立法也是多餘的。

現行法保護生命論與現行法保護自主論的孰是孰非，事關重大，因為它一方面涉及病主法或安寧條例的立法必要性，另一方面也關係到主管機關的依法行政原則，因為主管機關若對於法律的解釋是錯誤的或模稜兩可的，就無法落實依法行政的理想。此外，此一議題也影響到醫界的實務操作。現行法的解釋如果眾說紛紜，醫界將不知何所依循。依此，完整釐清相關問題至關緊要。

第 7 章與第 8 章雖然從倫理、憲法以及現行法的文義解釋與社會脈絡反駁了現行法保護自主論的觀點，不過，現行法保護自主論還有一些其他想法也值得注意，本章將補足相關探討。

此外，第 8 章既然肯定，為落實法律保留原則並平衡生命與自主的保護，應接受國會在特殊拒絕權課題上的立修法權限，因此，國會觀點也應加以考慮。再者，行政部門與醫界想法關係到依法行政與實務操作的原則，亦應一併納入討論。在探討完各方的觀點之後，本章將以第 8 章的倫理與憲法討論為基礎，進一步探討在法理與法律層面，生命與自主維持平衡的原則以及病主法的具體做法。

本章分三部分，第一部分先論述國會、行政部門、醫界與法學界對於現行法保護生命論與現行法保護自主論的立場；第二部分則綜合相關討論，論證現行法保護自主論的錯謬，並確立現行法保護生命論的主張；第三部分從病主法的角度來檢視生命與自主在法理與法律上的平衡。

現行法保護生命或保護自主？

▍國會觀點

安寧條例第三次修法及後來的病主法立法是楊玉欣擔任立法委員時的重要法案工作，筆者忝為主責兩法案修立法之

顧問，因此有機會深入兩部法律的立修法背景及社會脈絡。

　　安寧條例於民國 89 年立法，立法過程十分艱辛。當時社會風氣未開，充滿死亡禁忌，而且病人自主意識薄弱，普遍認為不急救末期病人就是殺人，就是安樂死。安寧條例其實與緩和醫療沒有太大關係，因為它的內涵主要就是允許病人可以選擇在末期瀕死時不急救，因此，安寧條例可以說就是國外的自然死法（Natural Death Act）。當時的立法推動者如趙可式教授與賴允亮醫師等都希望將「自然死」或「尊嚴死」等概念納入法的名稱，不過，這樣的想法並沒有被立法委員認同，反對的理由其實就是死亡禁忌，不希望法律名稱或內容裡出現死亡這兩個字。

　　安寧條例三次修法的歷程可以參考第 5 章的說明，簡單地說，國會對於生命保護原則的鬆動是非常小心翼翼，甚至可以說過於保守。即使面對的是末期瀕死病人的拒絕醫療權，國會從立法走到第三次修法，花了將近二十年的時間，才逐漸鬆開許多不必要的限制，國會的立場與態度無疑是現行法保護生命論。

　　至於病主法，大部分委員支持病主法立法，反對者僅為少數。反對者的反對理由並不是因為他們抱持現行法保護自主論的立場，更不是因為他們認為在理想上應將自主權無限上綱到「凡是病人不要的，就不應該給他」。相反的，他們預設現行法保護生命論，並擔心楊玉欣委員的版本太過鬆動生命絕對保護原則，換言之，反對者擔心的不是楊玉欣委員的版本在特殊拒絕權的開放上有所不足，而是擔心它太過開

放。

因此，立法過程中的許多妥協都是因為反對方希望提高特殊拒絕權的行使門檻，俾其受到更多限制。以植物人為例，在楊玉欣委員的版本裡，只要被診斷為持續植物人就能行使特殊拒絕權，但妥協後的現行條文則將之提高為永久植物人；失智症患者原本只要達到重度即符合行使特殊拒絕權之資格，現行條文卻提高到極重度；楊玉欣委員的版本允許所有符合以下三項條件者均能行使特殊拒絕權：

1. 痛苦難以忍受

2. 疾病無法治癒

3. 依當時醫療水準無其他合適解決方法

但現行條文則要求中央主管機關，還應針對符合這三項標準的疾病情況透過公告來進行把關。

此外，在法定程序要件方面，安寧條例的健保卡註記本來是選項，意願書生效與否與註記無關，但病主法卻將註記列為預立醫療決定（AD）生效的要件。又如醫療委任代理人（HCA），原本草案沒有任何消極資格限制，但在立法妥協的過程中增加了許多限制。總之，對本法有不同意見的委員所主張的不是希望擴大特殊拒絕權的適用範圍，而是要限縮特殊拒絕權的適用對象，提高外部管控的機制，以降低病人生命受到傷害的道德風險。

最後，病主法第 7 條重新規定急救義務時加入了但書，這一點是病主法與現行醫療法及醫師法在急救義務規定上最大的不同。當病人符合病主法及安寧條例行使特殊拒絕權的

法定條件時，但書豁免了醫師的急救義務，這代表立法者認為在病人依法行使特殊拒絕權時，可以鬆動生命絕對保護原則。醫療法與醫師法沒有這樣的但書，意味著在病主法之前，現行法的生命絕對保護原則沒有任何例外，如同 227 頁～ 228 頁之討論所示。

總之，立法委員們預設的是現行法保護生命論的立場，而不是現行法保護自主論。他們當中反對立法者的理由不是要給特殊拒絕權開方便之大門，而是希望特殊拒絕權的開放不要傷及對生命的保護。

▌行政部門立場與醫界觀點

行政部門主要是指主管醫療法規的衛福部（前身為衛生署）及法務部。行政部門如何理解現行法律？在安寧條例立法前，衛生署曾於民國 78 年透過函釋（衛署醫字第 786649 號函）主張，病人或家屬於病人末期病危時拒絕心肺復甦術（CPR）是不適宜的。邱泰源立法委員在病主法立法通過後的 105 年 12 月 23 日曾發函衛福部詢問，經過將近三十年，衛福部是否要重新調整民國 78 年的函釋。衛福部以衛部醫字第 1050033652 號函再次指出，醫師或醫院診所有急救義務，只當符合安寧條例之法定要件時，亦即當病人經兩位相關專科醫師確診為末期病人時，醫師方得尊重病人或家屬意願，施予安寧緩和醫療，並得不施行、終止或撤除心肺復甦術與維生醫療。[1] 換言之，衛福部認為，非末期病人並無特

殊拒絕權，現行法保護自主論不符合其法律觀點。

　　醫界立場多半是跟隨衛福部的觀點，這主要是因為衛福部是醫界的主管機關，不僅主管醫療相關法律，更在法律授權下訂定各種施行細則、命令與作業準則等。衛福部如何詮釋現行法，自然就決定了醫界各種實踐與作業方式的法律框架。話雖如此，仍然有少數醫師認為倫理上病人應有不受限制的特殊拒絕權，並認為病人若簽署了拒絕醫療的切結書就能免除醫師刑責。北部某大醫學中心還因此發展出一份拒絕醫療切結書，其主要內容如下：

　　　　病人＿＿＿＿＿＿經醫療團隊評估需要接受＿＿＿＿＿＿治療。醫師已說明該治療之目的、治療可能產生之併發症（如＿＿＿＿＿＿等），以及不接受該治療之風險與可能傷害，甚至可能難以避免病況惡化或死亡。立切結書人已充分了解及考量後，仍決定拒絕接受該項治療，其所有可能造成之傷害或後果由立切結書人自行負責。

　　　　立切結書人：＿＿＿＿＿＿＿＿＿＿（簽章）

　　然而，這樣的切結書恐怕於法無據。病人囑託居保證人地位的醫師不要救治，將使醫師陷入「不作為受囑託殺人構成要件該當」的困境，因為病人並無自由處分生命權，其囑託並無法構成刑法上的阻卻違法事由。此外，上述主張也有混淆倫理與法律界線的問題，更何況，即使就倫理而言，特殊拒絕權也不是毫無限制的（請參閱 239 頁第 8 章第一部分

的討論）。

為進一步釐清疑義，時任立法委員的楊玉欣在民國 104 年 5 月 5 日向衛福部、法務部發函，要求兩部針對以下四個問題說明官方立場：

1. 病人有簽署「安寧緩和醫療暨維生醫療抉擇意願書」，但非末期病人。若發生意外後病危，醫院可否不救？不救是否違反安寧條例？又是否違反刑法相關規定？

2. 病人車禍到院，醫師診斷其腦部因缺氧過久而有很大的機率會變成植物人，家屬聞訊後希望醫院不要救，醫院可否聽從家屬意見而不救治？有無任何法律責任？

3. 病人車禍到院，醫師診斷其腦部因缺氧過久而有很大的機率會變成植物人，病人隨身有攜帶一份書面聲明，表達其「如果發生意外經醫師診斷會變成植物人，希望不要救」的意願，醫院可否不救治？有無任何法律責任？

4. 長期痛苦難耐的「非末期病人」簽了一份切結書（非「安寧緩和醫療暨維生醫療抉擇意願書」），內容提到若發生病危狀況，希望醫院（師）不要插管急救，請問醫院（師）可否不救？是否不應救？

衛福部於民國 104 年 6 月 3 日以衛部醫字第 1041663576 號函釋，[2] 法務部則於民國 104 年 6 月 26 日以法檢字第 10404502880 號函釋來回應上述問題。[3] 衛福部的函釋只有針對其主管之醫療法規部分進行回應，至於刑法或其他法律

部分則尊重法務部意見。總結兩部函釋立場如下：

　　針對第 1 題，衛福部認為，非末期病人即使有簽署意願書，若發生緊急狀況，醫療方仍應依急救義務予以救治。其理由至為明顯，意願書是針對末期階段所表達的拒絕醫療意願，其生效自然必須以末期為條件。第 1 題的病人既非末期病人，安寧條例第 7 條有關不急救之條件尚未成立，故不能據以主張不急救。

　　法務部則認為，病人送院後之主治醫師居保證人地位，亦即刑法第 15 條所規定，在法律上有防止犯罪結果發生之義務，若在病人病危時能救治而不救治，其不作為就應如同作為般被評價，換言之，當醫師有救治義務也能救治時，其不救治若導致病人死亡，醫師就會受到不作為殺人的責難。進一步言，醫師的不作為如果是病人所承諾或囑託者，就有可能成立罪責較輕的受囑託殺人罪；若非病人所囑託者，則將成立較重之殺人罪。

　　問題是，第 1 題的病人雖然有意願書，但意願書是希望在末期病危時不要急救，而不是在非末期時發生病危狀況時不要做 CPR，因此，醫師若在病人不符合末期診斷的情形下，只因為病人有意願書就貿然於其病危時不予急救，若因而導致病人死亡，則可能成立刑法第 271 條殺人罪，而非第 275 條的受囑託殺人罪。

　　第 2 題提出不要救治的是家屬，而不是當事人，當事人已經處於昏迷而無法表達意願的情況，而且，救治之後會變成植物人，不救會死。衛福部首先訴諸醫療法第 60 條第 1

項與醫師法第 21 條，其法定急救義務指出，緊急狀況，醫療機構或醫師本來就應該儘快救治，除非病人是末期病人且有意願書表明不急救之意，或者，如果沒有意願書，家屬願意出具同意書以代替之，醫療機構或醫師方可不予以急救。病人如果不是末期病人，那麼，醫療機構或醫師無論如何都應該儘快予以救治。

現在的問題關鍵就在於，植物人是否為末期病人？衛福部在回函裡附上了安寧緩和醫學學會（104）台安緩字第 112 號以及重症醫學會中重（舜）第 01570 號關於植物人是否為末期病人的觀點。[4] 簡單地說，植物人並不等於末期病人，植物人如果沒有併發其他重大疾病，很可能還有很長的餘命可活。依此，家屬不能要求醫院不要救治。

法務部從刑法的觀點主張，若居保證人地位的醫師依家屬意見不救，有可能成立第 271 條殺人罪，而不是成立刑責較輕的第 275 條受囑託殺人罪，這是因為囑託醫師不要救的不是病人本人，而是家屬，不符合受囑託殺人的構成要件。此外，依實際案情，還可能成立第 294 條的遺棄罪。

從實務面來看，家屬面對第 2 題的情境確實情何以堪。上述兩個醫學會都建議衛福部考慮，是否允許醫院依病人事先所做的自主表達，來讓植物人撤除維持生命的必要措施。然而，讓非屬末期病人的植物人撤除維持生命的措施，恐怕並非衛福部的權限，而是國會的權力。只有國會能透過立修法來擴大特殊拒絕權的行使範圍。

第 3 題與第 4 題的共同點在於，病人事先有一書面聲明

或切結書，表明發生意外若會變成植物人就不要救，或者，只要發生病危就不要救。衛福部認為，這些都不符合安寧條例不救的條件，從醫療法與醫師法的法定急救義務來看，醫療方仍應急救。法務部則認為這兩種情形不救都有可能成立刑法第 275 條的受囑託殺人罪，而非第 271 條之殺人罪，因為囑託保證人不要救治的是病人本人，而且，病人確實囑咐在相關條件下不要急救。

事實上，司法實務觀點主張，醫師法第 21 條「係法律賦予醫師對於危急病患強制診療之義務，旨在保障危及病人得以隨時就診之利益」。[5] 綜合衛福部與法務部的觀點，病人只有在符合安寧條例的條件下才擁有拒絕急救或維生醫療的權利，在其他情形，無論是病人或家屬拒絕醫療，並拜託醫師不要急救或於急救後撤除維生醫療，都於法無據。居保證人地位的醫師若因而不履行急救義務，將可能成立刑法不作為殺人罪（非當事人囑託時）或不作為受囑託殺人罪（當事人囑託在特定條件下不要救治時）。

以上討論清楚顯示，行政部門的立場是現行法保護生命論。醫界主流觀點自然也是現行法保護生命論。

▌法學界觀點

法學界的觀點相當分歧，有支持現行法保護生命論者，也有不少支持現行法保護自主論者。

現行法保護生命論者之觀點

　　支持現行法保護生命論者的論點主要如下，首先，刑法的現行條文就是明證。刑法採生命絕對保護原則，「具有生命的自然人不問其生命價值、生命能力、生理與心理健康狀態均在保護之列。」[6] 刑法第 275 條的受囑託殺人罪以及第 282 條的受囑託重傷害罪的規定進一步顯示，被害的當事人對於自己的「生命法益」或「重大身體法益」沒有處分權，否則，他人受其囑託或得其承諾的「殺人行為」與「重傷害行為」就不會是不法的犯罪行為。而人對於自己的生命無自由處分權就意味著，人的自主意願不能超越生命絕對保護原則。任何人不能傷害人的生命，無論是他人的生命或自己的生命。就算一個人出於自主意願請別人來傷害自己的生命，國家仍必須處罰受囑託的傷害者，更何況，一個人的意願有可能並非是深思熟慮的自主結果，而是心理疾病、憂鬱或甚至處在他人情緒勒索或精神壓迫下的非自主意願。國家若無把關機制，那麼，不但當事人的生命有可能受到傷害，就連他的自主也沒能得到適切的保護，當事人的生命與自主兩大基本權利將同時受到侵害。

　　關於人無自由處分生命的權利，衛福部委請法學界代表評估楊玉欣委員的病主法草案時，評估學者提出以下主張：

　　「本法案……涉及積極安樂死之問題……爭議過大，我國目前似尚無制訂此等規定之可能……尊重生命，為人類從

事社會生活之基本要求，且為人類社會普世奉行之價值。不問時代之遞嬗與環境之變遷，尊重個人之生命，仍係現代社會生活之基本理念。因此，現行刑法所規定之囑託或承諾殺人罪，即立論於人對其生命並無自由處分權，否則如認其有自由處分權，則受其囑託或得其承諾而殺人者，乃為協助其行使權利，即難以犯罪相繩。且如認其有自由處分權，則其行使處分權時，他人即負有不得加以妨害之義務，否則即有可能成立刑法第304條之妨害自由罪；在民法上，亦有可能負侵權行為之損害賠償責任。若然，不僅現行民、刑法有不少之規定須重行修正，且依現在國民之道德意識，亦勢必難以接受。更有甚者，如承認個人對其生命有自由處分權，則自殺即為行使處分權之一種表現，反而有助長自殺歪風之虞。」[7]

以上主張認為病主法涉及積極安樂死議題，這一點恐怕有所誤會，需加以釐清。特殊拒絕權有可能涉及醫師不施行救治的消極不作為殺人，也有可能涉及醫師撤除維持生命治療的積極作為殺人，然而，兩者都屬於尊重病人自然死的意願，亦都無縮短病人生命的問題，與當前國際主流趨勢所理解的積極安樂死有所不同。積極安樂死是醫師透過注射致死藥劑來縮短病人生命，特殊拒絕權並非積極安樂死。[8]

此外，評估報告有以下三個重點，首先，它認為尊重生命乃普世價值，現行刑法不承認個人有生命自由處分權，其次，一旦主張人有生命自由處分權，被開放的不僅僅是特殊

拒絕權而已，連備受爭議的協助自殺或安樂死恐怕也都將成為法律無法禁止的行為。進一步言，人若有生命自由處分權，不僅刑法第 275 條會被解構，其他人恐怕還有義務不得妨害當事人自由處分自身生命或自殺的行為，而這一切都是我國社會所無法接受者，因此，評估報告不贊成貿然立法。

很顯然地，評估報告的法學者持現行法保護生命論，而且不主張輕易鬆動生命保護原則，也不主張人有自由處分生命的權利。

現行法保護自主論者之觀點

第 7 章與第 8 章的討論如果是正確的，那麼，現行法保護自主論至少在兩方面是站不住腳的，其一，他們不能訴諸憲法來主張特殊拒絕權不受限制，其二，他們無法把醫療法第 63 條與第 64 條解讀為接受特殊拒絕權。事實上，就連醫療法第 60 條與醫師法第 21 條，大概也很難把它們解讀為只要病人拒絕，醫師便沒有了急救義務。第 7 章明確指出，法定急救義務無例外規定，無論病人或病方希望急救或不希望急救，都不能豁免醫療方的急救義務。

不過，關於法定急救義務，現行法保護自主論者如楊秀儀教授還是有話要說。楊秀儀認為，醫療法第 60 條與醫師法第 21 條所建構的不是無例外的急救義務，而是強制締約義務。[9]

強制締約義務有兩層意思，第一層意思是說，病人在緊急狀況如果向醫院診所或醫師求診，醫院診所或醫師就有與

病人締結醫病契約的義務。醫師如果拒絕締約，按許澤天教授的觀點，所違反的只是醫師法第 21 條，因此會受到醫師法第 29 條的行政裁罰，但並無違反刑法之處，這是因為刑法通說主張，只當醫師願意並在事實上承擔保護義務時，醫師對於病人的身體法益才具有刑法上防止犯罪結果發生之保證人義務。簡言之，在病人求醫的緊急情況，醫師在行政法上雖有強制締約義務，但醫師如果不締約，固然違反行政法的規定，但由於沒有承擔保護責任而非刑法上的保證人，故無刑法上的保證人義務。[10]

強制締約義務的第二層意義是，病人如果在緊急情況下拒絕醫療，醫師便毫無緊急救治義務可言，也沒有任何救治權限。難以想像醫師對於不願就醫，在家靜養的癌末病人能有什麼治療義務或權力？進一步言，即使病人之前曾請求治療，醫師也承擔了保證人之保護義務，但病人決定拒絕續行治療之後，醫師就失去保證人地位。

總之，無論病人是從一開始就拒絕或在治療過程中拒絕，只要病人拒絕，醫師便沒有救治義務，醫師的不作為「在構成要件該當性的判斷層次上就（都）不成立不作為殺人罪，而不需要探討阻卻違法的問題」。[11] 理由是不作為殺人罪是不純正不作為犯罪，不純正不作為要成立犯罪，必須符合刑法第 15 條的兩個要件：其一，當事人有作為義務，亦即居保證人地位；其二，當事人能作為而不作為。[12] 若當事人不是或不再是保證人，亦即沒有或不再有作為義務時，其不作為即使與病人死亡有相當因果關係，亦不必被當成是

作為來評價，自然也就不可能成立不作為殺人罪。反倒是醫師如果違反病人意願續行治療，還有可能因為「侵犯病人自主決定權」，而可能成立傷害罪或強制罪。[13]

現行法保護自主論用強制締約義務來理解傳統的法定急救義務，目的在於指出，病人拒絕急救時，醫師便無保證人地位，因此，不作為將不會受到刑法的責難，而這就意味著，醫療法第 60 條與醫師法第 21 條並不會妨礙病人特殊拒絕權之行使。

問題是，特殊拒絕權的行使，醫師除了以不作為來回應外，也有可能必須以積極作為來尊重病人的意願，例如在治療過程中，病人拒絕續行治療時的撤除醫療措施或拔管，這些都是積極作為，而非不作為。倘若這些作為與病人死亡有相當因果關係，那麼，就必須直接檢視在刑法上的構成要件是否該當。若該當，就會被推定違法，成立殺人罪或受囑託殺人罪。現行法保護自主論者怎麼看這種情形呢？

許澤天教授認為，德國過去通說主張，在病人拒絕醫療的脈絡，拔管或撤除維生措施等積極作為會被看成是不作為，亦即「透過作為的不作為」（Unterlassung durch Tun），之所以這樣解讀，是因為這是成全病人不希望醫師續行醫療的作為，只有透過這樣的作為才能讓醫師不再繼續作為。其次，也是更重要的理由是，當拔管被看成是不作為時，就可以從病人拒絕醫療導致醫師無作為義務來開脫醫師的不作為，因為無作為義務時的不作為不是違法行為。

不過，這個做法在邏輯上有些牽強，因此，許澤天教授

指出，在著名的 Fulda 案之後，就不再需要這麼做了，因為無論作為或不作為，只要符合病人實際上的或可推測的意願，就都能阻卻違法。他認為思考阻卻違法事由時，不應拘泥在醫師是否符合安寧條例所規定的條件，因為「依法令之行為」只是阻卻違法的事由之一。在他看來，「對於病人拒絕醫療意願的尊重，亦可作為排除醫師中斷治療可罰性的實質理由……重點在於病人拒絕醫療的意願，如從 Fulda 案判決的立場來推論，病人拒絕醫療的意願得以明示或默示方式表達，亦可用推測的方式得出，安寧緩和醫療條例第 4 條的病人意願書只是一種證明方式，不能捨本逐末的被當作阻卻違法與否的唯一根據」。[14]

簡單地說，許澤天教授認為，拔管的作為即使在構成要件階段被推定為殺人的違法行為，也能因為病人的拒絕意願而在違法性階段阻卻違法，無論病人的拒絕意願是以安寧條例的意願書方式所表達的，或是以其他方式而得推知的，都能成為排除醫師行為可罰性的阻卻違法事由。延伸來看，許澤天教授大概也會認為病人是否是末期也不是重點，只要病人拒絕醫療即足以構成阻卻違法的實質事由。

與前一點結合起來看，如果醫師尊重病人拒絕治療的意願，其不治療或不急救之不作為就是殺人或受囑託殺人構成要件不該當，因為醫師沒有保證人之救治義務；其撤除醫療措施或拔管之作為雖可能構成要件該當，但卻能阻卻違法，因為病人拒絕醫療的意願，無論以何種方式表達，都構成排除醫師作為可罰性的阻卻違法事由。依此，現行法充分保障

病人之特殊拒絕權。

現行法如果已經充分保障病人的特殊拒絕權，那麼，要如何去理解安寧條例以及後來的病主法呢？對現行法保護自主論者來說，特殊拒絕權既是憲法賦予人民不受任何限制的權利，現行法又都已有不受限制的特殊拒絕權，安寧條例有關末期病人特殊拒絕權的規定就只能是「強調」末期病人有此權利，是憲法位階的特殊拒絕權的補充性規定，而非排他性規定，換言之，安寧條例只是補充性地強調末期病人有特殊拒絕權而已，並不排除其他病人也有特殊拒絕權。

同理，病主法也只是一種補充性規定，病主法第 14 條的五款臨床條件不能被理解為一種排他性條件，因為就算不符合這五款條件的病人，仍有權利拒絕包含維持生命治療與人工營養及流體餵養在內的任何醫療措施。簡單地說，對現行法保護自主論者而言，無論安寧條例或病主法的立法，都不能將特殊拒絕權侷限在符合特定臨床條件的病人範圍內，因此，這些立法可以說是多此一舉的，甚至是弊多於利的。楊秀儀教授便曾指出：這樣的立法不僅不代表自主權的進步，恐怕還會進一步「固化了現行法對病人自主的不當限制」。[15]

現行法保護生命論的確立

從以上的討論可知，國會、行政部門與醫界對於現行法

的詮釋基本上都主張現行法保護生命論，認為現行法在原則上限制特殊拒絕權，僅例外允許之。立法者之間的角力也不在爭議這一點，而在於特殊拒絕權該開放多少。

　　法學界對於現行法的詮釋，分為現行法保護生命論及現行法保護自主論兩種觀點。前者認為現行法服膺的是生命絕對保護原則，並依此主張人無自由處分生命權。他們擔心病主法破壞此一原則，故在立法過程中與反對立法的立法委員立場一致，採保留態度。後來透過溝通，部分持現行法保護生命論的學者可以接受適度開放特殊拒絕權的想法，條件是應有嚴謹的法定實體及程序要件，以確保生命與自主之間的平衡。

　　現行法保護自主論者則認為現行法已經充分保障病人的特殊拒絕權，法理上並無重新立修法以保障特殊拒絕權的必要。立法之議，純粹是大部分人誤解現行法規，積非成是的結果。

　　究竟是大部分人積非成是，抑或是現行法保護自主論者的觀點有待商榷，以下將以第 7 章及第 8 章的討論為基礎，從倫理、憲法及法理角度進行完整的檢視。

▍法定急救義務 vs. 強制締約義務

　　現行法保護自主論者對於醫療法第 60 條及醫師法第 21 條的解讀，是問題關鍵之所在。不過，以下將討論焦點放在醫師法，因為醫療法的對象是醫療機構，不像醫師法那樣，

既涉及醫師的行政法責任，也可能涉及醫師的刑法責任。

　　現行法保護自主論者認為醫師法第 21 條所規定的並非是法定急救義務，而是強制締約義務，依此，只要病人拒絕醫療，醫師之不救治就會在構成要件階段被推定為不違法；至於拔管等作為雖然有可能在構成要件層次違法，卻能因為病人之拒絕意願而阻卻違法，其結果是，醫師法第 21 條不會阻礙病人之特殊拒絕權，尊重病人意願之醫師無違法問題。

　　這個主張似是而非，有很多層次的問題。首先，從文義解釋來看，把醫師法第 21 條解釋為強制締約義務十分牽強。該條文的意思是說，醫師對於危急之病人，應立即依能力予以救治，而不是應立即（且被動地）與病人簽訂救治之醫病契約。「被動」的意思是說，只當病人要簽訂醫病契約，醫師才有締約義務，病人如果不要，醫師即無締約義務。這樣的解釋與條文文字意思相去甚遠。司法實務如最高法院 90 年度台上字第 3137 號刑事判決亦明確主張，醫師法第 21 條為醫師之強制診療義務。

　　其次，強制締約論主張，病人求診時，醫師要自願且實質承擔救治責任才成為刑法上的保證人而有刑法上的作為義務，否則就只有行政法上的責任，而無刑事責任。這個主張或許適用於醫療情境外的醫師與突然發生緊急狀況之陌生病人之間的關係，但不適用於急診室裡值班的醫師以及已經在醫病關係中的醫師，因為他們都已準備好要承擔緊急救治之責任或已實際承擔這樣的責任。若主張他們也適用，恐將導

致生命保護有所不足且刑事責任失衡的問題。

　　生命保護有所不足是因為病人若處於無助且生死交關的緊急狀況，急診室之應診醫師或病人之主治醫師極可能在時間上是「壟斷」救治可能性且居保護支配性地位的醫師，若他們拒絕承擔救治責任，病人死亡風險將大大增加，因為在緊急狀況下病人可能沒有那個時間再去尋找願意承擔救治責任的醫師。而如果不承擔救治責任的醫師只有違反行政法義務的效果，而無刑法效果，那麼，法律對於醫師承擔救治責任的約束力似乎太小，恐有生命保護不足的問題。此外，如果願意承擔才有刑法上之作為義務而有刑法效果，那麼，一位毫無理由或只因為好惡就拒絕救治的醫師，雖導致病患死亡（假設不作為與死亡間具準因果關係），將只有行政責任，而有良心願意承擔之醫師卻可能因為過失而成立業務過失致死罪。[16] 這將導致刑事責任的失衡，因為承擔責任反而有刑事責任，不承擔責任則只有行政責任。

　　從比較法的觀點來看，德國醫師若在緊急情況下不作為構成刑法犯罪，所構成的雖然不是不作為殺人罪，而是刑法323c 的「不予救助罪」，[17] 但無論如何是刑法上的犯罪，而非只有行政責任。由此可見在緊急情況「被要約」的醫師無論是否承擔責任，在德國的情形，都仍具有刑法上之保證人地位。司法實務將醫師法第 21 條之法定急救義務定調為「醫師的強制診療義務」，其意義也在於急救義務「不僅是公法上的強制義務，亦得形成刑法上的作為義務，而問題的核心應在於該作為義務究竟與何種犯罪的作為義務相當」。[18]

事實上，楊秀儀教授主張強制締約義務論的理由之一，正是要讓「被要約」的醫師可以透過拒絕承擔救治責任而免除刑責，因為她很清楚知道，醫師法第 21 條若被解釋為法定急救義務，醫師的不急救就有可能成立不確定故意之不作為殺人罪。[19] 從另一個角度來看，楊秀儀教授為什麼會認為緊急情況的締約具「強制性」呢？這是因為醫病契約如同其他契約一樣，是雙方自由合意之後才產生的，但既然國家以刑法的強度來制止無照行醫者，代表國家高度重視醫療助人工作者保護生命的角色，因此，若特定醫師在緊急狀況具上述壟斷救治可能性及居保護支配性地位時，國家就應剝奪其締約自由，強制他與求診病人締結醫病契約關係。[20]

然而，從生命絕對保護原則的角度思考，陳子平教授認為，如果僅在行政法層次強制醫師締約，其保護生命之強度是不足夠的。他認為法律既以刑法之強度保障醫師的執業空間，「對於醫師要求之義務，當然不應僅屬於『強制締約之義務』而已，而是應已達到『強制的緊急救治之義務』，畢竟，每一個人的無價之生命與寶貴之健康，不僅是民法上之重要利益，同時也是刑法上之重要利益。」[21] 從這個角度來看，急救義務並不僅繫於病人之締約與求診意願，同時也是國家透過公法加諸醫療專業工作者身上，具刑法意義的保護生命之作為義務。

簡而言之，無論從醫師法第 21 條的文義來看，或是從生命保護所需要的強度來看，醫師法第 21 條都應該被理解為法定急救義務，而不應被理解為只是強制締約義務，以致

違反時只有行政法上之效果。事實上，醫師法第 21 條所規定的義務既是為了保護處於緊急狀況之無助病人免於失去生命危險而有的救治義務，承認這一點就是承認處於壟斷救治可能性且居保護支配地位之醫師具有刑法第 15 條所謂的「法律上有防止（犯罪結果發生）之義務」，而居刑法之保證人地位。醫師法難道不屬於法律？刑法第 15 條所謂之「法律」難道不包含醫師法？

接下來討論病人拒絕醫療的情形。病人處在緊急狀況如果不願意就醫，也不希望醫師來家裡，而只希望在家靜待死亡，醫師當然無急救義務，亦無救治可能性。但如果危急病人來到醫院與醫師面前呢？此時，處於壟斷救治可能性且居保護支配地位之特定醫師便有強制之緊急救治義務。不過，危急病人如果仍有意識且拒絕救治呢？從倫理與憲法層次來看，第 8 章已指出，有意識的病人拒絕救治必須符合自主性與合理必要性，才能得到倫理與憲法層次的證成，而能受到法律之保障。未經嚴格檢視之拒絕意願或客觀上非合理必要的臨床情境，不應輕率取消醫師之緊急救治義務。事實上，許澤天教授就主張，面對自殺者視情況可以依緊急避難阻卻違法而強制治療，[22] 換言之，面對已經以行動表明想死意願的人，醫師尚且有強制治療的責任，面對緊急情況拒絕治療的病人，若未經嚴謹之法定實體與程序要件把關，又怎能輕易聽任病人死亡而不予救治？醫師法第 21 條沒有任何配套措施去檢視病人行使特殊拒絕權之自主性及合理必要性，因此，第七章指出，在解釋醫師法第 21 條之文義時，不宜貿

然主張，只要病人拒絕醫療，醫師便無緊急救治義務，否則就有可能在生命保護上有所不足。依此，解釋醫師法第 21 條最適切的方式就是將之理解為無例外的法定急救義務。

最後，醫師採取拔管或其他撤除醫療的作為若導致病人死亡，是否能因為病人之拒絕意願而阻卻違法？許澤天教授認為，按照德國 Fulda 案的判決，只要符合病人實際上的或可推測的意願就都可以阻卻違法，而不必拘泥於安寧條例的意願書。

這個看法的第一個問題是，我國法律雖然在很多方面繼受自德國，但畢竟我國與德國是兩個不同的國家，各有其國家之主體性，適合德國法律者不一定適合我國。林東茂教授說得好，「法律是文化的一種反映，文化有獨特性，各國的法律制度因而也有獨特性，制度無須處處以他國為師。」[23] 更何況，德國 Fulda 案是在 2009 年民法修正案通過新增民法第 1901a 條之後，該條一般被簡稱為《預立醫療決定法》（Patientenverfügung），其內容明文規定，無論病人之當下意願或可推知之意願均為有效之特殊拒絕權意願（§ 1901a.2 BGB），因此亦都可以成為醫師拔管或撤除醫療之阻卻違法事由，因為，就德國醫師而言，這麼做是「依法令之行為」。

然而，我國安寧條例關於病人希望撤除維生醫療意願之規定與德國有所不同，按照安寧條例，意願書生效之法定實體要件規定在安寧條例第 4 條第 2 項，程序要件規定在安寧條例第 4 條第 3 項。病人之意願如不依法定實體要件及程序

要件來表達，或者病人意願僅為第三者所推測者，在我國均不能作為阻卻違法之事由。從成文法國家要求嚴謹的實體與程序要件的角度來看，許澤天教授以德國法例來批評我國做法，實有張冠李戴之嫌。

綜合上述討論，醫師法的法定急救義務賦予醫師無例外之急救義務，以確保病人的生命能得到充足的保護。

▌安寧條例或病主法非排他性規定？

楊秀儀教授認為，安寧條例的特殊拒絕權只是一種非排他的憲法補充性規定或強調性規定，因此，安寧條例雖然提到末期病人有拒絕心肺復甦術及維生醫療的權利，但這並不表示非末期病人就沒有這個權利。對現行法保護自主論而言，無論病人是否為末期，他們都有拒絕他們不想要的醫療的權利，即使這會導致病人死亡。延伸而論，這個看法也適用於病主法，病主法雖然提到五款病人，不過，這並不能排除其他病人之適用，提到五款病人只是要特別強調他們有這些權利罷了，並不代表不符合五款者就沒有特殊拒絕權。

這個看法最大的問題就在於把安寧條例與病主法的意義空洞化。安寧條例或病主法如果不是排他性規定，那又為何要立這樣的法？如果所有病人都有特殊拒絕權，並非安寧條例提到的末期病人或病主法的五款病人才「獨享」此一權利，那又何必特別立法去「強調」末期病人或五款病人有特殊拒絕權？因此，這種主張幾乎就等於說安寧條例或病主法

的立法是多此一舉的。

其次，非排他性的主張所預設的是現行法保護自主論，然而提出該主張的楊秀儀又認為病主法的立法「固化了現行法對病人自主的不當限制」，這就等於承認現行法對於病人自主是有所限制的，且這個限制被安寧條例或病主法的立法所鞏固。這樣的看法從邏輯上看來其實與現行法保護自主論的立場是互相矛盾的。

此外，非排他性的主張不符合立法者的意志以及立法過程中，支持生命（pro life）與支持選擇（pro choice）陣營間對壘與妥協的事實，這一點前文已有詳細說明。無論如何，法律該如何解釋應探求的是國會的觀點。憲法賦予國會立法形成自由，國會應在保護生命與自主這兩項最重大的基本權利之間維持平衡。因此，特殊拒絕權該受到怎樣的保障或限制，應由國會去決定，而非由法學者決定。

國會很清楚地知道，生命絕對保護原則應做適度的鬆動，但另一方面，國會也不打算立一個讓特殊拒絕權不受任何限制的法，國會所做的正是憲法學者陳慈陽所描述的，以嚴謹的法定實體要件及程序要件去規範特殊拒絕權的行使，以尋求自主與生命之間的平衡。[24] 當然，從立法結果來看，相關實體或程序要件或許對某些人而言顯得太過設限與繁雜，[25] 但這並不妨礙病主法是兼顧保護生命並適度向特殊拒絕權開放的一部合憲的法律。

綜合上述討論，憲法並沒有保障不受限制的特殊拒絕權，現行醫療法與醫師法亦無任何接受特殊拒絕權的規定。

醫療法與醫師法的法定急救義務是沒有任何例外的，至於安寧條例的特殊拒絕權則是排他性規定，只在非常有限的範圍內接受特殊拒絕權，亦即病人必須被診斷為末期且瀕死時才擁有拒絕心肺復甦術及維生醫療的權利，而這一切指出現行法保護自主論是站不住腳的，現行法保護生命論才是對現行法的適當解釋。

當然，法定急救義務沒有例外可能導致生命保護過當，而現行法僅在非常有限的範圍內接受特殊拒絕權，也導致病人自主權受到太多的限制，這些正是病主法何以有立法需求的背景因素。當病人主觀上具自主的心智能力，而客觀上也處於賴活不如好死的情境，拒絕攸關生死的醫療干預是有可能具合理性與必要性的，此時，適度鬆動生命的保護，並擴大病人之特殊拒絕權，實為適切之修立法方向。

從病主法看生命與自主的平衡

第 8 章從憲法層次的討論指出，國會限制特殊拒絕權應採取寧嚴毋鬆的原則，以嚴謹的法定實體要件及程序要件去規範特殊拒絕權的行使，如此才能在保障自主與保護生命之間取得平衡。具體而言，在法律保留原則的前提上，以符合主觀自主性及客觀合理必要性為目標，所建構的法定實體要件與程序要件，即為合憲的特殊拒絕權規定（請參閱 261 頁「生命與自主在憲法上的衝突與平衡」）。病主法有怎樣的法

定實體要件與程序要件來確保自主與生命之間的平衡呢？

在保護主觀自主性方面，病主法的制度設計包含以下五點：

1. 僅賦予具完全行為能力者簽署預立醫療決定，行使特殊拒絕權的權利（病主法第 8 條第 1 項）。

2. 要求符合第 1 點且有意行使特殊拒絕權的國民及其他重要關係人一起參與預立醫療照護諮商，以獲得有關病人自主權及特殊拒絕權行使的相關資訊（病主法第 9 條第 1 項第 1 款及第 9 條第 2 項）。

3. 若有事實足認當事人心智缺陷到無法參與預立醫療照護諮商，或者，當事人非自願參與時，則排除其行使特殊拒絕權之資格（病主法第 9 條第 3 項）。

4. 意願人簽署預立醫療決定時應有見證或公證機制，以確保當事人乃親自簽署且為出於自主意願之簽署（病主法第 9 條第 1 項第 2 款）。

5. 當病人簽署了有效的預立醫療決定且符合行使特殊拒絕權之臨床條件時，若在當下仍有意思表示之心智能力，應再次確認其行使特殊拒絕權之意願與決心（病主法第 15 條）。

在保護客觀合理必要性方面，病主法的制度設計主要規定在第 14 條第 1 項之五款臨床條件。這五款條件可以說都是賴活不如好死的典型情況，在這些情形下病人行使特殊拒

絕權符合目的正當性與手段必要性等比例原則。預立醫療照護諮商（ACP）的設計讓家人或關係人能與意願人一起接受病人自主權利之諮商，符合關係性自主與目的性原則。至於第 5 款之「疾病狀況或痛苦難以忍受」、「疾病無法治癒」以及「依當時醫療水準無其他合適解決方法之情形」則符合應然蘊含能夠原則。此外，病主法對於特殊拒絕權的行使有很清楚的法定實體要件與程序要件規定，詳見第 3 章與第 4 章，這使得無論限制生命保護或限制自主權利均在嚴謹的配套措施下進行，而符合基本權利限制的妥適性。

病主法在立法階段受到部分立法委員強力杯葛，導致病主法行使特殊拒絕權的門檻較原始提案嚴苛了許多，不過，病主法畢竟在許多方面有所突破。首先，病主法允許行使特殊拒絕權的病人範圍已不限末期病人，且法本身預留了未來與時並進的彈性空間。其次，生命絕對保護原則因法定急救義務的但書而有了明確的鬆動與突破。

在這個基礎上，可預期地，將有更多病人能享有自然死的善終權益，而尊重病人自主意願的醫護人員也能得到更多的法律保障。當然，現在已失去心智能力的病人無法適用病主法，他們只能等到末期時再由最近親屬簽具同意書來協助善終。至於安寧條例的同意書機制是否在未來適合引進到病主法的體系中，就有待累積更多的病主法臨床經驗後，再來進行相關的檢視與省思了。

註釋

第 1 章

1. 傑瑞米・邊沁（Jeremy Bentham，1748 ～ 1832）是英國哲學家、
   法學家和社會改革家，同時也是最具影響力的古典自由主義者之
   一。

2. 朱敬一、李念祖（2003）。基本人權（初版）。台北市：時報文
   化。頁 28。

3. 美籍猶太裔政治思想家漢娜顎蘭（Hannah Arendt，1906-1975）於
   1963 年出版的著作《邪惡的平庸》（Eichmann in Jerusalem: A
   Report on the Banality of Evil），指出世間上所謂的邪惡有相當大
   的部分根源於缺乏思考、一味服從權威及從眾的心態。此書引起
   爭議，卻也發人省思。

4. Positive 這個英文字是一個多義詞，本節兩次使用它，但卻有著不
   同的意義。前者是法理學所謂的「實證」，亦即有明確法律規定
   的意思。此處則是哲學或倫理學上的用法，指一種積極形式的權
   利，如正文所解釋者。

5. 康德（Immanuel Kant，1724 ～ 1804）是十八世紀德國著名哲學
   家，在近代西洋哲學史上具有承先啟後的重要地位，其三大著作
   《純粹理性批判》、《實踐理性批判》與《判斷力批判》分別闡述
   了他的知識論、倫理學與美學思想。

6. 孫效智（2012）。安寧緩和醫療條例中的末期病患與病人自主
   權。政治與社會哲學評論，41。頁 79f。

7. 有關醫師說明告知之標準，有「理性病人說」及「理性醫師說」

兩種主張。前者是從一般理性病人會想要知道的資訊來決定醫師說明告知的內容；後者則是從理性醫師的角度來決定哪些事項應作為說明告知之內容。對此二學說，目前學者之間並無定論，正文所提到的最高法院判決為實務見解。該判決指出醫師應盡之說明義務「至少應包含：（一）診斷之病名、病況、預後及不接受治療之後果。（二）建議治療方案及其他可能之替代治療方案暨其利弊。（三）治療風險、常發生之併發症及副作用暨雖不常發生，但可能發生嚴重後果之風險。（四）治療之成功率（死亡率）。（五）醫院之設備及醫師之專業能力等事項；亦即在一般情形下，如曾說明，病人即有拒絕醫療之可能時，即有說明之義務」。從上述判決最後一句話來看，實務似採「理性病人說」之標準。請參閱：李昭彥（2017 年）。論醫療人權發展與權利體系－以說明告知後同意權之實務運作為討論中心。2017 高雄醫病法論壇：臺灣醫療人權新思維研討會。頁 27-30。

8. 「安樂死」有各種定義，廣窄不一。廣的如天主教的定義，也是筆者二十年以前書寫〈安樂死的倫理反省〉一文時所採用的定義，即「為了消除一切痛苦，意圖導致死亡，或是本身即導致死亡的作為或不作為」（天主教教理第 2277 條）。這樣的定義將「作為」與「不作為」都包含在內，範圍較廣，前者稱為「積極安樂死」，後者則是「消極安樂死」。不過，當代主流醫學多不採此定義。世界醫學會（World Medical Association, WMA）與美國醫學會（American Medical Association, AMA）只稱醫師注射毒藥所導致的死亡為「安樂死」，至於尊重病人要求而有的事前「不施予」或事後的「終止」、「撤除」，則都屬於「特殊拒絕權」的範疇。兩大醫學會似乎有意將病人拒絕醫療的問題與安樂死的問題分開來看，而不要把它們混為一談。此外，傳統上還有一種安樂死定義是按病人意願而將安樂死分為「自願安樂死」（voluntary euthanasia）、違反病人意願的「非自願安樂死」（involuntary euthanasia）以及無法表達意願的「無意願安樂死」（non-voluntary

euthanasia）。這個定義當中最有問題的就是「非自願安樂死」的情形，因為將不尊重病人意願的殺死病人納入安樂死範疇有違「安樂死」一詞的本意。當別人在違背我意願的情形下把我殺死或聽任我死亡，怎能說是安樂死呢？「無意願安樂死」指的是新生兒或其他無行為能力或失去意識的病人的情形。結束他們的生命並不能說一定就是違反他們的意願，而只能說不知道是否符合他們的意願，這類情形不像「非自願安樂死」那樣明顯與安樂死的概念相互矛盾。世界醫學會的立場是，尊重病人特殊拒絕權的做法是合乎倫理的，而安樂死則無論哪一種都不符合醫學倫理。法律上，安樂死在大部分國家都不合法，因此，自願安樂死屬於受囑託殺人罪的範疇，如我國刑法的第 275 條。如果沒有受當事人囑託，例如非自願安樂死或無意願安樂死，則屬刑法第 271 條之一般殺人罪。殺人與受囑託殺人雖然都是殺人，但各國法律在量刑上都有輕重之別，原因在於兩者不應相提並論。綜合上述各種考慮，安樂死主要是指在病人請求下，由醫護人員施打致死藥劑導致病人死亡以解脫其痛苦的行為，附帶地也指「無意願安樂死」。這樣的定義將傳統定義中的「消極安樂死」、「非自願安樂死」都排除在安樂死的範圍之外。

9. 吳振吉、蔡甫昌（2016）。簡評「病人自主權利法」及其影響。醫院，49（1）。頁 7。

10. 孫效智（2017）。《病人自主權利法》評釋。澄清醫護管理雜誌，13（1），頁 4。

11 病主法第 8 條的立法說明要求衛福部應將其他照護與善終選項納入預立醫療決定中，遺憾的是，衛福部公告的預立醫療決定法定格式卻罔顧眾意，將相關部分刪除，不過，其他照護與善終選項既屬於法不禁止之得記載事項，病人對於臨終照護場所、身後事的安排、器官組織或遺體捐贈，以及電腦網路、社群帳號該如何處理等之想法，亦得以附件方式表達於 AD 中。（立法說明請參閱立法院公報第 104 卷第 98 期院會紀錄）

第 2 章

1. 請參閱「附錄二　病人自主權利法施行細則」。

2. 病主法第 5 條立法說明如下（請參閱立法院公報第 104 卷第 98 期院會紀錄）：

   「一、本條旨在保障病人接受病情告知之權利，受告知事項則是參酌《醫療法》第八十一條與《醫師法》第十二條之一規定。

   　二、考量《醫療法》與《醫師法》雖已規範醫療機構與醫師負告知義務，惟告知對象非以病人為優先，爰明定知情為病人權利，醫療機構或醫師應以告知病人本人為原則，同時若病人未明示反對時，醫療機構或醫師亦得將相關事項告知其關係人。

   　三、另為保障意思能力不足與未具完全行為能力者之權益，於第二項明定告知對象應包括病人本人及其關係人。」

3. 病主法原始草案第 6 條的說明如下：第 1 項先明定同意權之主體為病人；第 2 項指出，當病人為限制行為能力人或受輔助宣告之人時，其手術或侵入性檢查或治療應經本人及醫療委任代理人、法定代理人或輔助人同意；第 3 項則規定，無行為能力或無意思表示能力之人應由關係人代為行使選擇與決定權。

4. 請參閱：Code of Practice for the 2005 Mental Capacity Act, specifically paragraph 6.18。（https://assets.publishing.service.gov.uk/government/uploads/system/uploads/attachment_data/file/497253/Mental-capacity-act-code-of-practice.pdf）

5. 請參考英國最高法院之判決（2018/07/31）：An NHS Trust and others (Respondents) v Y (by his litigation friend, the Official Solicitor) and another (Appellants) [2018] UKSC 46。

6. 「完全行為能力」指當事人二十歲以上或二十歲以下已婚，詳見 84 頁之說明。「意思能力」指表達想法的為意思表示能力、了解別人所表達之想法的受意思表示能力以及辨識意思表示效果之能力。民法之成年監護制度用意思能力之程度來對當事人做監護或

輔助之宣告。受監護宣告者無意思能力，受輔助宣告者意思能力顯有不足。此處所謂「充分意思能力」指具意思能力或意思能力非顯有不足者。

7. 施行細則第 5 條第 2 項與第 3 項針對關係人同意權的規定，是否會與病主法第 4 條第 2 項的規定發生衝突呢？後者規定，醫療選項應以病人決定為原則。基本上，兩者之間應該沒有衝突。病主法第 4 條第 2 項是一種原則的規定，主要針對的是心智健全的成年病人而有的規範。若病人年紀幼小或心智缺陷，賦予關係人介入醫療決策的同意權並無不當之處。此外，必須注意的是，病主法第 4 條第 2 項所謂的醫療選項的範圍大於第 6 條的手術或侵入性醫療措施的範圍。由於第 6 條的醫療措施都是較重大的醫療干預，這些醫療干預以外的醫療作為則屬於較基本或輕微者，而且也都是病方在求診時就已經默許同意（tacit consent）的醫療選項，因此不太容易發生病人與關係人之間衝突的情形。即使發生衝突，例如小病人抗拒打針，那麼，法定代理人或其他關係人應設法安撫，使之接受適當的醫療作為。至於重大醫療干預的選擇與決定，則依施行細則第 5 條進行。

第 3 章

1. 請參閱：吳振吉、蔡甫昌（2016）。簡評「病人自主權利法」及其影響。醫院，49（1）。頁 7-8。

2. 為避免大家以為只有病人才能作 ACP，施行細則第 2 條第 2 項特別補充規定，病主法第 3 條第 6 款所稱病人即意願人。

3. 請參閱「附錄三　提供預立醫療照護諮商之醫療機構管理辦法」。

4. 參考自國立陽明大學附設醫院網頁中對於預立醫療自主計畫的說明。（http://www.ymuh.ym.edu.tw/index.php/departments/medical-centers/integrated-cancer/advance-medical-autonomy-plan.html）

5. 「預立醫療自主計劃手冊」請參考財團法人中華民國（台灣）安寧照顧基金會的網路資料。（http://www.hospice.org.tw/2009/chinese/

註釋

book/F14.pdf）

6. 請參閱：預立醫療自主計畫手冊，頁 5。

7. 民法學界有人主張配偶並非親屬，然而，這個主張是一般人所不熟悉的。就病主法而言，該主張完全背離立法精神。首先，ACP之所以入法，就是希望除意願人外，其最親近之家人也能一同接受諮詢，以瞭解病人自主權的相關資訊，俾全家人在自主及善終議題上能建立共識。從這個角度講，配偶不但不該被排除，甚且是最該參與的家人。其次，配偶如果不是家屬，那麼，病主法第9 條第 2 項恐怕還得被解讀為配偶不得參與 ACP，除非他被指定為 HCA，然而，這樣的解讀實在違背常理。事實上，從立法過程來看，無論立法委員、立法院法務局或行政部門法規單位，無人提出民法學界有此主張而要求應特別將「配偶」加入應參與 ACP之人員規定，這意味著，立法者預設條文中的二親等內之親屬是包含配偶在內的。此一理解即使從民法觀點看有所爭議，從合目的性解釋來看，第 9 條第 2 項之親屬當然應包含配偶在內。

8. 美國、英國與德國的 AD，都是在病人失去意識之後才生效的，例如美國加州《California Probate Code》Section 4651. (a)：Except as otherwise provided, this division applies to health care decisions for adults who lack capacity to make health care decisions for themselves。英國《2005 年心智能力法》25(3)：An advance decision is not applicable to the treatment in question if at the material time P has capacity to give or refuse consent to it. 德國民法 §1901a(1)：(1) If a person of full age who is able to consent has determined in writing, 'for the event of his becoming unable to consent', whether he consents to or prohibits specific tests of his state of health, treatment or medical interventions not yet directly immanent at the time of determination (living will), the custodian must examine whether these determinations correspond to the current living and treatment situation. If this is the case, the custodian must see to it that the will of the person under

custodianship is done. A living will may be revoked at any time without a specific form。

9. 美國各州 AD 版本請參閱 National Hospice and Palliative Care Organization 網頁。(http://www.caringinfo.org/i4a/pages/index.cfm?pageid=3289)

10. 順帶一提,違反法定結婚年齡之婚姻為「得撤銷」;在依法撤銷前,婚姻仍為有效。民法第 989 條:「結婚違反第九百八十條之規定者,當事人或其法定代理人得向法院請求撤銷之。但當事人已達該條所定年齡或已懷胎者,不得請求撤銷。」

11. 此為民法第 14 條有關受監護宣告之意思能力標準。

12. 衛福部公告之 AD 法定格式,請參閱「附錄四 預立醫療決定書」。

13. 眾所周知地,天主教醫院不接受任何形式的安樂死、協助自殺或自殺,包含 VSED 在內。不過,若病人要 VSED,大概連天主教醫院的安寧病房也不至於會強迫餵食或灌食,以維護病人尊嚴。請參閱:Cavanagh M. (2014). How should a Catholic hospice respond to patients who choose to voluntarily stop eating and drinking in order to hasten death?. *Linacre Q.*, 81(3), p. 279-285。

14. 有關天主教對於 ANH 是否屬於醫療的觀點,詳細內容請參閱:孫效智(2015)。在照顧之愛與病痛之苦間擺盪的生死倫理——論天主教有關植物人停止人工餵食餵水的觀點。政治與社會哲學評論,53。頁 1-55。

15. 數位 AD(digital advance directive)之倡議背景是因為我們處在一個資訊網路的時代,無論是網路原生代或網路移民的一代都必須面對網路身後事的議題,例如臉書、skype、line 的帳號要如何處理?如果不處理,這些帳號在當事人過世後將永久留存,又會帶給親友們什麼樣的困擾?又如個人電腦、筆電等裡面長年累積的資料又應如何處理才妥當?總之,當事人若將其數位或網路相關資訊的處置願望表達在 AD 中,家人或社群通訊軟體就能採取適

當的配套做法來尊重意願人之意願。數位 AD 涉及的配套措施較為複雜，行政部門必須邀請業界進行跨界合作方為可能。

16. 衛福部 107 年 4 月 11 日預告之 AD 草案版本，第二部分即為意願人得記載的其他照護與善終選項，包含與器官、組織或遺體捐贈相關的遺愛捐贈、臨終照護處所、後事安排、宗教信仰與其他愛的話語等。然而，107 年 10 月 3 日公告之 AD 格式中刪除了這部分，僅提供意願人針對特定臨床條件的醫療照護選項表達意願。這樣的做法不符合以病人為中心之利民設計，完全違背母法第 3 條第 3 款有關預立醫療決定之定義，亦違背立法說明，殊屬遺憾。（立法說明請參閱立法院公報第 104 卷第 98 期院會紀錄）

17. 病主法針對第 12 條第 2 項的立法說明似乎也預設，ACP 機構為掃描存記 AD 的醫療機構。（立法說明請參閱立法院公報第 104 卷第 98 期院會紀錄）

18. 病主法原始草案第 13 條是在處理五款臨床條件與判定，對照現行版本則為第 14 條。病主法原始草案第 13 條第 2 項寫道，「前項各款應由兩位具相關專科醫師資格之醫師確診，前項第五款應再經緩和醫療團隊半年以上至少兩次照會確認」。

19. 天主教醫院可能在政策上就不認同非末期病人或末期而非病危病人之特殊拒絕權，因為他們會認為這是消極安樂死。病主法允許這類機構或個別醫師拒絕執行病人之預立醫療決定。

20. 以美國加州為例，醫護人員或醫療機構能以違反醫護人員良知為由，拒絕順從病人的預立醫療指示。拒絕時，醫護人員或醫療機構應立即通知病人及盡可能通知病人授權做醫療決定的人。此外，除非病人或醫療委任代理人拒絕協助，否則應立即盡所有努力協助病人轉診（transfer）至其他願意尊重病人預立醫療指示的醫護人員或醫療機構。最後，在這個過程中必須提供適合的止痛及緩和醫療（California Probate Code §4736.）。奧勒岡州允許醫師出於任何理由拒絕執行病人之 AD。若病人無醫療委任代理人，醫師或醫療機構應在不放棄病人的前提下解除醫病關係或協助其

轉診（2017 ORS 127.625(2)(d)）。

21. 轉診義務的概念請參閱醫療法第 73 條。

22. 吳育政（2016）。吳育政：不專業的《病人自主權利法》。天下雜誌獨立評論。（http://opinion.cw.com.tw/blog/profile/52/article/3822）黃啟禎（2016）。病人自主權利法。第四屆臺中醫法論壇手冊。頁 112。

23. 關於八大非癌重症病患之安寧療護服務納入健保給付範圍之新聞，請參考衛生福利部中央健康保險署網站之新聞公告。（http://www.nhi.gov.tw/information/NewsDetail.aspx?menu=9&menu_id=544&No=808）此外，安寧居家或住院療護之給付標準，請參考中央健康保險署之相關網站資訊。（https://www.nhi.gov.tw/Content_List.aspx?n=BC4B6B42238D5D7A&topn=D39E2B72B0BDFA15&upn=67346AA1878962F7）

24.「昏迷指數」請參考維基百科。（https://zh.wikipedia.org/wiki/%E6%98%8F%E8%BF%B7%E6%8C%87%E6%95%B8）

25. 請參閱：Laureys S, Owen AM, Schiff ND. (2004). Brain Function in Coma, Vegetative State, and Related Disorders. *Lancet Neurology,* *3*(9), pp. 538。

26. 參考《自 101 年 7 月 11 日起施行 ICF 新制身心障礙鑑定與需求評估制度，全民健康保險牙醫特殊醫療服務試辦計畫身心障礙類別認定及相關作業說明》。（http://spcedu.cyc.edu.tw/upfile/spcedu/msg_files/131266067933.pdf）

27. 加拿大刑法第 241.2 條第 2 項（Criminal Code §241.2(2)），允許「承受嚴重的生理疾病，處於後期不可逆轉的能力喪失，造成難以忍受之身心痛苦且近期內死亡可預見」的末期病人接受醫療死亡協助。荷蘭《受囑託終止生命與協助自殺法》第 2 條 1 的 b、d 項（Wet toetsing levensbeëindiging op verzoek en hulp bij zelfdoding §2 1.(b)(d)）允許「承受持續且難以忍受痛苦且堅信自身所處情況，無其他適當解決辦法」之病人接受協助自殺或安樂死。比利

時《2002 年安樂死法》第 3 條第 1 項（Wet betreffende de euthanasie Art. 3. §1）允許「由於疾病或意外所導致無法治癒的功能喪失，而處在藥石罔效、持續且難以忍受之身心痛苦情況」的病人接受協助自殺或安樂死。盧森堡《2009 年安樂死與協助自殺法》第 2 條第 1 項第 3 款（Art. 2. 1. 3）允許「醫藥改善無效，承受由於疾病或意外造成持續而難以忍受身心痛苦之末期病人」得接受安樂死或協助自殺。

28. 病主法三讀通過時的附帶決議如下（請參閱立法院公報第 104 卷第 98 期院會紀錄）：

「一、為保障病人自主與善終權利，同時兼顧醫療專業與倫理，衛生福利部應於本法通過後，針對第十四條第一項所列五款臨床條件，其中（一）末期病人之判斷，應在安寧緩和醫療條例的既有基礎上，強化各專科末期病人之判斷標準與程序；（二）不可逆轉昏迷、永久植物人狀態及極重度失智之判斷，應由各相關醫學會建立具體判斷標準與程序；（三）第五款「病人疾病狀況或痛苦難以忍受」、「疾病無法治癒」和「無其他合適解決方法」之公告，衛生福利部應請各醫學會根據醫療專業與其所屬領域病人之臨床經驗，會同緩和醫療專業團隊，發展具體判斷參考程序。」

29. 同志伴侶真的不能擔任醫療委任代理人嗎？首先，依病主法第 4 條第 2 項，同志伴侶互為關係人，因此，醫療委任代理人三項權限的前兩項，聽取告知與簽具同意書是同志伴侶作為關係人本來就有的權限。至於第三項權限，也就是特屬於 HCA 代理病人行使特殊拒絕權的部分，固然因為病主法之消極資格限制，使得具遺贈人身份的同志伴侶無法代理。然而，民法第 170 條規定，無代理權人以代理人名義所為之法律行為，非經本人承認，對於本人不生效力。這條規定的反向效果是，若本人承認，那麼無代理權人所為之法律行為便對本人生效。回到此處的問題，誠然，本人在遺贈同志伴侶的同時，委任其為 HCA 的委任書是無效的，但委任書是否代表本人「承認」該同志伴侶的代理效力呢？若不算承

認，本人能否另以合乎民法的口頭或書面承認，來讓無代理權之同志伴侶之行為對本人發生效力呢？若能，那麼病主法第 10 條第 2 項在實質上是無法排除同志伴侶受遺贈人代理本人行使特殊拒絕權的。

30. 美國各州的 AD 以及醫療委任代理人說法，請參考以下 National Hospice and Palliative Care Organization 網頁。（http://www.caringinfo. org/i4a/pages/index.cfm?pageid=3289）

第 4 章

1. 78～81 頁有「預立醫療自主計畫」與「預立醫療照護諮商」之比較，請參考該部分內容及圖 3-1。此外，王英偉在安寧照顧基金會出版的「預立醫療自主計畫手冊」第 23 頁提供了一份「預立醫療自主計畫意願書」的範本，這可能就是很多人之所以認為 ACP 是一份文件的原因。

2. 英國 2005 年心智能力法第 1 條指出，心智能力判定有五大原則：

(1) 須預設當事人有心智能力，除非事實足認其心智缺陷。

(2) 無論在何種情境下，皆須設法協助當事人做決定。

(3) 不能因為當事人做出不明智的決定，就認為其無心智能力。

(4) 若由他人代為做決定時，必須基於當事人最佳利益。

(5) 對於心智能力受損者，必須盡可能減少對其權利與自由的限制。

3. 依衛福部 107 年 10 月 3 日公布之施行細則第 7 條，意願人指定之 HCA 若不願代理意願人表達 AD 中之意願，AD 便不予執行。這個規定十分可議，違背病人自主之精神及病主法第 14 條第 1 項之規定。意願人如果在 AD 中已清楚表達要拒絕 LST，即使找不到 HCA 或 HCA 不願代理，醫療機構或醫師都仍可以尊重他表達在 AD 中之意願撤除或終止 LST，而且依病主法第 4 條第 2 項之規定，關係人不得妨礙醫師尊重 AD 所採取之作為，施行細則怎能因為找不到 HCA 或 HCA 不願代理，就做出不予執行意願人 AD

註釋

之規定？更何況，HCA 如果故意不代理，本身就違背病主法第 10 條第 3 項第 3 款之規定，也違背受任之誠信原則。

第 5 章

1. 孫效智（2012）。安寧緩和醫療條例中的末期病患與病人自主權。政治與社會哲學評論，41。頁 47-49。

2. 立法院法制局的研究報告，請參閱 https://www.ly.gov.tw/Pages/Detail.aspx?nodeid=5249&pid=168830。

3. Wiesing, U., Jox, R. J., Heßler, H-J., Borasio, G. D. (2010). A New Law on Advance Directives in Germany. *Journal of Medical Ethics,36*(12),779-783.

第 6 章

1. 陳炳仁曾指出，醫療處置決策流程的第一道關卡便是醫師先判斷特定處置在醫療上是否適當。如果不適當，從醫療專業角度講根本就不應提供給病人作為醫療選項。請參閱：謝宛婷、陳炳仁（2016）。失智症末期醫療照護之倫理與法律相關議題。載於陳炳仁（主編），失智症安寧緩和醫療照護指引（頁 151）。臺南市：奇美醫療財團法人奇美醫院。網路下載：http://www.chimei.org.tw/main/cmh_department/59310/ 失智安寧指引全文 .pdf。

2. Spaemann, Robert, Gerrit Hohendorf & Oduncu, Fuat S. (2015). *Vom guten Sterben: Warum es keinen assistierten Tod geben darf.* 1st ed. Baden-Württemberg, Germany: Verlag Herder. p. 35, p. 142。

3. 請參閱 http://files.newsnetz.ch/file_upload/47/11/80/79/box_44551651_textbig1_1_SterbehilfeorganisationeninderSchweizgeschnitten.jpg。

4. 烏拉圭在某種意義上也可以算是接受安樂死的國家。該國原則上會對受囑託殺人的行為追究刑事責任，但是根據 1934 年生效的刑法第 37 條，若行為人是出於被害人反覆請求，基於同情等高尚情操而殺害被害人，法律授權法官得以赦免行為人之刑事處罰；刑

法第 127 條則進一步確認法官針對第 37 條有赦免權。烏拉圭刑法雖有赦免權之規定，但和荷蘭、比利時、盧森堡、哥倫比亞與加拿大等國家在制度設計上仍有差異；前者之除罪與否繫於法官本人的自由心證，後者則是設計完整的安樂死合法化機制。請參閱 https://en.wikipedia.org/wiki/Euthanasia_in_Uruguay。

5. 從諸多數據資料及分析可知，美國多數醫生在政策上傾向支持醫師協助自殺而非安樂死，而且，實際上願意提供安樂死者亦較願意提供協助自殺者少。請參閱：

Dickinson, George E., Clark, D., Winslow, M. & Marples, R. (2005). US physicians' attitudes concerning euthanasia and physician-assisted death: A systematic literature review. *Mortality, 10*(1), p. 43-52。

Emanuel, Ezekiel J., Fairclough, D., Clarridge, Brian C., Blum, Diane., Bruera, Eduardo., Penley, W. Charles., Schnipper, Lowell E. & Mayer, Robert J. (2000). Attitudes and Practices of U.S. Oncologists regarding Euthanasia and Physician-Assisted Suicide. *Ann Intern Med., 133*(7), p. 529。

Emanuel, Ezekiel J., Onwuteaka-Philipsen, Bregje D., Urwin, John W. & Cohen, Joachim. (2016). Attitudes and Practices of Euthanasia and Physician-Assisted Suicide in the United States, Canada, and Europe. *Jama, 316*(1), p. 80。

6. 刑法修法後的現行文字與「受囑託結束生命與協助自殺法」第 20 條所規定之內容有些出入。第 20 條規定刑法第 293 條與第 294 條應修正為：在符合法定條件下的安樂死與協助自殺不再是違法行為（shall not be an offence），不過，現行條文沒有用這樣的文字，而是用「不罰」（shall not be punishable）。「不再是違法行為」屬於構成要件層面即不再具違法性，是更徹底的「合法化」。現行條文的「不罰」則類似阻卻違法的效果。國家藉此無意宣稱安樂死或協助自殺為合法，只宣示免除其刑罰。

7. 「受囑託結束生命與協助自殺法」第 2 條第 2 項至第 4 項條文內容

如下：

1. 年滿 16 歲且無法表達其意願之患者，若被肯定在此前已充分了解自身利益，且做出終止生命之書面請求，醫師得執行其請求。準用前項之適當照顧要件。

2. 16 到 18 歲之未成年病患若被肯定合理了解自身利益，醫師在其父、母或雙親行使父母權和／或其監護人參與決策情形下，得執行患者終止生命或協助自殺之請求。

3. 12 至 16 歲之未成年病患若被肯定合理了解其自身利益，醫師在其父、母或雙親行使父母權和／或其監護人同意下，得執行其終止生命或協助自殺之請求。準用第 2 項規定。

8. 詳見第 1 章註釋 8。

9. ADMD 的看法請參考以下這份有關比利時安樂死法文件中的 Q&A 部分：http://www.admd.be/information/faq/faq1。加拿大國會報告請參考：Carter v. Canada (Attorney General), 2012 BCSC 886, para. 508。按比利時安樂死立法時，在法案文字無明顯提及協助自殺下，比利時聯邦安樂死監督委員會（the Federal Control and Evaluation Commission）遂決定將法案之安樂死定義包含協助自殺。

10. 請 參 照 Canada Criminal Code §241.1: medical assistance in dying means (a) the administering by a medical practitioner or nurse practitioner of a substance to a person, at their request, that causes their death; or (b) the prescribing or providing by a medical practitioner or nurse practitioner of a substance to a person, at their request, so that they may self-administer the substance and in doing so cause their own death.

加拿大刑法 §241.1：醫療死亡協助係指 (a) 執業醫師或專科護理師在某人要求下為其注射藥物導致死亡；或 (b) 執業醫師或專科護理師根據某人要求開立處方或提供藥物，使意願人得以自行服用該藥物從而導致自身死亡。

11. 世界醫學會一向主張，安樂死及協助自殺都是不合乎醫學倫理的行為，至於拒絕醫療，即使會導致死亡，也仍是病人的基本權利。原文如下：Physician-assisted suicide, like euthanasia, is unethical and must be condemned by the medical profession. Where the assistance of the physician is intentionally and deliberately directed at enabling an individual to end his or her own life, the physician acts unethically. However the right to decline medical treatment is a basic right of the patient and the physician does not act unethically even if respecting such a wish results in the death of the patient, available at: https://www.wma.net/policies-post/wma-statement-on-physician-assisted-suicide/。不過，近年來質疑的聲音已逐漸出現，例如 2017 年 11 月世界醫學會在梵諦岡舉行了一場有關生命末期照顧的國際會議，會議中支持安樂死的加拿大醫學會副理事長 Jeff Blackmer 便表示，會議的所在地不是一個中性的場域，在這兒談安樂死就像是在北韓談人權一樣，請參閱 https://www.rt.com/news/410284-euthanasia-summit-vatican-wma/。

12. 孫效智（2012）。安寧緩和醫療條例中的末期病患與病人自主權。政治與社會哲學評論，41。頁 78。

13. 請參考健康照護與良心聯盟網站。（http://www.canadians-forconscience.ca）

14. 以加州為例，California's enabling statute says "Participation in activities authorized pursuant to this part shall be voluntary. . . a person or entity that elects, for reasons of conscience, morality, or ethics, not to engage in activities authorized pursuant to this part is not required to take any action in support of an individual's decision under this part."。簡言之，拒絕提供自殺協助的醫療機構或個人沒有義務採取任何行動來支持病人尋求自殺協助的決定。與此相反的是美國的病人自決法在面對醫師的良心抗辯對抗病人的特殊拒絕權時，卻規定了醫師的轉診義務，以雙向尊重當事人與醫師之意願，其內容如下：

Patient Self Determination Act of 1990 sec.2(a)(3)(iv):　… to ensure that legally valid advanced directives and wishes otherwise documented under clause (ii) are implemented to the extent permissible under State law, including such provisions of State law as relate to the transfer of an individual in the case of a provider which, as a matter of conscience, cannot implement the wishes of the individual...... 。

15. 請參閱哥倫比亞國家衛生部官方新聞。

（https://www.minsalud.gov.co/Paginas/MinSalud-cumple-mandato-de-la-Corte-sobre-muerte-digna-en-Colombia.aspx）

16. 楊蕙芬（2008）。安樂死議題之初探——從日本兩則著名安樂死判決談起。載於法務部司法官訓練所（主編），法務部司法官訓練所 47 期學員法學研究報告（頁 2074）。臺北市：法務部司法官訓練所。

17. 日本學說上有主張認為，安樂死如具備一定要件則具有社會相當性而能被視為是日本刑法第 35 條之正當行為，從而阻卻違法，看來日本法院的實務見解亦是如此。請參閱：陳子平（2008）。刑法總論（9 月增修版）。台北市：元照。頁 288。

18. 刑法法理通說主張，當一個行為適用兩個條文之構成要件時，優先適用法定刑責較輕者，因此，本案適用受囑託殺人罪，而非殺害直系尊親屬罪。請參閱：林山田（2006）。刑法各罪論（上冊）（修訂五版）。台北市：自刊。頁 91。

19. 陳子平（1997）。論安樂死與刑事責任。載於國際刑法學會中華民國分會（主編），現代刑事法與刑事責任 -- 蔡墩銘教授六秩晉五壽誕祝壽論文集（頁 464-465）。台北：國際刑法學會中華民國分會。

20. 陳子平（1997）。論安樂死與刑事責任。載於國際刑法學會中華民國分會（主編），現代刑事法與刑事責任 -- 蔡墩銘教授六秩晉五壽誕祝壽論文集（頁 466-470）。台北：國際刑法學會中華民國分會。

21. 該政策於 2010 年提出，並於 2014 年修正，網路版本請參閱 https://www.cps.gov.uk/legal-guidance/suicide-policy-prosecutors-respect-cases-encouraging-or-assisting-suicide。

22. 請參考英國衛報 Esther Addley 的報導連結。（https://www.theguardian.com/society/2012/jan/05/assisted-suicide-report-mixed-reactions）

23. 請參考經濟學人報導連結。（https://www.economist.com/news/britain/21714405-number-reported-cases-increases-arrests-falling-police-britain）

24. 請參考英國衛報的報導。（https://www.theguardian.com/society/2018/jun/27/assisted-dying-uk-court-rejects-noel-conway-challenge）

25. 不合法裁斷是英國陪審團制度下的一種判決樣態，亦即陪審團對於個案的觀點即使不符合成文法，仍會被視為是有效的判決。請參考元照英美法詞典之解釋：所謂不合法裁斷是指「陪審團拒絕遵守法官就法律問題所作的指示而作出的裁斷。治安法官（justices of the peace）如果拒絕採納某一明顯的結論，或者將任何本該忽略的事項考慮在內，也可能作出不合法的裁決（perverse decision）」。（http://lawyer.get.com.tw/dic/DictionaryDetail.aspx?iDT=69331）

26. 在 1976 年 的 Quinlan 案〔Re Quinlan, 70 N.J. 10, 355 A.2d 647 (1976)〕中，聯邦最高法院判決肯定其有拒絕任何醫療的權利，包含了拔除維生所需的人工呼吸器，且病人拒絕醫療的決定高於醫師的行善義務。相關的見解可參考 1990 年的 Cruzan 案〔Cruzan v. Director, Missouri Dept. of Health, 110 S. Ct. 2841 (1990)〕。在該案中，美國聯邦最高法院多數意見認為，一個完全行為能力人，在符合正當法律程序的情況下，擁有拒絕醫療的權利。該權利內涵是，病人有權拒絕任何醫療措施，包含了延長生命的人工餵食餵水；只要有充分證據顯示，停止人工餵食餵水符合他本人的意願，即可停止。

27. Truog, Robert D. (2008). End of life decision making in the United

States. *European Journal of Anaesthesiology, 42*, p. 45。

28. 病人自決法裡提到「預立醫療指示」時，使用的是 advanced directive 一詞，然而，這可能是官方文件的誤植。美國各州的預立醫療指示版本大多是 advance directive 或 advance health care directive。

29. 以紐約州的版本為例，病人可以透過預立醫療指示拒絕維持生命治療的臨床條件包含但不限於（including but not limited to…）末期或其他嚴重傷病狀況。請參閱 http://www.caringinfo.org/files/public/ad/New_York.pdf。

30. 請參考 Mental Capacity Act 2005 Code of Practice, 9.63。

31. 請參閱 Brightwater Care Group (Inc)v. Rossiter [2009] WASC 229。

32. 在憲法層次上，禁止保護不足原則（Untermaßverbot）與禁止過度侵害（Übermaßverbot）原則，構成基本權保障的雙重面向。對於兩原則更深入探討，請參考程明修（2004）。禁止過度侵害與禁止保護不足。月旦法學教室，17。頁 10-11。

33. 關於此一原則之概念，即指國家對於人民生命權的保護必須周延，寧可在「過度」上犯錯，也不應在「不足」上犯錯。此一概念，係國家不得違反保護不足原則在生命權保障上的展現。

34. 請參閱：

孫效智（2012）。安寧緩和醫療條例中的末期病患與病人自主權。政治與社會哲學評論，41，頁 54。

謝榮堂（2009）。評析安寧緩和醫療條例。月旦法學雜誌，171。頁 139-146。

35. 德國民法該次關於病人自主權利的修法，共有六個重點：其一，關於自主權利之行使，任何具有同意能力（einwilligungsfähig）的成人，得以書面方式預立醫療決定（Patientenverfügung），針對自己在失去同意能力時是否接受特定健康檢查、治療措施或侵入性醫療表示同意或不同意（§1901a.1, BGB）。其二，病人自主權的效力與疾病的種類、期程無關（§1901a.3, BGB）。其三，病人得

拒絕任何醫療，包含醫師認為仍有價值的維生醫療在內。其四，病人指定的醫療委任代理人或法院指定的監護人，其首要任務即是捍衛與貫徹病人的意願。其五，病人之意願表達或其代理人對其意願之確認，均應以先掌握醫學上之專業意見為前提。其六，關於意願衝突時之判斷，首先是病人當下所表達的意願，其次是寫在預立醫療決定裡的想法，再次是根據他口頭或書面表達過的思想、倫理或宗教的信念以及其他相關價值觀所推定的意願（§1901a.2, BGB），再來則是他的家人或信賴的朋友所表達的意見（§1901b.2, BGB）。最後，若以上均不可得，則應按照醫師專業的判斷，做最有利於病人的醫療決定；並且在相關各造無法建立共識時，才訴諸法院判決（§1904.4, BGB）。請參閱：孫效智（2012）。安寧緩和醫療條例中的末期病患與病人自主權。政治與社會哲學評論，41。頁 73-75。從權利的行使、範圍、醫療委任代理人及監護人之權限與任務，到意願的判斷與尊重醫師專業，德國在立法層面上均有完善的制度規畫。

36. 醫師出於良心抗拒執行病人拒絕醫療之 AD 之相關規範，請參閱 https://www.patientenverfuegung.de/haeufige-fragen。

37. 香港法律改革委員會 2006 年報告書：醫療上的代作決定及預設醫療指示，頁 178。（http://www.hkreform.gov.hk/tc/docs/rdecision-c.pdf）

第 7 章

1. 孫效智（2012）。安寧緩和醫療條例中的末期病患與病人自主權。政治與社會哲學評論，41。頁 67。

2. 楊秀儀（2002）。病人，家屬，社會：論基因年代病患自主權可能之發展。臺大法學論叢，31（5）。頁 4。

3. 蘇一峰（2016，10 月 13 日）。醫生，請你不要告訴我爸他得了癌症。元氣網。（https://health.udn.com/health/story/9684/2020757）

4. 楊玉欣（2015 年 12 月 16 日）。柯文哲談病人自主權。楊玉欣 Youtube 頻道。（https://youtu.be/rGS_TReFXmk）

5. 請參閱三立新聞網之綜合報導。（http://www.setn.com/News.aspx? NewsID=369716）

6. 衛生署於民國 93 年提出「醫療機構施行手術及麻醉告知暨取得同意指導原則」，該指導原則肯定告知與同意應以病人本人為優先。不過，由於它並非法律，亦非法律授權之辦法，故無太大之約束力。此外，該指導原則僅規範醫療法第 63 條中手術與麻醉之告知與同意，至於同法第 64 條所謂中央主管機關規定之侵入性檢查或治療，則無從適用此一指導原則。另一個問題是，中央主管機關雖曾討論應規定哪些侵入性檢查或治療為第 64 條之範圍，但截至目前為止並未正式提出規定。

7. 蘋果日報進行的民調結果發現，有高達 68.94% 的受訪者認為政府應設立安樂死機制，讓「病患及家屬都可解脫」，只有約 12.42% 受訪者認為安樂死「太殘忍，罔顧病患人權」。然而，醫界卻普遍持反對立場，而政府與醫界多次討論安樂死議題，每次的結局幾乎都是以反對收場。請參閱：甯瑋瑜、張欽（2011 年 09 月 23 日）。68% 民眾贊成安樂死醫界反對。蘋果日報。（http://www.appledaily.com.tw/appledaily/article/headline/20110923/33688790/）今週刊亦曾針對各大爭議議題進行民調，在「尊嚴死亡」的議題上，有高達 77% 的受訪者贊同在醫、病都同意的前提下能夠安樂死，反對者僅 16.9%；論者認為，調查結果呈現出民眾想要掌握生命的自主權，但若落實到立法，恐仍有爭議。請參閱：郭淑媛（2014 年 11 月 27 日）。近半挺 18 歲投票 77％贊成安樂死。今周刊。（https://www.businesstoday.com.tw/article-content-92743-112210）

8. 安樂死在臺灣仍是鮮少人願意碰觸的禁忌話題。曾任馬偕醫院院長的楊育正醫師就表示：「安樂死是可以、也應該被討論的，但這議題在臺灣卻連討論的空間都沒有。請參閱：張瀞文（2014）。馬偕院長罹癌後告白：想推動安樂死。商業周刊。（http://www.businessweekly.com.tw/KWebArticle.aspx?ID=56607&pnumber=1）

9. 請參閱 http://www.cna.com.tw/news/ahel/201809200166.aspx。

10. 林東茂（2015）。死亡協助的刑法問題。國立高雄大學法學論叢，10（2）。頁102。

11. 例如2018年夏威夷州通過醫師協助自殺，國內媒體競相報導，但許多媒體下的標題為安樂死合法化。讀者只要在谷歌上搜尋一下即可看見這些報導。

12. 請 參 閱 https://www.chinatimes.com/realtimenews/20181003003408-260405。

13. 請參閱：

甘添貴（1998）。緩和醫療行為之適法性。月旦法學雜誌，38。頁12-13。

許澤天（2017）。尊重病人拒絕醫療意願的中斷治療可罰性－法務部104年6月26日法檢字第10404502880號函釋的檢討。檢察新論，21。頁175-176。

14. 許澤天根據德國經驗指出，當病人已進入直接死亡階段，醫師不再具保證人地位，不施行或撤除維持生命治療的不作為都不會構成刑法上的殺人罪。請參考：許澤天（2017）。尊重病人拒絕醫療意願的中斷治療可罰性－法務部104年6月26日法檢字第10404502880號函釋的檢討。檢察新論，21。頁175-176。從這一點可以看出，德國醫師何以可以主動拒絕給病危之末期病人心肺復甦術，或在急救程序之後主動撤除維生醫療。

我國法制雖有類似效果，然而，在我國社會環境的脈絡下，大概沒有什麼醫師敢這麼做。安寧條例的訂定與其說是賦予病人特殊拒絕權，不如說是給已經窮盡醫學手段的醫師一個法律的解套途徑，透過病人意願書或最近親屬同意書讓病人拔管以獲得善終。

15. 英國曾有一自殺未遂者在身上放了一份寫給醫護人員的聲明，上面寫著：「如果你救我，我就告你（I will sue you if you save me）」，讓醫護人員相當驚訝，也非常徬徨，不知道該怎麼辦，最後結果是，醫院在提供緩和醫療之後眼睜睜地看著他死去。這個案例在

英國引發很多爭議。請參閱 https://www.theguardian.com/society/2009/ oct/01/living-will-suicide-legal。Kerrie Wooltorton 案是英國第一個利用預立醫療決定自殺的案例。

16. 通說觀點請參閱：陳聰富（2014）。醫療責任的形成與展開。台北市：國立臺灣大學出版中心。頁135。楊秀儀（2003）。法定急救義務？強制締約義務？——醫師法第二一條、醫療法第四三條性質解析。台灣本土法學雜誌，49。頁115。不過，也有學者持不同看法，例如鄭逸哲便認為，醫師在任何地點只要遇到有急救必要之病人，便有急救義務，請參閱：鄭逸哲（2014）。等價義務衝突作為急救義務未履行之阻卻違法事由。月旦法學教室，146。頁25。鄭逸哲觀點非一般通說所能接受者。

17. 請參閱立法院，病人自主權利法中適用預立醫療決定之臨床條件研析。（https://www.ly.gov.tw/Pages/Detail.aspx?nodeid=5249&pid=168830）

第 8 章

1. 許澤天（2017）。尊重病人拒絕醫療意願的中斷治療可罰性－法務部104年6月26日法檢字第10404502880號函釋的檢討。檢察新論，21。頁177。

2. 馬丁・海德格（Martin Heidegger，1989～1976）為德國哲學家，在現象學、存在主義、解構主義、詮釋學、後現代主義、政治理論、心理學及神學有舉足輕重的影響，被譽為二十世紀最重要的哲學家之一。

3. 李震山（2009）。人性尊嚴與人權保障（三版）。台北市：元照。頁11-12。

4. 李震山大法官在討論這個問題時，似乎沒有注意到第1條第2項的規定以及這個規定中的「因此」一詞，而只談到第1條第1項與第3項，請參閱：李震山（2009）。人性尊嚴與人權保障（三版）。台北市：元照。頁8-9。他主張，人的尊嚴既可以被定位為一項獨立的基本權利，也能是一種概括條款。另外，關於人的尊

嚴是憲法的上位原則，請參閱：李震山（2009）。人性尊嚴與人權保障（三版）。台北市：元照。頁 18-19。

5. 李震山（2009）。人性尊嚴與人權保障（三版）。台北市：元照。頁 27。

6. 李震山（2009）。人性尊嚴與人權保障（三版）。台北市：元照。頁 13-17。

7. 李震山（2009）。人性尊嚴與人權保障（三版）。台北市：元照。頁 82。

8. 陳慈陽（2005）。憲法學（二版）。台北市：元照。頁 481。

9. Günter Dürig（1920～1996）為德國圖賓根大學（Eberhard Karls Universität Tübingen）的法學教授。

10. 李震山（2009）。人性尊嚴與人權保障（三版）。台北市：元照。頁 84。

11. 陳慈陽（2005）。憲法學（二版）。台北市：元照。頁 507。

12. 請參閱釋字第 476 號大法官解釋。

13. 當然，法律如授權行政機關以命令來補充法律規定者，並不必然違背法律保留原則，例如釋字第 313 號之解釋。該解釋主張，對於人民違反行政法上義務之行為科處罰鍰，涉及人民權利之限制，其處罰之構成要件及數額，應由法律定之。若法律就其構成要件，授權以命令為補充規定者，授權之內容及範圍應具體明確，然後據以發布命令，才符合憲法第 23 條以法律限制人民權利之意旨。

14. 李震山（1999）。從生命權與自決權之關係論生前預囑與安寧照護之法律問題。國 中正大學法學集刊，2。頁 343。

15. 陳慈陽（2005）。憲法學（二版）。台北市：元照。頁 481。

16. 陳慈陽（2005）。憲法學（二版）。台北市：元照。頁 507。

17. 釋字第 603 號大法官解釋指出：「隱私權雖非憲法明文列舉之權利，惟基於人性尊嚴與個人主體性之維護及人格發展之完整，並為保障個人生活私密領域免於他人侵擾及個人資料之自主控制，

註釋

隱私權乃為不可或缺之基本權利，而受憲法第二十二條所保障。」

第 9 章

1. 請參閱「附錄七　衛部醫字第 1050033652 號函」。

2. 請參閱「附錄八　衛部醫字第 1041663576 號函」。

3. 請參閱「附錄九　法務部法檢字第 10404502880 號函」。

4. 請參閱「附錄十　安寧緩和醫學學會（104）台安緩字第 112 號」
   及「附錄十一　重症醫學會中重（舜）第 01570 號」。

5. 最高法院 90 年度台上字第 3137 號刑事判決。

6. 基於憲法第 15 條對於人民生存權之保障，刑法對於生命法益採生
   命絕對保護原則，此不但為實務見解，請參閱「附錄九　法務部
   法檢字第 10404502880 號函」，亦為各刑法學者之通說，例如：
   林山田（2006）。刑法各罪論（上冊）（修訂五版）。台北市：自
   刊。頁 47。
   王志嘉（2014）。醫師、病人誰說的算？：病人自主之刑法基礎
   理論。台北市：元照。頁 235。
   蔡墩銘（2008）。刑法各論（修訂六版）。台北市：三民。頁 25。

7. 引言摘自衛福部於民國 104 年 6 月 25 日針對楊玉欣委員之病人自
   主權利法草案委請法界專家所做之「病人自主權利法草案研析意
   見」。

8. 請參考第 1 章註解 8。

9. 楊秀儀（2003）。法定急救義務？強制締約義務？——醫師法第
   21 條、醫療法第 43 條性質解析。台灣本土法學雜誌，49。頁
   117。除楊秀儀外，認同強制締約義務論的學者如下：
   許澤天（2017）。尊重病人拒絕醫療意願的中斷治療可罰性——法
   務部 104 年 6 月 26 日法檢字第 10404502880 號函釋的檢討。檢察
   新論，21。頁 177。
   陳聰富（2014）。醫療責任的形成與展開。台北市：國立臺灣大
   學出版中心。頁 30。

王志嘉（2014）。醫師、病人誰說的算？：病人自主之刑法基礎理論。台北市：元照。頁178。

10. 依照通說觀點，「自願承擔保護義務」才成為刑法保證人而有刑法上之作為義務，如：

林山田（1998）。刑法通論（下冊）（修訂六版）。台北市：自刊。頁535-536。

張麗卿（2007）。刑法總則理論與運用。台北市：五南。頁413。

許澤天（2009）。刑總要論（增修二版）。台北市：元照。頁305-306。

林鈺雄（2006）。新刑法總則（初版）。台北市：元照。頁510。

王皇玉（2014）。刑法總則。台北市：新學林。頁508。

另主張「有行政法義務但無刑法作為義務」之學者如林東茂（2007）。刑法綜覽（修訂五版）。台北市：一品文化。頁1-167。

11. 許澤天教授在這一點上對前述法務部函釋的批評是合理的。函釋沒有注意保證人地位之探討就直接跳到違法性層次確屬不夠精確之論證。請參閱：許澤天（2017）。尊重病人拒絕醫療意願的中斷治療可罰性——法務部104年6月26日法檢字第10404502880號函釋的檢討。檢察新論，21。頁177。

12. 許澤天（2017）。尊重病人拒絕醫療意願的中斷治療可罰性——法務部104年6月26日法檢字第10404502880號函釋的檢討。檢察新論，21。頁175。

13. 許澤天（2017）。尊重病人拒絕醫療意願的中斷治療可罰性——法務部104年6月26日法檢字第10404502880號函釋的檢討。檢察新論，21。頁177。

14. 許澤天（2017）。尊重病人拒絕醫療意願的中斷治療可罰性——法務部104年6月26日法檢字第10404502880號函釋的檢討。檢察新論，21。頁178-179。

15. 安寧條例非排他性主張是楊秀儀提出的看法。此外，楊秀儀認為現行法保護生命論是醫界與法界對於現行法的普遍誤解所造成

的，病主法的立法則會強化或固化這樣的誤解。請參閱：

楊秀儀（2013）。論病人之拒絕維生醫療權：法律理論與臨床實踐。生命教育研究，5（1）。頁 15-16。

楊秀儀（2017）。追求善終的自主：論病人自主權利法之法律性質與定位。萬國法律，212。頁 13。

16. 此一刑事失衡之對照靈感取自陳子平（2008）。醫師違反緊急救治義務之刑事責任。月旦法學雜誌，158。頁 145。陳子平在該處是針對楊秀儀的強締約義務主張提出者，此處則是針對建構保證人地位之「自願承擔保護義務」之觀點。

17. 許澤天（2010）。過失不作為犯之結果歸責切除腫瘤成植物人之評釋。月旦法學雜誌，183。頁 26。

18. 王志嘉（2014）。醫師、病人誰說的算？：病人自主之刑法基礎理論。台北市：元照。頁 237。

19. 楊秀儀（2003）。法定急救義務？強制締約義務？──醫師法第21 條、醫療法第 43 條性質解析。台灣本土法學雜誌，49。頁 120。

20. 楊秀儀（2003）。法定急救義務？強制締約義務？──醫師法第21 條、醫療法第 43 條性質解析。台灣本土法學雜誌，49。頁 117。

21. 陳子平（2008）。醫師違反緊急救治義務之刑事責任。月旦法學雜誌，158。頁 144-145。

22. 許澤天（2017）。尊重病人拒絕醫療意願的中斷治療可罰性──法務部 104 年 6 月 26 日法檢字第 10404502880 號函釋的檢討。檢察新論，21。頁 177。

23. 林東茂（2007）。刑法綜覽，台北市：一品文化。頁 2-16。

24. 陳慈陽（2005）。憲法學（二版）。台北市：元照。頁 507。

25. 許澤天（2017）。尊重病人拒絕醫療意願的中斷治療可罰性──法務部 104 年 6 月 26 日法檢字第 10404502880 號函釋的檢討。檢察新論，21。頁 181。

病人自主權利法

‧‧

名　　稱：病人自主權利法

公布日期：民國 105 年 01 月 06 日

生效狀態：※ 本法規部分或全部條文尚未生效

　　　　　本法自公布後三年施行。

法規類別：行政 ＞ 衛生福利部＞ 醫事目

第1條	為尊重病人醫療自主、保障其善終權益，促進醫病關係和諧，特制定本法。
第2條	本法所稱主管機關：在中央為衛生福利部；在直轄市為直轄市政府；在縣（市）為縣（市）政府。
第3條	本法名詞定義如下： 一、維持生命治療：指心肺復甦術、機械式維生系統、血液製品、為特定疾病而設之專門治療、重度感染時所給予之抗生素等任何有可能延長病人生命之必要醫療措施。 二、人工營養及流體餵養：指透過導管或其他侵入性措施餵養食物與水分。 三、預立醫療決定：指事先立下之書面意思表示，指明處於特定臨床條件時，希望接受或拒絕之維持生命治療、人工營養及流體餵養或其他與醫療照護、善終等相關意願之決定。 四、意願人：指以書面方式為預立醫療決定之人。 五、醫療委任代理人：指接受意願人書面委任，於意願人意識昏迷或無法清楚表達意願時，代理意願人表達意願之人。 六、預立醫療照護諮商：指病人與醫療服務提供者、親屬或其他相關人士所進行之溝通過程，商討當病人處於特定臨床條件、意識昏迷或無法清楚表達意願時，對病人應提供之適當照護方式以及病人得接受或拒絕之維持生命治療與人工營養及流體餵養。 七、緩和醫療：指為減輕或免除病人之生理、心理及靈性痛苦，施予緩解性、支持性之醫療照護，以增進其生活品質。
第4條	病人對於病情、醫療選項及各選項之可能成效與風險預後，有知情之權利。對於醫師提供之醫療選項有選擇與決定之權利。 病人之法定代理人、配偶、親屬、醫療委任代理人或與病人有特別密切關係之人（以下統稱關係人），不得妨礙醫療機構或醫師依病人就醫療選項決定之作為。
第5條	病人就診時，醫療機構或醫師應以其所判斷之適當時機及方式，將病人之病情、治療方針、處置、用藥、預後情形及可能之不良反應等相關事項告知本人。病人未明示反對時，亦得告知其關係人。 病人為無行為能力人、限制行為能力人、受輔助宣告之人或不能為意思表示或受意思表示時，醫療機構或醫師應以適當方式告知本人及其關係人。

第6條	病人接受手術、中央主管機關規定之侵入性檢查或治療前，醫療機構應經病人或關係人同意，簽具同意書，始得為之。但情況緊急者，不在此限。
第7條	醫療機構或醫師遇有危急病人，除符合第十四條第一項、第二項及安寧緩和醫療條例相關規定者外，應先予適當急救或採取必要措施，不得無故拖延。
第8條	具完全行為能力之人，得為預立醫療決定，並得隨時以書面撤回或變更之。 前項預立醫療決定應包括意願人於第十四條特定臨床條件時，接受或拒絕維持生命治療或人工營養及流體餵養之全部或一部。 預立醫療決定之內容、範圍及格式，由中央主管機關定之。
第9條	意願人為預立醫療決定，應符合下列規定： 一、經醫療機構提供預立醫療照護諮商，並經其於預立醫療決定上核章證明。 二、經公證人公證或有具完全行為能力者二人以上在場見證。 三、經註記於全民健康保險憑證。 意願人、二親等內之親屬至少一人及醫療委任代理人應參與前項第一款預立醫療照護諮商。經意願人同意之親屬亦得參與。但二親等內之親屬死亡、失蹤或具特殊事由時，得不參與。 第一項第一款提供預立醫療照護諮商之醫療機構，有事實足認意願人具心智缺陷或非出於自願者，不得為核章證明。 意願人之醫療委任代理人、主責照護醫療團隊成員及第十條第二項各款之人不得為第一項第二款之見證人。 提供預立醫療照護諮商之醫療機構，其資格、應組成之諮商團隊成員與條件、程序及其他應遵循事項之辦法，由中央主管機關定之。
第10條	意願人指定之醫療委任代理人，應以二十歲以上具完全行為能力之人為限，並經其書面同意。 下列之人，除意願人之繼承人外，不得為醫療委任代理人： 一、意願人之受遺贈人。 二、意願人遺體或器官指定之受贈人。 三、其他因意願人死亡而獲得利益之人。 醫療委任代理人於意願人意識昏迷或無法清楚表達意願時，代理意願人表達醫療意願，其權限如下： 一、聽取第五條之告知。 二、簽具第六條之同意書。 三、依病人預立醫療決定內容，代理病人表達醫療意願。 醫療委任代理人有二人以上者，均得單獨代理意願人。 醫療委任代理人處理委任事務，應向醫療機構或醫師出具身分證明。
第11條	醫療委任代理人得隨時以書面終止委任。 醫療委任代理人有下列情事之一者，當然解任： 一、因疾病或意外，經相關醫學或精神鑑定，認定心智能力受損。 二、受輔助宣告或監護宣告。

第 12 條	中央主管機關應將預立醫療決定註記於全民健康保險憑證。 意願人之預立醫療決定，於全民健康保險憑證註記前，應先由醫療機構以掃描電子檔存記於中央主管機關之資料庫。 經註記於全民健康保險憑證之預立醫療決定，與意願人臨床醫療過程中書面明示之意思表示不一致時，應完成變更預立醫療決定。 前項變更預立醫療決定之程序，由中央主管機關公告之。
第 13 條	意願人有下列情形之一者，應向中央主管機關申請更新註記： 一、撤回或變更預立醫療決定。 二、指定、終止委任或變更醫療委任代理人。
第 14 條	病人符合下列臨床條件之一，且有預立醫療決定者，醫療機構或醫師得依其預立醫療決定終止、撤除或不施行維持生命治療或人工營養及流體餵養之全部或一部： 一、末期病人。 二、處於不可逆轉之昏迷狀況。 三、永久植物人狀態。 四、極重度失智。 五、其他經中央主管機關公告之病人疾病狀況或痛苦難以忍受、疾病無法治癒且依當時醫療水準無其他合適解決方法之情形。 前項各款應由二位具相關專科醫師資格之醫師確診，並經緩和醫療團隊至少二次照會確認。 醫療機構或醫師依其專業或意願，無法執行病人預立醫療決定時，得不施行之。 前項情形，醫療機構或醫師應告知病人或關係人。 醫療機構或醫師依本條規定終止、撤除或不施行維持生命治療或人工營養及流體餵養之全部或一部，不負刑事與行政責任；因此所生之損害，除有故意或重大過失，且違反病人預立醫療決定者外，不負賠償責任。
第 15 條	醫療機構或醫師對前條第一項第五款之病人，於開始執行預立醫療決定前，應向有意思能力之意願人確認該決定之內容及範圍。
第 16 條	醫療機構或醫師終止、撤除或不施行維持生命治療或人工營養及流體餵養時，應提供病人緩和醫療及其他適當處置。醫療機構依其人員、設備及專長能力無法提供時，應建議病人轉診，並提供協助。
第 17 條	醫療機構或醫師應將其所執行第十二條第三項、第十四條及第十五條規定之事項，詳細記載於病歷；同意書、病人之書面意思表示及預立醫療決定應連同病歷保存。
第 18 條	本法施行細則，由中央主管機關定之。
第 19 條	本法自公布後三年施行。

病人自主權利法

附錄一

病人自主權利法施行細則

. . . .

訊息摘要：衛生福利部令：訂定「病人自主權利法施行細則」

公布日期：民國 107 年 10 月 03 日

中華民國一百零七年十月三日衛生福利部衛部醫字第 1071666162 號令訂定發布全文 17 條；並自病人自主權利法施行之日（一百零八年一月六日）施行。

病人自主權利法施行細則總說明

病人自主權利法（以下簡稱本法）已於一百零五年一月六日公布，並明定自公布後三年（一百零八年一月六日）施行。依本法第十八條規定授權衛生福利部訂定本法施行細則，爰訂定「病人自主權利法施行細則」，其要點如下：

一、法律授權依據。（條文第一條）

二、明定意願人資格。（條文第二條）

三、保障本法第四條第二項所有病人在醫療選擇與決定之意願。（條文第三條）

四、明定本法第五條所指告知之方式。（條文第四條）

五、本法第六條之同意應以病人為主，關係人為輔之原則。（條文第五條）

六、確認撤回或變更預立醫療決定之行政程序。（條文第六條）

七、釐清醫療委任代理人之相關事項。（條文第七條）

八、說明本法第十二條第三項關於撤回或變更預立醫療決定之處理。（條文第八條）

九、預立醫療決定書掃描電子檔效力。（條文第九條）

十、末期病人之判定基準。（條文第十條）

十一、不可逆轉昏迷狀況之判定基準。（條文第十一條）

第1條	本細則依病人自主權利法（以下簡稱本法）第十八條規定訂定之。
第2條	本法第三條第四款意願人，應符合本法第八條第一項規定，具完全行為能力，並依本法第九條第一項規定，參加全民健康保險，領有全民健康保險憑證。 本法第三條第六款所稱病人，指前項意願人。
第3條	病人為無行為能力或限制行為能力者，其法定代理人不受本法第四條第二項不得妨礙醫療選項決定之限制。但病人具完全行為能力時，已預立醫療決定者，應受本法第四條第二項規定之限制。
第4條	醫療機構或醫師依本法第五條告知時，因病人及在場關係人之語言、文化因素，或有聽覺、語言功能或其他障礙，致溝通困難者，得由受有相關訓練之人員協助。
第5條	本法第六條所定同意，應以病人同意為優先，病人未明示反對時，得以關係人同意為之。 病人為限制行為能力人、受輔助宣告，或意思表示能力，顯有不足者，除病人同意外，應經關係人同意。 病人為無行為能力、意識昏迷或無法清楚表達意願者，應經關係人同意。
第6條	意願人依本法第八條第一項規定，以書面撤回或變更預立醫療決定者，應向醫療機構為之；醫療機構應以掃描電子檔存記於本法第十二條第二項中央主管機關之資料庫，並由中央主管機關更新註記於全民健康保險憑證。
第7條	醫療委任代理人不為本法第十條第三項第三款代理意願人表達醫療意願，或經醫療機構確認無法聯繫時，意願人之預立醫療決定，不予執行。 意願人委任醫療委任代理人二人以上者，得就本法第十條第三項第三款預立醫療決定所定權限，指定順位；先順位者不為意思表示或無法聯繫時，由後順位者行使之。後順位者已為意思表示後，先順位者不得提出不同意思表示。

第 8 條	意願人於臨床醫療過程中，其書面明示之意思表示，與本法第十二條第一項全民健康保險憑證之預立醫療決定註記，或同條第二項預立醫療決定掃描電子檔不一致時，意願人依第六條撤回或變更前，醫療機構應依其書面明示之意思表示為之。但意願人書面意思表示之內容，係選擇不接受維持生命治療或人工營養及流體餵養者，於撤回或變更程序完成前，醫師仍應依原預立醫療決定註記或醫療決定掃描電子檔之內容為之。
第 9 條	意願人之預立醫療決定，依本法第十二條第二項規定存記於中央主管機關資料庫者，其掃描電子檔之效力，與預立醫療決定正本相同。
第 10 條	本法第十四條第一項第一款所定末期病人，依安寧緩和醫療條例第三條第二款規定。 前項末期病人之確診，應由二位與該疾病診斷或治療相關之專科醫師為之。
第 11 條	本法第十四條第一項第二款所稱不可逆轉之昏迷狀況，指因腦部病變，經檢查顯示符合下列情形之一之持續性重度昏迷： 一、因外傷所致，經診察其意識超過六個月無恢復跡象。 二、非因外傷所致，經診察其意識超過三個月無恢復跡象。 三、有明確醫學證據確診腦部受嚴重傷害，極難恢復意識。 前項診察及確診，應由二位神經醫學相關之專科醫師為之。
第 12 條	本法第十四條第一項第三款所稱永久植物人狀態，指因腦部病變，經檢查顯示符合下列情形之一之植物人狀態： 一、因外傷所致，其植物人狀態超過六個月無改善跡象。 二、非因外傷所致，其植物人狀態超過三個月無改善跡象。 前項確診，應由二位神經醫學相關之專科醫師為之。
第 13 條	本法第十四條第一項第四款所稱極重度失智，指確診失智程度嚴重，持續有意識障礙，導致無法進行生活自理、學習或工作，並符合下列情形之一者： 一、臨床失智評估量表（Clinical Dementia Rating）達三分以上。 二、功能性評估量表（Functional Assessment Staging Test）達七分以上。 前項確診，應由二位神經或精神醫學相關之專科醫師為之。
第 14 條	本法第十四條第一項第五款所定情形，由中央主管機關召開會議後公告之。 前項會議前，病人、關係人、病友團體、醫療機構、醫學專業團體得檢具相關文件、資料，向中央主管機關提出建議。
第 15 條	本法第十四條第二項所定緩和醫療團隊至少二次照會確認，為在相關專科醫師確診後，協助確認本法第八條第二項病人之預立醫療決定及其內容。

第 16 條	醫療機構或醫師依本法第十四條第三項規定不施行病人預立醫療決定時，應建議病人轉診，並提供協助。
第 17 條	本細則自本法施行之日施行。

病人自主權利法施行細則

附錄二

提供預立醫療照護諮商之醫療機構管理辦法

. . . .

訊息摘要：衛生福利部令：訂定「提供預立醫療照護諮商之醫療機構
管理辦法」

公布日期：民國 107 年 10 月 03 日

中華民國一百零七年十月三日衛生福利部衛部醫字第 1071666162 號
令訂定發布全文 10 條；並自病人自主權利法施行之日（一百零八年
一月六日）施行。

提供預立醫療照護諮商之醫療機構管理辦法總說明

為保障民眾於病人自主權利法 (以下稱本法) 第十四條特定臨床條件
下，有選擇或拒絕醫療之權利，本法第九條規範意願人為預立醫療決
定前，應參與指定醫療機構提供之預立醫療照護諮商，以充分瞭解相
關醫療照護資訊，維護其醫療自主權益。爰中央主管機關依據本法第
九條第五項授權訂定「提供預立醫療照護諮商之醫療機構管理辦法」
共十條，其要點如下：

一、法律授權依據。（條文第一條）。

二、地方主管機關應指定醫療機構提供預立醫療照護諮商服務及指定
　　機構之資格條件。（條文第二條）

三、經指定之諮商機構提供預立醫療照護諮商之空間設備要求。（條
　　文第三條）

四、諮商機構應成立預立醫療照護諮商團隊，其團隊成員組成及其資
　　格條件。（條文第四條）

五、進行預立醫療照護諮商前，諮商機構應提供意願人之必要資訊。
　　（條文第五條）

六、預立醫療照護諮商過程應告知意願人及參與者之資訊內容，其過
　　程應作成紀錄，並經意願人及參與者簽名後，併同病歷保存。諮

商機構應依本法第九條第一項第一款之規定於預立醫療決定書上完成核章證明。（條文第六條）

七、住院病人之預立醫療決定見證人，依本法第九條第四項規定，不得為其直接負責該意願人照護之主治醫師及護理人員。（條文第七條）

八、意願人若無二親等內親屬共同參與諮商，依本法第九條第二項須提出相關證明。（條文第八條）

九、基於使用者付費原則，諮商機構得依直轄市、縣（市）主管機關規定，收取預立醫療照護諮商費用。（條文第九條）

十、本辦法施行日期。（條文第十條）

第 1 條	本辦法依病人自主權利法（以下簡稱本法）第九條第五項規定訂定之。
第 2 條	直轄市、縣（市）主管機關應就符合下列條件之醫院，指定其為預立醫療照護諮商機構（以下簡稱諮商機構），提供預立醫療照護諮商： 一、一般病床二百床以上。 二、經醫院評鑑通過之醫院。 前項以外之醫院、診所具特殊專長，或位於離島、山地或其他偏遠地區，向直轄市、縣（市）主管機關申請並經同意者，得為諮商機構，提供預立醫療照護諮商，不受前項規定之限制。
第 3 條	前條第一項諮商機構，應指定預立醫療照護諮商專責單位，並符合下列規定： 一、諮商處所應有明顯區隔之獨立空間，並具隱密性；設施、設備具舒適及便利性。 二、提供臨櫃、語音及網路掛號服務。 三、提供預立醫療照護諮商資訊網頁。
第 4 條	諮商機構應組成預立醫療照護諮商團隊（以下簡稱諮商團隊），至少包括下列人員： 一、醫師一人：應具有專科醫師資格。 二、護理人員一人：應具有二年以上臨床實務經驗。 三、心理師或社會工作人員一人：應具有二年以上臨床實務經驗。 第二條第二項諮商機構，得就前項第二款或第三款人員擇一設置。 第一項人員，應完成中央主管機關公告之預立醫療照護諮商訓練課程。

第 5 條	諮商機構於諮商前，應提供意願人下列資訊及資料： 一、依本法規定應參與及得參與諮商之人員。 二、意願人得指定醫療委任代理人，並備妥醫療委任書。 三、預立醫療決定書及相關法令資料。 四、諮商費用之相關資訊。 五、其他協助意願人作成預立醫療決定之相關資料。
第 6 條	諮商團隊應向意願人及參與者為下列之說明： 一、意願人依本法擁有知情、選擇及決定權。 二、終止、撤除或不施行維持生命治療或人工營養及流體餵養應符合之特定臨床條件。 三、預立醫療決定書之格式及其法定程序。 四、預立醫療決定書之變更及撤回程序。 五、醫療委任代理人之權限及終止委任、當然解任之規定。 諮商機構應就諮商之過程作成紀錄，並經意願人及參與者簽名；其紀錄應併同病歷保存。 諮商機構於完成諮商後，應於決定書上核章交予意願人。但經諮商團隊判斷意願人具有心智缺陷而無意思能力，或非出於自願者，依本法第九條第三項規定，不得為核章證明。
第 7 條	簽署預立醫療決定之意願人為住院病人者，其直接負責該意願人照護之主治醫師及護理人員，依本法第九條第四項規定，不得為見證人。
第 8 條	意願人無二親等內親屬，或二親等內親屬因死亡、失蹤或具特殊事由無法參與預立醫療照護諮商時，應由意願人以書面提出無法參與之事由或檢具相關證明。
第 9 條	諮商機構得經直轄市、縣（市）主管機關核准，酌收諮商費用。
第 10 條	本辦法自本法施行之日施行。

預立醫療決定書

‧‧

意願人：

預立醫療決定書

本人＿＿＿＿＿＿＿＿＿＿(正楷簽名)經「預立醫療照護諮商」，已經清楚瞭解「病人自主權利法」，賦予病人在特定臨床條件下，接受或拒絕維持生命治療，或人工營養及流體餵養的權利。本人作成預立醫療決定(如第一部分、第二部分及附件)，事先表達個人所期待的臨終醫療照護模式，同時希望親友尊重我的自主選擇。

意願人

姓名：＿＿＿＿＿＿＿＿＿＿＿＿　簽署：＿＿＿＿＿＿＿＿＿＿＿＿＿＿＿＿

國民身分證統一編號/居留證或護照號碼：＿＿＿＿＿＿＿＿＿＿＿＿＿＿＿

住址：＿＿＿＿＿＿＿＿＿＿＿＿＿＿＿＿＿＿＿＿＿＿＿＿＿＿＿＿＿＿＿＿

電話：＿＿＿＿＿＿＿＿＿＿＿＿＿＿＿＿

日期：中華民國＿＿＿年＿＿＿月＿＿＿日　　時間：＿＿＿時＿＿＿分

見證或公證證明

我選擇以下列方式完成預立醫療決定之法定程序（請擇一進行）：

☐ 1、二名見證人在場見證：

見證人 1　簽署：＿＿＿＿＿＿＿＿＿＿關係：＿＿＿＿＿＿＿＿＿＿

　　　　　連絡電話：＿＿＿＿＿＿＿＿＿＿＿＿＿＿＿＿＿＿＿＿

　　　　　國民身分證統一編號/居留證或護照號碼：＿＿＿＿＿＿＿＿

見證人 2　簽署：＿＿＿＿＿＿＿＿＿＿關係：＿＿＿＿＿＿＿＿＿＿

　　　　　連絡電話：＿＿＿＿＿＿＿＿＿＿＿＿＿＿＿＿＿＿＿＿

　　　　　國民身分證統一編號/居留證或護照號碼：＿＿＿＿＿＿＿＿

　　　　　　　　　　日期：中華民國＿＿＿年＿＿＿月＿＿＿日

☐ 2、公證：

公證人認證欄位
日期：中華民國＿＿＿年＿＿＿月＿＿＿日

說明：

一、　見證人必須具有完全行為能力，且親自到場見證您是出於自願、並無遭受外力脅迫等情況下簽署預立醫療決定（病人自主權利法第九條第一項第二款）。

二、　見證人不得為意願人所指定之醫療委任代理人、主責照護醫療團隊成員、以及繼承人之外的受遺贈人、遺體或器官指定之受贈人、其他因意願人死亡而獲得利益之人（病人自主權利法第九條第四項）。

三、　根據公證法第二條之規定，公證人因當事人或其他關係人之請求，就法律行為及其他關於私權之事實，有作成公證書或對於私文書予以認證之權限。公證人對於下列文書，亦得因當事人或其他關係人之請求予以認證：一、涉及私權事實之公文書原本或正本，經表明係持往境外使用者。二、公、私文書之繕本或影本。

第一部分 醫療照護選項

臨床條件	醫療照護方式	我的醫療照護意願與決定 （以下選項，均為單選）
一、末期病人	維持生命治療	1、□我不希望接受維持生命治療。 2、□我希望在(一段時間)＿＿＿＿＿內，接受維持生命治療的嘗試，之後請停止；但本人或醫療委任代理人得於該期間內，隨時表達停止的意願。 3、□如果我已經意識昏迷或無法清楚表達意願，由我的醫療委任代理人代為決定。 4、□我希望接受維持生命治療。
	人工營養及流體餵養	1、□我不希望接受人工營養及流體餵養。 2、□我希望在(一段時間)＿＿＿＿＿內，接受人工營養及流體餵養的嘗試，之後請停止；但本人或醫療委任代理人得於該期間內，隨時表達停止的意願。 3、□如果我已經意識昏迷或無法清楚表達意願，由我的醫療委任代理人代為決定。 4、□我希望接受人工營養及流體餵養。
二、不可逆轉之昏迷	維持生命治療	1、□我不希望接受維持生命治療。 2、□我希望在(一段時間)＿＿＿＿＿內，接受維持生命治療的嘗試，之後請停止；但醫療委任代理人得於該期間內，隨時表達停止的意願。 3、□請由我的醫療委任代理人代為決定。 4、□我希望接受維持生命治療。
	人工營養及流體餵養	1、□我不希望接受人工營養及流體餵養。 2、□我希望在(一段時間)＿＿＿＿＿內，接受人工營養及流體餵養的嘗試，之後請停止；但醫療委任代理人得於該期間內，隨時表達停止的意願。 3、□請由我的醫療委任代理人代為決定。 4、□我希望接受人工營養及流體餵養。
三、永久植物人狀態	維持生命治療	1、□我不希望接受維持生命治療。 2、□我希望在(一段時間)＿＿＿＿＿內，接受維持生命治療的嘗試，之後請停止；但醫療委任代理人得於該期間內，隨時表達停止的意願。 3、□請由我的醫療委任代理人代為決定。 4、□我希望接受維持生命治療。
	人工營養及流體餵養	1、□我不希望接受人工營養及流體餵養。 2、□我希望在(一段時間)＿＿＿＿＿內，接受人工營養及流體餵養的嘗試，之後請停止；但醫療委任代理人得於該期間內，隨時表達停止的意願。 3、□請由我的醫療委任代理人代為決定。 4、□我希望接受人工營養及流體餵養。

最美的姿態說再見
——病人自主權利法的內涵與實踐

臨床條件	醫療照護方式	我的醫療照護意願與決定 （以下選項，均為單選）
四、極重度失智	維持生命治療	1、□我不希望接受維持生命治療。 2、□我希望在(一段時間)＿＿＿＿＿內，接受維持生命治療的嘗試，之後請停止；但醫療委任代理人得於該期間內，隨時表達停止的意願。 3、□請由我的醫療委任代理人代為決定。 4、□我希望接受維持生命治療。
	人工營養及流體餵養	1、□我不希望接受人工營養及流體餵養。 2、□我希望在(一段時間)＿＿＿＿＿內，接受人工營養及流體餵養的嘗試，之後請停止；但醫療委任代理人得於該期間內，隨時表達停止的意願。 3、□請由我的醫療委任代理人代為決定。 4、□我希望接受人工營養及流體餵養。
五、其他經中央主管機關公告之疾病或情形	維持生命治療	1、□我不希望接受維持生命治療。 2、□我希望在(一段時間)＿＿＿＿＿內，接受維持生命治療的嘗試，之後請停止；但本人或醫療委任代理人得於該期間內，隨時表達停止的意願。 3、□如果我已經意識昏迷或無法清楚表達意願，由我的醫療委任代理人代為決定。 4、□我希望接受維持生命治療。
	人工營養及流體餵養	1、□我不希望接受人工營養及流體餵養。 2、□我希望在(一段時間)＿＿＿＿＿內，接受人工營養及流體餵養的嘗試，之後請停止；但本人或醫療委任代理人得於該期間內，隨時表達停止的意願。 3、□如果我已經意識昏迷或無法清楚表達意願，由我的醫療委任代理人代為決定。 4、□我希望接受人工營養及流體餵養。

預立醫療決定書

附錄四

意願人：

第二部分 提供預立醫療照護諮商之醫療機構核章證明

　　根據病人自主權利法，意願人＿＿＿＿＿＿＿＿＿＿＿＿＿＿＿於中華

民國＿＿＿＿年＿＿＿＿月＿＿＿＿日完成預立醫療照護諮商，特此核章

以茲證明。

　　醫療機構核章欄位：

中華民國＿＿＿＿年＿＿＿＿月＿＿＿＿日

附件、醫療委任代理人委任書（若有指定，請選填）

本人（正楷簽名）＿＿＿＿＿＿＿＿＿＿茲委任＿＿＿＿＿＿＿＿＿＿（擔任我的

第＿＿＿＿順位醫療委任代理人），執行病人自主權利法第十條第三項相關權限。

【受委任之人】正楷簽名：＿＿＿＿＿＿＿＿＿＿＿

簽署日期：中華民國＿＿＿＿年＿＿＿＿月＿＿＿＿日

國民身分證統一編號/居留證或護照號碼：

出生年月日：中華民國＿＿＿＿年＿＿＿＿月＿＿＿＿日

電 話 號 碼：

住（居）　所：

（本表若不敷使用，請另行複印）

● 病人自主權利法「醫療委任代理人」相關條文：

壹、第十條（醫療委任代理人之要件與權限）

意願人指定之醫療委任代理人，應以二十歲以上具完全行為能力之人為限，並經其書面同意。

下列之人，除意願人之繼承人外，不得為醫療委任代理人：

　　一、意願人之受遺贈人。

　　二、意願人遺體或器官指定之受贈人。

　　三、其他因意願人死亡而獲得利益之人。

醫療委任代理人於意願人意識昏迷或無法清楚表達意願時，代理意願人表達醫療意願，其權限如下：

　　一、聽取第五條之告知。

　　二、簽具第六條之同意書。

　　三、依病人預立醫療決定內容，代理病人表達醫療意願。

醫療委任代理人有二人以上者，均得單獨代理意願人。

醫療委任代理人處理委任事務，應向醫療機構或醫師出具身分證明。

貳、第十一條（醫療委任代理人之終止委任及解任）

醫療委任代理人得隨時以書面終止委任。

醫療委任代理人有下列情事之一者，當然解任：

　　一、因疾病或意外，經相關醫學或精神鑑定，認定心智能力受損。

　　二、受輔助宣告或監護宣告。

參、第十三條（意願人申請更新註記之情形）

意願人有下列情形之一者，應向中央主管機關申請更新註記：

　　一、撤回或變更預立醫療決定。

　　二、指定、終止委任或變更醫療委任代理人。

安寧緩和醫療條例

名　　稱：安寧緩和醫療條例

修正日期：民國 102 年 01 月 09 日

法規類別：行政＞衛生福利部＞醫事目

第 1 條	為尊重末期病人之醫療意願及保障其權益，特制定本條例。
第 2 條	本條例所稱主管機關：在中央為行政院衛生署；在直轄市為直轄市政府；在縣（市）為縣（市）政府。
第 3 條	本條例專用名詞定義如下： 一、安寧緩和醫療：指為減輕或免除末期病人之生理、心理及靈性痛苦，施予緩解性、支持性之醫療照護，以增進其生活品質。 二、末期病人：指罹患嚴重傷病，經醫師診斷認為不可治癒，且有醫學上之證據，近期內病程進行至死亡已不可避免者。 三、心肺復甦術：指對臨終、瀕死或無生命徵象之病人，施予氣管內插管、體外心臟按壓、急救藥物注射、心臟電擊、心臟人工調頻、人工呼吸等標準急救程序或其他緊急救治行為。 四、維生醫療：指用以維持末期病人生命徵象，但無治癒效果，而只能延長其瀕死過程的醫療措施。 五、維生醫療抉擇：指末期病人對心肺復甦術或維生醫療施行之選擇。 六、意願人：指立意願書選擇安寧緩和醫療或作維生醫療抉擇之人。
第 4 條	末期病人得立意願書選擇安寧緩和醫療或作維生醫療抉擇。 前項意願書，至少應載明下列事項，並由意願人簽署： 一、意願人之姓名、國民身分證統一編號及住所或居所。 二、意願人接受安寧緩和醫療或維生醫療抉擇之意願及其內容。 三、立意願書之日期。 意願書之簽署，應有具完全行為能力者二人以上在場見證。但實施安寧緩和醫療及執行意願人維生醫療抉擇之醫療機構所屬人員不得為見證人。
第 5 條	二十歲以上具完全行為能力之人，得預立第四條之意願書。 前項意願書，意願人得預立醫療委任代理人，並以書面載明委任意旨，於其無法表達意願時，由代理人代為簽署。
第 6 條	意願人得隨時自行或由其代理人，以書面撤回其意願之意思表示。
第 6-1 條	經第四條第一項或第五條之意願人或其醫療委任代理人於意願書表示同意，中央主管機關應將其意願註記於全民健康保險憑證（以下簡稱健保卡），該意願註記之效力與意願書正本相同。但意願人或其醫療委任代理人依前條規定撤回意願時，應通報中央主管機關廢止該註記。 前項簽署之意願書，應由醫療機構、衛生機關或受中央主管機關委託之法人以掃描電子檔存記於中央主管機關之資料庫後，始得於健保卡註記。經註記於健保卡之意願，與意願人臨床醫療過程中書面明示之意思表示不一致時，以意願人明示之意思表示為準。

第 7 條	不施行心肺復甦術或維生醫療,應符合下列規定: 一、應由二位醫師診斷確為末期病人。 二、應有意願人簽署之意願書。但未成年人簽署意願書時,應得其法定代理人之同意。未成年人無法表達意願時,則應由法定代理人簽署意願書。 前項第一款之醫師,應具有相關專科醫師資格。 末期病人無簽署第一項第二款之意願書且意識昏迷或無法清楚表達意願時,由其最近親屬出具同意書代替之。無最近親屬者,應經安寧緩和醫療照會後,依末期病人最大利益出具醫囑代替之。同意書或醫囑均不得與末期病人於意識昏迷或無法清楚表達意願前明示之意思表示相反。 前項最近親屬之範圍如下: 一、配偶。 二、成年子女、孫子女。 三、父母。 四、兄弟姐妹。 五、祖父母。 六、曾祖父母、曾孫子女或三親等旁系血親。 七、一親等直系姻親。 末期病人符合第一項至第四項規定不施行心肺復甦術或維生醫療之情形時,原施予之心肺復甦術或維生醫療,得予終止或撤除。 第三項最近親屬出具同意書,得以一人行之;其最近親屬意思表示不一致時,依第四項各款先後定其順序。後順序者已出具同意書時,先順序者如有不同之意思表示,應於不施行、終止或撤除心肺復甦術或維生醫療前以書面為之。
第 8 條	醫師應將病情、安寧緩和醫療之治療方針及維生醫療抉擇告知末期病人或其家屬。但病人有明確意思表示欲知病情及各種醫療選項時,應予告知。
第 9 條	醫師應將第四條至前條規定之事項,詳細記載於病歷;意願書或同意書並應連同病歷保存。
第 10 條	醫師違反第七條規定者,處新台幣六萬元以上三十萬元以下罰鍰,並得處一個月以上一年以下停業處分或廢止其執業執照。
第 11 條	醫師違反第九條規定者,處新台幣三萬元以上十五萬元以下罰鍰。
第 12 條	本條例所定之罰鍰、停業及廢止執業執照,由直轄市、縣(市)主管機關處罰之。
第 13 條	(刪除)
第 14 條	本條例施行細則,由中央主管機關定之。
第 15 條	本條例自公布日施行。

相關條文彙整

醫療法		
第 60 條	醫院、診所遇有危急病人,應先予適當之急救,並即依其人員及設備能力予以救治或採取必要措施,不得無故拖延。 前項危急病人如係低收入、中低收入或路倒病人,其醫療費用非本人或其扶養義務人所能負擔者,應由直轄市、縣(市)政府社會行政主管機關依法補助之。	
第 63 條	醫療機構實施手術,應向病人或其法定代理人、配偶、親屬或關係人說明手術原因、手術成功率或可能發生之併發症及危險,並經其同意,簽具手術同意書及麻醉同意書,始得為之。但情況緊急者,不在此限。 前項同意書之簽具,病人為未成年人或無法親自簽具者,得由其法定代理人、配偶、親屬或關係人簽具。 第一項手術同意書及麻醉同意書格式,由中央主管機關定之。	
第 64 條	醫療機構實施中央主管機關規定之侵入性檢查或治療,應向病人或其法定代理人、配偶、親屬或關係人說明,並經其同意,簽具同意書後,始得為之。但情況緊急者,不在此限。 前項同意書之簽具,病人為未成年人或無法親自簽具者,得由其法定代理人、配偶、親屬或關係人簽具。	
第 73 條	醫院、診所因限於人員、設備及專長能力,無法確定病人之病因或提供完整治療時,應建議病人轉診。但危急病人應依第六十條第一項規定,先予適當之急救,始可轉診。 前項轉診,應填具轉診病歷摘要交予病人,不得無故拖延或拒絕。	
第 75 條	醫院得應出院病人之要求,為其安排適當之醫療場所及人員,繼續追蹤照顧。 醫院對尚未治癒而要求出院之病人,得要求病人或其法定代理人、配偶、親屬或關係人,簽具自動出院書。 病人經診治並依醫囑通知可出院時,應即辦理出院或轉院。	
第 81 條	醫療機構診治病人時,應向病人或其法定代理人、配偶、親屬或關係人告知其病情、治療方針、處置、用藥、預後情形及可能之不良反應。	
醫師法		
第 12 條之 1	醫師診治病人時,應向病人或其家屬告知其病情、治療方針、處置、用藥、預後情形及可能之不良反應。	
第 21 條	醫師對於危急之病人,應即依其專業能力予以救治或採取必要措施,不得無故拖延。	
民法		
第 12 條	滿二十歲為成年。	

第 13 條	未滿七歲之未成年人,無行為能力。 滿七歲以上之未成年人,有限制行為能力。 未成年人已結婚者,有行為能力。
第 14 條	對於因精神障礙或其他心智缺陷,致不能為意思表示或受意思表示,或不能辨識其意思表示之效果者,法院得因本人、配偶、四親等內之親屬、最近一年有同居事實之其他親屬、檢察官、主管機關或社會福利機構之聲請,為監護之宣告。 受監護之原因消滅時,法院應依前項聲請權人之聲請,撤銷其宣告。法院對於監護之聲請,認為未達第一項之程度者,得依第十五條之一第一項規定,為輔助之宣告。 受監護之原因消滅,而仍有輔助之必要者,法院得依第十五條之一第一項規定,變更為輔助之宣告。
第 15 條	受監護宣告之人,無行為能力。
第 15 條之 1	對於因精神障礙或其他心智缺陷,致其為意思表示或受意思表示,或辨識其意思表示效果之能力,顯有不足者,法院得因本人、配偶、四親等內之親屬、最近一年有同居事實之其他親屬、檢察官、主管機關或社會福利機構之聲請,為輔助之宣告。 受輔助之原因消滅時,法院應依前項聲請權人之聲請,撤銷其宣告。 受輔助宣告之人有受監護之必要者,法院得依第十四條第一項規定,變更為監護之宣告。
第 15 條之 2	受輔助宣告之人為下列行為時,應經輔助人同意。但純獲法律上利益,或依其年齡及身分、日常生活所必需者,不在此限: 一、為獨資、合夥營業或為法人之負責人。 二、為消費借貸、消費寄託、保證、贈與或信託。 三、為訴訟行為。 四、為和解、調解、調處或簽訂仲裁契約。 五、為不動產、船舶、航空器、汽車或其他重要財產之處分、設定負擔、買賣、租賃或借貸。 六、為遺產分割、遺贈、拋棄繼承權或其他相關權利。 七、法院依前條聲請權人或輔助人之聲請,所指定之其他行為。 第七十八條至第八十三條規定,於未依前項規定得輔助人同意之情形,準用之。 第八十五條規定,於輔助人同意受輔助宣告之人為第一項第一款行為時,準用之。 第一項所列應經同意之行為,無損害受輔助宣告之人利益之虞,而輔助人仍不為同意時,受輔助宣告之人得逕行聲請法院許可後為之。
第 75 條	無行為能力人之意思表示,無效;雖非無行為能力人,而其意思表示,係在無意識或精神錯亂中所為者亦同。
第 76 條	無行為能力人由法定代理人代為意思表示,並代受意思表示。

第 77 條	限制行為能力人為意思表示及受意思表示，應得法定代理人之允許。但純獲法律上利益，或依其年齡及身份、日常生活所必需者，不在此限。
第 78 條	限制行為能力人未得法定代理人之允許，所為之單獨行為，無效。
第 104 條	代理人所為或所受意思表示之效力，不因其為限制行為能力人而受影響。
第 168 條	代理人有數人者，其代理行為應共同為之。但法律另有規定或本人另有意思表示者，不在此限。
第 170 條	無代理權人以代理人之名義所為之法律行為，非經本人承認，對於本人不生效力。 前項情形，法律行為之相對人，得定相當期限，催告本人確答是否承認，如本人逾期未為確答者，視為拒絕承認。
第 184 條	因故意或過失，不法侵害他人之權利者，負損害賠償責任。故意以背於善良風俗之方法，加損害於他人者亦同。 違反保護他人之法律，致生損害於他人者，負賠償責任。但能證明其行為無過失者，不在此限。
第 1098 條	監護人於監護權限內，為受監護人之法定代理人。
第 1112 條	監護人於執行有關受監護人之生活、護養療治及財產管理之職務時，應尊重受監護人之意思，並考量其身心狀態與生活狀況。
第 1138 條	遺產繼承人，除配偶外，依左列順序定之： 一、直系血親卑親屬。 二、父母。 三、兄弟姊妹。 四、祖父母。
第 1187 條	遺囑人於不違反關於特留分規定之範圍內，得以遺囑自由處分遺產。
刑法	
第 12 條	行為非出於故意或過失者，不罰。 過失行為之處罰，以有特別規定者，為限。
第 13 條	行為人對於構成犯罪之事實，明知並有意使其發生者，為故意。 行為人對於構成犯罪之事實，預見其發生而其發生並不違背其本意者，以故意論。
第 14 條	行為人雖非故意，但按其情節應注意，並能注意，而不注意者，為過失。 行為人對於構成犯罪之事實，雖預見其能發生而確信其不發生者，以過失論。
第 15 條	對於犯罪結果之發生，法律上有防止之義務，能防止而不防止者，與因積極行為發生結果者同。 因自己行為致有發生犯罪結果之危險者，負防止其發生之義務。

第 18 條	未滿十四歲人之行為，不罰。 十四歲以上未滿十八歲人之行為，得減輕其刑。 滿八十歲人之行為，得減輕其刑。
第 19 條	行為時因精神障礙或其他心智缺陷，致不能辨識其行為違法或欠缺依其辨識而行為之能力者，不罰。 行為時因前項之原因，致其辨識行為違法或依其辨識而行為之能力，顯著減低者，得減輕其刑。 前二項規定，於因故意或過失自行招致者，不適用之。
第 21 條	依法令之行為，不罰。 依所屬上級公務員命令之職務上行為，不罰。但明知命令違法者，不在此限。
第 24 條	因避免自己或他人生命、身體、自由、財產之緊急危難而出於不得已之行為，不罰。但避難行為過當者，得減輕或免除其刑。 前項關於避免自己危難之規定，於公務上或業務上有特別義務者，不適用之。
第 271 條	殺人者，處死刑、無期徒刑或十年以上有期徒刑。 前項之未遂犯罰之。 預備犯第一項之罪者，處二年以下有期徒刑。
第 275 條	教唆或幫助他人使之自殺，或受其囑託或得其承諾而殺之者，處一年以上七年以下有期徒刑。 前項之未遂犯罰之。 謀為同死而犯第一項之罪者，得免除其刑。
第 304 條	以強暴、脅迫使人行無義務之事或妨害人行使權利者，處三年以下有期徒刑、拘役或三百元以下罰金。 前項之未遂犯罰之
憲法	
第 7 條	中華民國人民，無分男女、宗教、種族、階級、黨派，在法律上一律平等。
第 22 條	凡人民之其他自由及權利，不妨害社會秩序公共利益者，均受憲法之保障。
第 23 條	以上各條列舉之自由權利，除為防止妨礙他人自由、避免緊急危難、維持社會秩序，或增進公共利益所必要者外，不得以法律限制之。

相關條文彙整

附錄六

衛部醫字第 1050033652 號函

電子公文

檔　號：
保存年限：

衛生福利部　函

機關地址：11558臺北市南港區忠孝東
路六段488號 衛生福利部
傳　真：(02)85907088
聯絡人及電話：郭威中(02)85907306
電子郵件信箱：mdkuo@mohw.gov.tw

受文者：立法委員邱泰源國會辦公室

發文日期：中華民國105年12月28日
發文字號：衛部醫字第1050033652號
速別：普通件
密等及解密條件或保密期限：
附件：78年3月16日衛署醫字第786649號函資料一份

主旨：所請提供衛生署於78年前後，就「不同意病人或家屬有放棄
心肺復甦術之權利」相關函釋一案，復請查照。

說明：
一、復貴委員國會辦公室105年12月23日傳真函。
二、旨揭函釋，係台北市政府衛生局於78年2月17日以（78）北
市衛三字第141919號函詢，有關罹患不治之症病患，如經
病人或家屬同意，立同意書後，醫師可否放棄心肺復甦術
之處置一案，經本部於78年3月16日以衛署醫字第786649
號函復，有關罹患不治之症病人，如經本人或其家屬同意
，立同意書後，醫師可否放棄心肺復甦術之處置疑義，因
事涉生命尊嚴、宗教信德、倫理道德、醫學技術及病人情
況等複雜問題，目前尚有不宜（如附件）。
三、救人本是醫者之天職，醫療法第60條第1項規定，醫院、診
所遇有危急病人，應先予適當之急救，並依其人員及設備
能力予以救治或採取必要措施，不得無故拖延。另醫師法
第21條亦規定，醫師對於危急之病人，應即依其專業能力
予以救治或採取必要措施，不得無故拖延。但對於醫學上
已經知道無法救治的病人，卻反而成為臨終必經的折磨。
為此，我國在89年6月7日公布施行安寧緩和醫療條例，使
醫師對不可治癒之末期病人，得在尊重其意願之情形下，
不施予積極性之治療或急救，僅提供減輕或免除其痛苦之

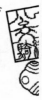

第 1 頁 共 2 頁

緩解性、支持性醫療照護措施。

正本：立法委員邱泰源國會辦公室
副本：本部國會聯絡組

2016/12/29
下午 06:08:53

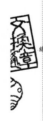

衛部醫字第 1050033652 號函

附錄七

最美的姿態說再見

病人自主權利法

的內涵與實踐

行政院衛生署（稿）

受文者		
正本	台北市政府衛生局	
副本	台灣省政府衛生處 高雄市政府衛生局	

署長

副署長

副署長

主任秘書　秘書　技監　單位主管　單位主管　科長　承辦人

78. 3. 16
衛署醫字第
786649號

收文 78. 3. 22

醫政處

保密陳請人人有責

視道德、医學技術及病人情況等複雜問題，目前尚有不宜，復請

查照。

說明：復貴局×八年二月二之日北年衛三字才四一九一九六五。

署長：花。。

77. 10. 400本 (1×50)

病人自主權利法
——的內涵與實踐

101.11　保存年限
36　　檔號

001

臺北市政府衛生局　（函）

正本

速別	密等	解密條件	公布後解密	附件抽存後解密

受文者：
正本：行政院衛生署
副本：本局第三科

行文單位

批示

擬　辦

發文
日期：中華民國七十八年二月十七日
字號：(78)北市衛三字第　號　14.1919
附件：

主旨：有關罹患不治之症病患，如經病人或屬同意，立同意書後，醫師可否放棄心肺復甦術之處置，函請釋示，請鑒核。

說明：依據本市市立中興醫院78.2.9.北市興歷字第二三一○五號函辦理。

總收文　衛署醫字786649　民國78年2月22日收到

77.5.200本

352

行

受文者

連別

密等

解密條件

公布後解密
附件抽存後解密

會

抄附乙份

年　月　日解密

衛生局局長　柯賢忠

本案依分層負責規定
逕行業醫主管決行

衛部醫字第 1041663576 號函

最美的姿態說再見

——

病人自主權利法
的內涵與實踐

電子公文

檔　號：
保存年限：

衛生福利部　函

機關地址：11558臺北市南港區忠孝東
路6段488號 衛生福利部
傳　　真：(02)85907088
聯絡人及電話：古凱文(02)85906666
轉7307
電子郵件信箱：mdkevinku@mohw.gov.
tw

受文者：立法委員楊玉欣國會辦公室

發文日期：中華民國104年6月3日
發文字號：衛部醫字第1041663576號
速別：速件
密等及解密條件或保密期限：
附件：資料1份

主旨：有關病人自主權相關疑義一案，回復資料如附件，請查照。

說明：
　　一、依據貴委員104年5月5日傳真函辦理。
　　二、案內涉及刑法或其他法律部分，本部尊重法務部之意見。

正本：立法委員楊玉欣國會辦公室
副本：本部國會聯絡組　2015/06/04
上午 11:10:13

病人自主權相關疑義說明資料

壹、病人有填具「安寧緩和醫療暨維生醫療抉擇意願書」，但非末期病人，若該病人發生意外後病危，醫院可否不救？不救是否違反安寧緩和醫療條例？是否違反刑法相關規定？

說明：

病人即使已填具「安寧緩和醫療暨維生醫療抉擇意願書」，因非末期病人，未符安寧緩和醫療條例第 3 條第 1 款安寧緩和醫療及第 2 款末期病人規定，故醫療機構或醫師均應依醫療法第 60 條第 1 項「醫院、診所遇有危急病人，應先予適當之急救，並即依其人員及設備能力予以救治或採取必要措施，不得無故拖延。」及醫師法第 12 條「醫師對於危急之病人，應即依其專業能力予以救治或採取必要措施，不得無故拖延。」規定，對病危病人予以救治或採取必要措施，不得無故拖延。

貳、病人車禍到院，醫師診斷其腦部因缺氧過久有很大的機率會變成植物人，家屬聞訊後希望醫院不要救，醫院可否聽從家屬意見而不救治？有無任何法律責任？

說明：

一、查車禍到院之病人，如非為末期病人，醫療機構或醫師均應先依

医療法第 60 條第 1 項及醫師法第 12 條規定，對該病人予以救治或採取必要措施，不得無故拖延。

二、病人如經安寧緩和醫療條例第 7 條第 1 項第 1 款「二位醫師診斷確為末期病人」時，得依第 3 項「末期病人無簽署第一項第二款之意願書且意識昏迷或無法清楚表達意願時，由其最近親屬出具同意書代替之。無最近親屬者，應經安寧緩和醫療照會後，依末期病人最大利益出具醫囑代替之。同意書或醫囑均不得與末期病人於意識昏迷或無法清楚表達意願前明示之意思表示相反」規定，不施行心肺復甦術或維生醫療。

參、病人車禍到院，醫師診斷其腦部因缺氧過久有很大的機率會變成植物人，同時發現病人隨身攜帶一書面意思表示，表達其「如果發生意外經醫師診斷會變成植物人，希望不要救」的意願，醫院可否不救治？有無任何法律責任？

說明：

一、病人即使表達「如果發生意外經醫師診斷會變成植物人，希望不要救」之書面意思表示，但急性車禍病人未必是末期病人。若非安寧緩和醫療條例第 3 條第 1 款安寧緩和醫療及第 2 款所稱之末期病人，醫療機構或醫師均應依醫療法第 60 條第 1 項及醫師法

第 12 條規定，對該病人予以救治或採取必要措施，不得無故拖延。

二、所詢之情境，涉及臨床醫學專業之判斷，另檢附台灣安寧緩和醫學學會、中華民國重症醫學會之意見供參。

肆、長期痛苦難耐的「非末期病人」簽了一份切結書（非「安寧緩和醫療暨維生醫療抉擇意願書」），內容提到若發生病危狀況，希望醫院（師）不要插管急救，請問醫院（師）可否不救？是否不應救？

說明：

按「非末期病人」發生病危狀況，即使有「若發生病危狀況，不插管急救」之切結書，如未能符合安寧緩和醫療條例僅得對末期病人不施行心肺復甦術之規定，醫療機構或醫師仍應依醫療法第 60 條第 1 項及醫師法第 12 條規定，對病危病人予以急救。

附錄八

法務部法檢字第 10404502880 號函

JUN.29.2015 16:19　　　　　　　　　　　　　　　　#2563 P.001 /003

法務部　函

地址：10048臺北市中正區重慶南路1段130
　　　號
承辦人：章京文
電話：02-21910189
電子信箱：ccw@mail.moj.gov.tw

受文者：本部檢察司

發文日期：中華民國104年06月26日
發文字號：法檢字第10404502880號
速別：普通件
密等及解密條件或保密期限：
附件：無

主旨：所詢病人自主權相關疑義與刑法有關部分，復如說明三，
　　　請查照。

說明：

一、復貴委員104年5月5日傳真行文表。

二、依貴委員傳真行文表附件所示問題，綜整其主要意旨，似
　　在於醫師（或醫療機構）對於到院（所）之病危或救治困
　　難而非屬安寧緩和醫療條例規定之末期病人，可否依病人
　　或家屬之事前同意，不施予救治，是否有法律上責任。

三、上述問題與刑事法律規定有關部分，本部意見如下：

（一）我國刑法對於生命法益保護採取「生命絕對保護原則」
　　　，具有生命之自然人不問其生命價值、生命能力、生理
　　　與心理健康狀態均在保護之列。刑法第275條規定：「
　　　教唆或幫助他人使之自殺，或受其囑託或得其承諾而殺
　　　之者，處一年以上七年以下有期徒刑（第1項）。前項之
　　　未遂犯罰之（第2項）。謀為同死而犯第一項之罪者，
　　　得免除其刑（第3項）」。因此，無論給予精神、物質之
　　　助力使他人得以實現自殺意圖，或者受本人之請求而予

第1頁，共3頁　　　　　　檢察司 1040626

10404026710

以殺害，或者得到被害人同意而殺害之，均該當刑法第
275條加工自殺罪。又刑法第15條第1項規定：「對於犯
罪結果之發生，法律上有防止之義務，能防止而不防止
者，與因積極行為發生結果者同」。據此，行為人對於
死亡結果之發生，倘於法律上有防止之義務，且客觀上
能防止卻因故意不防止，致發生死亡結果，此消極之不
作為，於法律評價上，與積極之作為相同。因此，對於
特定人於法律上具有防止其死亡結果發生義務之人，如
以消極不作為之方式幫助，或受其囑託或得其承諾而使
之自殺者，亦可能成立加工自殺罪。上述情形，如非基
於死者本人之囑託或承諾，而以積極或消極行為使之死
亡，依實際案情，可能成立刑法第271條之殺人罪或第2
94條遺棄致死罪。

(二)依安寧緩和醫療條例第3條、第4條及第7條規定，病人
須經確診為末期病人，並符合其他法定條件後，醫師始
得經病人承諾或受其囑託採取不施行心肺復甦術或維生
醫療，病人因此死亡，醫師之不作為，係依法令之行為
，依刑法第21條第1項規定，當不成立上述刑法規定之相
關犯罪。

(三)按醫院、診所遇有危急病人，應先予適當之急救，並即
依其人員及設備能力予以救治或採取必要措施，不得無
故拖延；醫師對於危急之病人，應即依其專業能力予以
救治或採取必要措施，不得無故拖延，醫療法第60條及
醫師法第21條分別定有明文。因此對於到院（所）之危
急或救治困難之病人，於法律上醫師仍負有救治之義務

衛部醫字第10404502880號函

，且因刑法第275條規定禁止加工自殺之行為，醫師不得以受病人囑託或得其承諾而不為救治或維護其生命應有之作為，更不得依家屬之同意而不作為，否則，於現行法律規定下，恐將涉及上述刑事責任之問題。

(四)倘病人違反醫院規定或醫師之指示擅自離開、不到院繼續接受治療或其家屬強將病人帶離醫院，使醫師無法進行相關救治行為，因客觀上醫師並非處於能防止其死亡而不防止之情形，不符合刑法第15條規定，自不成立上述刑法所定之不作為犯罪。

正本：立法院楊委員玉欣
副本：本部綜合規劃司、本部檢察司

第3頁，共3頁

安寧緩和醫學學會（104）台安緩字第 112 號

$\cdots\cdots\cdots\cdots\cdots\cdots\cdots\cdots\cdots\cdots\cdots\cdots\cdots\cdots\cdots\cdots\cdots$

台灣安寧緩和醫學學會　函

會址：100 台北市林森南路 142 號 6 樓
聯絡人：李嘉莉 (02)2322-5320 分機 25
傳真：(02)2356-9476
電子信箱：tahpm@hospicemed.org.tw

受文者：衛生福利部

發文日期：中華民國 104 年 5 月 21 日
發文字號：(104)台安緩字第 112 號
速別：速件
密等及解密條件或保密期限：
附件：

總　收　文
民國 104 5. 25 收到
醫字
衛生福利部總收文
1040014272

主旨：檢陳本學會對「植物人是否為末期病人」意見如說明，復請 卓參。

說明：

一、復　大部 104 年 5 月 12 日衛部醫字第 1041605472 號函。

二、若病人僅為單純的植物人(醫學上所稱之 persistent vegetative state)，無合併其他疾病，通常並不符合疾病進展至不可逆或不可避免的程度，尚無法據以認定為末期病人。如其合併腦部疾病或其他慢性疾病，且其符合八大非癌末期疾病的診斷要件，或可成為末期病人。

大部來函附件所揭情境，乃急性車禍病人，並非末期病人；依法律及醫學倫理一般要求，醫師有先行搶救的責任。不能因為尊重病人「如果發生意外經醫師診斷會變成植物人，希望不要救」的意願，而不予救治。

又，醫療具高度不確定性；PVS 的診斷屬高度專業，須經一定專業與法定程序確立。基於尊重生命的立場，此意願書，僅有當其成為植物人時方生效，殊難僅憑病人意願書逕予不急救。如經搶救後，病人不幸成為植物人，且依賴呼吸器維生，則可以討論：是否依據病人的意願表示，撤除其維生醫療。

正本：衛生福利部
副本：

理事長 蔡世滋

第 1 頁 共 1 頁

重症醫學會中重（舜）第 01570 號

· ·

正本

中華民國重症醫學會　函

立案字號：台內社字第 8739732 號
機關地址：10041 台北市忠孝西路一段 50 號 15 樓之 2
傳　真：02-23708338
聯絡人及電話：許盈祺 02-23713319

受文者：衛生福利部

發文日期：中華民國 104 年 5 月 18 日
發文字號：中重（舜）第 01570 號
速　別：最速件
密等及解密條件或保密期限：普通
附件：

主旨：有關植物人是否為末期病人疑義一事，覆請查照。

說明：一、覆 貴部 104 年 5 月 12 日衛部醫字第 1041605472 號函。

　　　二、依情境所示，如果確定病人在自主且具為能力狀態下預留指示建議應予認可。

理事長　羅鴻舜

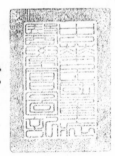

參考文獻
（依作者姓氏筆畫及字母順序排列）

一、中文資料

書籍：

王志嘉（2014）。醫師、病人誰說的算？：病人自主之刑法基礎理論。台北市：元照。

王皇玉（2014）。刑法總則。台北市：新學林。

朱敬一、李念祖（2003）。基本人權（初版）。台北市：時報文化。

李震山（2009）。人性尊嚴與人權保障（三版）。台北市：元照。

林山田（1998）。刑法通論（下冊）（修訂六版）。台北市：自刊。

林山田（2006）。刑法各罪論（上冊）（修訂五版）。台北市：自刊。

林東茂（2007）。刑法綜覽（修訂五版）。台北市：一品文化。

林鈺雄（2006）。新刑法總則（初版）。台北市：元照。

張麗卿（2007）。刑法總則理論與運用。台北市：五南。

許澤天（2009）。刑總要論（增修二版）。台北市：元照。

陳子平（2008）。刑法總論（9月增修版）。台北市：元照。

陳慈陽（2005）。憲法學（二版）。台北市：元照。

陳聰富（2014）。醫療責任的形成與展開。台北市：國立臺灣大學出版中心。

蔡墩銘（2008）。刑法各論（修訂六版）。台北市：三民。

期刊文章：

甘添貴（1998）。緩和醫療行為之適法性。月旦法學雜誌，38，12-13。

吳振吉、蔡甫昌（2016）。簡評「病人自主權利法」及其影響。醫院，49（1），6-10。

李昭彥（2017）。論醫療人權發展與權利體系——以說明告知後同意權之實務運作為討論中心。2017高雄醫病法論壇：臺灣醫療人權新思維研討會（頁20-62），高雄市。

李震山（1999）。從生命權與自決權之關係論生前預囑與安寧照護之法律問題。國 中正大學法學集刊，2，325-350。

林東茂（2015）。死亡協助的刑法問題。國立高雄大學法學論叢，10（2），93-122。

孫效智（2007）。人類胚胎之形上與道德地位。國立臺灣大學哲學論評，34，41-85。

孫效智（2012）。安寧緩和醫療條例中的末期病患與病人自主權。政治與社會哲學評論，41，45-91。

孫效智（2015）。在照顧之愛與病痛之苦間擺盪的生死倫理——論天主教有關植物人停止人工餵食餵水的觀點。政治與社會哲學評論，53，1-55。

孫效智（2017）。《病人自主權利法》評釋。澄清醫護管理雜誌，13（1），4-7。

許澤天（2010）。過失不作為犯之結果歸責切除腫瘤成植物人之評釋。月旦法學雜誌，183，21-35。

許澤天（2017）。尊重病人拒絕醫療意願的中斷治療可罰性——法務部104年6月26日法檢字第10404502880號函釋的檢討。檢察新論，21，174-182

陳子平（1997）。論安樂死與刑事責任。載於國際刑法學會中華民國分會（主編），現代刑事法與刑事責任 -- 蔡墩銘教授六秩晉五壽誕祝壽論文集（頁455-478）。台北：國際刑法學會中華民國分會。

陳子平（2008）。醫師違反緊急救治義務之刑事責任。月旦法學雜誌，158，134-149。

程明修（2004）。禁止過度侵害與禁止保護不足。月旦法學教室，

17，10-11。

黃啟禎（2016）。病人自主權利法。第四屆臺中醫法論壇手冊（頁103-117），臺中市。

楊秀儀（2002）。病人，家屬，社會：論基因年代病患自主權可能之發展。臺大法學論叢，31（5），1-31。

楊秀儀（2003）。法定急救義務？強制締約義務？——醫師法第二一條、醫療法第四三條性質解析。台灣本土法學雜誌，49，114-121。

楊秀儀（2013）。論病人之拒絕維生醫療權：法律理論與臨床實踐。生命教育研究，5（1），1-24。

楊秀儀（2017）。追求善終的自主：論病人自主權利法之法律性質與定位。萬國法律，212，11-19。

楊蕙芬（2008）。安樂死議題之初探——從日本兩則著名安樂死判決談起。法務部司法官訓練所第47期學員法學研究報告（頁2070-2080）。臺北市：法務部司法官訓練所。

鄭逸哲（2014）。等價義務衝突作為急救義務未履行之阻卻違法事由。月旦法學教室，146，24-26。

謝宛婷、陳炳仁（2016）。失智症末期醫療照護之倫理與法律相關議題。載於陳炳仁（主編），失智症安寧緩和醫療照護指引（頁144-155）。臺南市：奇美醫療財團法人奇美醫院。

謝榮堂（2009）。評析安寧緩和醫療條例。月旦法學雜誌，171，138-151。

網路資料：

王英偉（2013年）。預立醫療自主計畫。財團法人中華民國（台灣）安寧照顧基金會網站。取自 http://www.hospice.org.tw/2009/chinese/book/F14.pdf。

立法院法制局（2018年4月30日）。病人自主權利法中適用預立醫療決定之臨床條件研析。取自 https://www.ly.gov.tw/Pages/Detail.aspx?nodeid=5249&pid=168830。

吳育政（2016年1月28日）。不專業的《病人自主權利法》。天下雜誌獨立評論。取自 http://opinion.cw.com.tw/blog/profile/52/article/3822。

郭淑媛（2014年11月27日）。近半挺18歲投票77％贊成安樂死。今周刊。取自 https://www.businesstoday.com.tw/article-content-92743-112210。

國立陽明大學附設醫院（2013年9月13日）。預立醫療自主計畫。取自 http://www.ymuh.ym.edu.tw/index.php/departments/medical-centers/integrated-cancer/advance-medical-autonomy-plan.html。

張瀞文（2014年11月27日）。馬偕院長罹癌後告白：想推動安樂死。商業周刊。取自 http://www.businessweekly.com.tw/KWebArticle.aspx?ID=56607&pnumber=1。

甯瑋瑜、張欽（2011年09月23日）。68%民眾贊成安樂死醫界反對。蘋果日報。取自 http://www.appledaily.com.tw/appledaily/article/headline/20110923/33688790/。

楊玉欣（2015年12月16日）。柯文哲談病人自主權。楊玉欣 Youtube 頻道。取自 https://youtu.be/rGS_TReFXmk。

蘇一峰（2016，10月13日）。醫生，請你不要告訴我爸他得了癌症。元氣網。取自 https://health.udn.com/health/story/9684/2020757。

二、外文資料

書籍：

Spaemann, Robert, Gerrit Hohendorf & Oduncu, Fuat S. (2015). *Vom guten Sterben: Warum es keinen assistierten Tod geben darf.* 1st ed. Baden-Württemberg, Germany: Verlag Herder.

期刊文章：

Cavanagh M. (2014). How should a Catholic hospice respond to patients who choose to voluntarily stop eating and drinking in order to hasten death?. *Linacre Q., 81*(3), 279-285.

Dickinson, George E., Clark, D., Winslow, M. & Marples, R. (2005). US physicians' attitudes concerning euthanasia and physician-assisted death: A systematic literature review. *Mortality, 10*(1), 43-52.

Emanuel, Ezekiel J., Fairclough, D., Clarridge, Brian C., Blum, Diane., Bruera, Eduardo., Penley, W. Charles., Schnipper, Lowell E. & Mayer, Robert J. (2000). Attitudes and Practices of U.S. Oncologists regarding Euthanasia and Physician-Assisted Suicide. *Ann Intern Med., 133*(7), 527-532. Retrieved September 27, 2018, from http://annals.org/aim/fullarticle/713899/attitudes-practices-u-s-oncologists-regarding-euthanasia-physician-assisted-suicide

Emanuel, Ezekiel J., Onwuteaka-Philipsen, Bregje D., Urwin, John W. & Cohen, Joachim. (2016). Attitudes and Practices of Euthanasia and Physician-Assisted Suicide in the United States, Canada, and Europe. *Jama, 316*(1), 79-90. Retrieved September 27, 2018, from https://jamanetwork.com/journals/jama/fullarticle/2532018

Truog, Robert D. (2008). End of life decision-making in the United States. *European Journal of Anaesthesiology, 42*, 43-50.

Wiesing, U., Jox, R. J., Heßler, H-J., Borasio, G. D. (2010). A New Law on Advance Directives in Germany. *Journal of Medical Ethics, 36*(12), 779-783.

網路資料：

World Medical Association (2017). *WMA STATEMENT ON PHYSICIAN-ASSISTED SUICIDE.* Retrieved October 12, 2018, from https://www.wma.net/policies-post/wma-statement-on-physician-assisted-suicide/

Crown Prosecution Service (2014). *Suicide: Policy for Prosecutors in Respect of Cases of Encouraging or Assisting Suicide.* Retrieved October 12, 2018, from https://www.cps.gov.uk/legal-guidance/suicide-policy-prosecutors-respect-cases-encouraging-or-assisting-suicide

新視野 032

最美的姿態說再見
病人自主權利法的內涵與實踐

作　　者／孫效智
責任編輯／黃惠鈴
封面設計／ FE 設計葉馥儀
發 行 人／殷允芃
出版一部總編輯／吳韻儀
出 版 者／天下雜誌股份有限公司
地　　址／台北市 104 南京東路二段 139 號 11 樓
讀者服務／（02）2662-0332　　傳真／（02）2662-6048
天下雜誌 GROUP 網址／ http://www.cw.com.tw
劃撥帳號／ 01895001 天下雜誌股份有限公司
法律顧問／台英國際商務法律事務所・羅明通律師
印刷製版／中原造像股份有限公司
裝 訂 廠／中原造像股份有限公司
總 經 銷／大和圖書有限公司　　電話／（02）8990-2588
出版日期／ 2018 年 12 月 26 日第一版第一次印行
定　　價／ 450 元

All rights reserved.
書號：BCCS0032P
ISBN：978-986-398-398-9（平裝）

天下網路書店 http://www.cwbook.com.tw
天下雜誌出版部落格－我讀網 http://books.cw.com.tw
天下讀者俱樂部 Facebook http://www.facebook.com/cwbookclub
天下讀者俱樂部 Instagram https://www.instagram.com/bookcw1/
本書如有缺頁、破損、裝訂錯誤，請寄回本公司調換

最美的姿態說再見：病人自主權利法的內
涵與實踐／孫效智 著 . -- 第一版 . -- 臺
北市：天下雜誌 , 2018.12
　面；　公分 . --（新視野；32）
ISBN 978-986-398-398-9（平裝）
1. 醫事法規
412.21　　　　　　　107021805

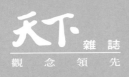